普通外科疾病诊治策略

主编 王 萍 朱建敏 秦珊珊 杨俊杰
蒋 丽 单永琪 毛 东 历 志

吉林科学技术出版社

图书在版编目（CIP）数据

　　普通外科疾病诊治策略 / 王萍等主编. —— 长春：
吉林科学技术出版社，2020.12
　　ISBN 978-7-5578-6925-0

　　Ⅰ. ①普… Ⅱ. ①王… Ⅲ. ①外科－疾病－诊疗
Ⅳ. ①R6

中国版本图书馆 CIP 数据核字（2020）第 049774 号

普通外科疾病诊治策略
PUTONG WAIKE JIBING ZHENZHI CELUE

主　　编：王　萍　朱建敏　秦珊珊　杨俊杰
　　　　　蒋　丽　单永琪　毛　东　历　志
出 版 人：宛　霞
责任编辑：孟　盟
助理编辑：陈绘新
书籍装帧：济南新广达图文快印有限公司
开　　本：787mm×1092mm　　1/16
字　　数：298 千字
印　　张：12
印　　数：1-1500 册
版　　次：2020 年 12 月第 1 版
印　　次：2021 年 5 月第 2 次印刷

出　　版：吉林科学技术出版社
发　　行：吉林科学技术出版社
地　　址：长春市净月区福祉大路 5788 号龙腾大厦 A 座 8 楼
邮　　编：130000
编辑部电话：0431－81629398
网　　址：www.jlstp.net
印　　刷：保定市铭泰达印刷有限公司

书　　号：ISBN 978-7-5578-6925-0
定　　价：50.00 元

编 委 会

主　编:王　萍　朱建敏　秦珊珊　杨俊杰

　　　　蒋　丽　单永琪　毛　东　历　志

副主编:苏　超　李美连　李　狱　郑国良　张　娟

　　　　王　华　张新峰　吕　晶　黄　精　李重先

编　委:(按照姓氏笔画)

前　言

　　外科是主要研究通过外科手术方法帮助患者解除病原，获得健康的学科。外科医生需要了解疾病的病因病理、临床表现、诊断、分期、治疗，更重要的是掌握外科手术的适应证与禁忌证、术前评估、手术技巧及方法，以及术后并发症的防治。医学科技发展，帮助我们进一步了解疾病，更多更新的手术治疗方法、技巧、设备等伴随而来，逐渐应用于临床治疗中。鉴于临床外科的飞速发展，本编委会特编写此书，为广大外科一线临床医务人员提供借鉴与帮助。

　　本书共分为六章，介绍了外科常见疾病的临床诊治，包括：神经外科、乳腺外科、胃肠外科、肝胆外科、泌尿外科、骨外科。

　　对于书中涉及各种疾病均进行了详细介绍，包括疾病的病理生理、病因、发病机制、临床表现、辅助检查方法、诊断标准、鉴别诊断方法、手术适应证与禁忌证、手术治疗的方法与技巧、手术并发症的防治、预后以及预防等。

　　由于本编委会人员均身负外科临床治疗工作，故编写时间仓促，难免有错误及不足之处，恳请广大读者见谅，并给予批评指正，以更好地总结经验，以起到共同进步、提高外科医务人员诊疗水平的目的。

《普通外科疾病诊治策略》编委会

2020 年 12 月

前　言

目　　录

第一章　神经外科

第一节　缺血性脑血管疾病

缺血性脑血管疾病是一种常见病,其致残率和病死率很高,居人口死亡原因中的前3位。各种原因的脑血管疾病在急性发作之前为一慢性发展过程,一旦急性发作即称为卒中或中风。卒中包括出血性卒中和缺血性卒中两大类,其中缺血性卒中占75%～90%。

一、病理生理

脑的功能和代谢的维持依赖于足够的供氧。正常人脑只占全身体重的2%,却接受心排出量15%的血液,占全身耗氧量的20%,足见脑对供血和供氧的需求量之大。正常体温下,脑的能量消耗为33.6J/(100g·min)(1cal≈4.2J)。如果完全阻断脑血流,脑内储存的能量只有84J/100g,仅能维持正常功能3min。为了节省能量消耗,脑皮质即停止活动,即便如此,能量将在5min内耗尽。在麻醉条件下脑的氧耗量稍低,但也只能维持功能10min。脑由4条动脉供血,即两侧颈动脉和两侧椎动脉,这4条动脉进入颅内后组成大脑动脉环(Willis环),互相沟通组成丰富的侧支循环网。颈动脉供应全部脑灌注的80%,两条椎动脉供应20%。立即完全阻断脑血流后,意识将在10s之内丧失。

为了维持脑的正常功能,必须保持稳定的血液供应。正常成人在休息状态下脑的血流量(cerebral blood flow,CBF)为每分钟每100g脑50～55mL[50～55mL/(100g·min)]。脑的各个区域血流量并不均匀,脑白质的血流量为25mL/(100g·min),而灰质的血流量为75mL/(100g·min)。某一区域的血流量称为该区域的局部脑血流量(regional cerebral blood flow,rCBF)。全脑和局部脑血流量可以在一定的范围内波动,低于这一范围并持续一定时间将会引起不同的脑功能障碍,甚至发生梗死。

影响脑血流量稳定的因素有全身血压的变动、动脉血中的二氧化碳分压($PaCO_2$)和氧分压(PaO_2)、代谢状态和神经因素等。

(一)血压的影响

在一定范围内的血压波动不影响CBF的稳定,但超过这种特定范围,则CBF随全身血压的升降而增高或减少。这种在一定限度的血压波动时能将CBF调节在正常水平的生理功能称为脑血管的自动调节(autoregulation)功能。当全身动脉压升高时,脑血管即发生收缩而使血管阻力增加;反之,当血压下降时脑血管即扩张,使血管阻力减小,最终结果是保持CBF稳定,这种脑血管舒缩调节脑血流量的现象称为裴立斯效应(Bayliss effect)。脑血管自动调节功能有一定限度,其上限为20～21.3kPa(150～160mmHg),下限为8.0～9.3kPa(60～70mmHg)。当全身平均动脉压的变动超出此一限度,脑血管的舒缩能力超出极限,CBF即随血压的升降而增减。很多病理情况都可影响脑血管的自动调节功能的上限和下限,例如慢性高血压症、脑血管痉挛、脑损伤、脑水肿、脑缺氧、麻醉和高碳酸血症等都可影响CBF的自动调节。有的病理情况下,平均动脉压只降低30%,也可引起CBF减少。

(二)$PaCO_2$的影响

$PaCO_2$增高可使血管扩张,脑血管阻力减小,CBF即增加,反之,CBF即减少。当$PaCO_2$

在 $3.3\sim8kPa(25\sim60mmHg)$ 时，$PaCO_2$ 每变化 $0.1kPa(1mmHg)$，CBF 即变化 4%。当 $PaCO_2$ 超过或低于时即不再随之而发生变化。严重的 $PaCO_2$ 降低可导致脑缺血。

（三）代谢的调节

局部脑血流量受局部神经活动的影响。在局部神经活动兴奋时代谢率增加，其代谢需求和代谢产物积聚，改变了血管外环境，增加局部脑血流量。

（四）神经的调节

脑的大血管同时受交感神经和副交感神经支配，受刺激时，交感神经释放去甲肾上腺素，使血管收缩，而副交感神经兴奋时释放乙酰胆碱，使血管扩张。刺激交感神经虽可使血管收缩，但对 CBF 无明显影响，刺激副交感神经影响则更为微弱。

决定缺血后果有两个关键因素：一是缺血的程度，二是缺血持续时间。在 CBF 降低到 $18mL/(100g\cdot min)$ 以下，经过一定的时间即可发生不可逆转的脑梗死，CBF 水平愈低，脑梗死发生愈快，在 CBF 为 $12mL/(100g\cdot min)$ 时，仍可维持 2 小时以上不致发生梗死。在 $25mL/(100g\cdot min)$ 时，虽然神经功能不良，但仍可长时间不致发生梗死。在缺血性梗死中心的周边地带，由于邻近侧支循环的灌注，存在一个虽无神经功能但神经细胞仍然存活的缺血区，称为缺血半暗区，如果在一定的时限内提高此区的 CBF，则有可能使神经功能恢复。

二、病因

脑缺血的病因可归纳为以下几类：①颅内、外动脉狭窄或闭塞。②脑动脉栓塞。③血流动力学因素。④血液学因素等。⑤脑血管痉挛。

（一）脑动脉狭窄或闭塞

脑由 4 条动脉供血，并在颅底形成 Willis 环，当动脉发生狭窄或闭塞，侧支循环不良，影响脑血流量，导致局部或全脑的 CBF 减少到发生脑缺血的临界水平，即 $18\sim20mL/(100g\cdot min)$ 以下时，就会产生脑缺血症状。一般认为动脉内径狭窄超过其原有管径的 50%，相当于管腔面积缩窄 75% 时，将会使血流量减少。认为此时才具有外科手术意义。

多条脑动脉狭窄或闭塞可使全脑血流量处于缺血的边缘状态，即 CBF 为 $31mL/(100g\cdot min)$ 时，此时如有全身性血压波动，即可引发脑缺血。造成脑动脉狭窄或闭塞的主要原因是动脉粥样硬化，而且绝大多数（93%）累及颅外段大动脉和颅内的中等动脉，其中以颈内动脉和椎动脉起始部受累的机会最多。

（二）脑动脉栓塞

动脉粥样硬化斑块除可造成动脉管腔狭窄以外，在斑块上的溃疡面上常附有血小板凝块、附壁血栓和胆固醇碎片。这些附着物被血流冲刷脱落后形成栓子，被血流带入颅内动脉，堵塞远侧动脉造成脑栓塞，使供血区缺血。最常见的栓子来源是颈内动脉起始部的动脉粥样硬化斑块，被认为是引起短暂性脑缺血发作最常见的原因。大多数（3/4）颈内动脉内的栓子随血液的主流进入并堵塞大脑中动脉的分支，引起相应的临床症状。另一个常见原因是心源性栓子。多见于患有风湿性心瓣膜病、亚急性细菌性心内膜炎、先天性心脏病等患者。少见的栓子如脓毒性栓子、脂肪栓子、空气栓子等。

（三）血流动力学因素

短暂的低血压可引发脑缺血，如果已有脑血管的严重狭窄或多条脑动脉狭窄，使脑血流处于少血（oligemia）状态时，轻度的血压降低即可引发脑缺血。例如心肌梗死、严重心律失常、休克、颈动脉窦过敏、直立性低血压、锁骨下动脉盗血综合征(subclavian steal syndrone)等。

（四）血液学因素

口服避孕药物、妊娠、产妇、手术后或血小板增多症引起的血液高凝状态；红细胞增多症、镰状细胞贫血、巨球蛋白血症引起的血黏稠度增高均可发生脑缺血。

（五）脑血管痉挛

蛛网膜下隙出血、开颅手术、脑血管造影等均可引起血管痉挛，造成脑缺血。

三、类型和临床表现

根据脑缺血后脑损害的程度，其临床表现可分为短暂性脑缺血发作(transient ischemic attack，TIA)、可逆性缺血性神经功能缺失(reversible ischemic neurological deficit，RIND)(又称可逆性脑缺血发作)、进行性卒中(progressive stroke，PS)和完全性卒中(complete stoke，CS)。

（一）短暂性脑缺血发作(TIA)

TIA 为缺血引起的短暂性神经功能缺失，在 24 小时内完全恢复。TIA 一般是突然发作，持续时间超过 10～15 分钟，有的可持续数小时，90%的 TIA 持续时间不超过 6 小时。引起 TIA 的主要原因是动脉狭窄和微栓塞。

1. 颈动脉系统 TIA 表现为颈动脉供血区神经功能缺失。患者突然发作一侧肢体无力或瘫痪、感觉障碍，可伴有失语和偏盲，有的发生一过性黑矇，表现为突然单眼失明，持续 2～3 分钟，很少超过 5 分钟，然后视力恢复。黑矇有时单独发生，有时伴有对侧肢体运动和感觉障碍。

2. 椎－基底动脉系统 TIA 眩晕是最常见的症状，但当眩晕单独发生时，必须与其他原因引起的眩晕相鉴别。此外，可出现复视、同向偏盲、皮质性失明、构音困难、吞咽困难、共济失调、两侧交替出现的偏瘫和感觉障碍、面部麻木等。有的患者还可发生"跌倒发作"(drop attack)，表现为没有任何先兆的突然跌倒，但无意识丧失，患者可很快自行站起来，是脑干短暂性缺血所致。跌倒发作也见于椎动脉型颈椎病患者，但后者常于特定头位时发作，转离该头位后，脑干恢复供血，症状消失。

（二）可逆性缺血性神经功能缺失(RIND)

RIND 又称为可逆性脑缺血发作(reversible ischemic attack)，是一种局限性神经功能缺失，持续时间超过 24 小时，但在 3 周内完全恢复，神经系统检查可发现阳性局灶性神经缺失体征。RIND 患者可能有小范围的脑梗死存在。

（三）进行性卒中(PS)

脑缺血症状逐渐发展和加重，超过 6 小时才达到高峰，有的在 1～2 天才完成其发展过程，脑内有梗死灶存在。进行性卒中较多地发生于椎－基底动脉系统。

（四）完全性卒中(CS)

脑缺血症状发展迅速，在发病后数分钟至 1 小时内达到高峰，至迟不超过 6 小时。

区分 TIA 和 RIND 的时间界限为 24 小时，在此时限之前恢复者为 TIA，在此时限以后恢复者为 RIND，在文献中大体趋于一致。但对 PS 和 CS 发展到高峰的时间界限则不一致，有人定为 2 小时，但更常用的时限为 6 小时。

四、检查和诊断分析

（一）脑血管造影

直接穿刺颈总动脉造影对颈总动脉分叉部显影清晰，简单易行，但直接穿刺有病变的动脉有危险性。穿刺处应距分叉部稍远，操作力求轻柔，以免造成栓子脱落。经股动脉插管选择性脑血管造影可进行4条脑动脉造影，是最常用的造影方法，但当股动脉和主动脉弓有狭窄时插管困难，颈总动脉或椎动脉起始处有病变时，插管也较困难并有一定危险性。经腋动脉选择性脑血管造影较少采用，腋动脉较少发生粥样硬化，且管径较粗并有较丰富的侧支循环，不像肱动脉那样容易造成上臂缺血，但穿刺时易伤及臂丛神经。经右侧腋动脉插管时不能显示左颈总动脉、左锁骨下动脉和左椎动脉，遇此情况不得不辅以其他途径的造影。经股动脉或腋动脉插管到主动脉弓，用高压注射大剂量造影剂，可显示从主动脉弓分出的所有脑动脉的全程，但清晰度不及选择性插管或直接穿刺造影。

脑血管造影可显示动脉的狭窄程度、粥样斑块和溃疡。如管径狭窄程度达到50%，表示管腔横断面积减少75%，管径狭窄程度达到75%，管腔面积已减少90%。如狭窄处呈现"细线征"（string sign），则管腔面积已减少90%～99%。在造影片上溃疡的形态可表现为：①动脉壁上有边缘锐利的下陷。②突出的斑块中有基底不规则的凹陷。③当造影剂流空后在不规则的基底中有造影剂残留。但有时相邻两个斑块中的凹陷可误认为是溃疡，也有时溃疡被血栓填满而被忽略。

脑动脉粥样硬化病变可发生于脑血管系统的多个部位，但最多见于从主动脉弓发出的头—臂动脉和脑动脉的起始部，在脑动脉中则多见于颈内动脉和椎动脉的起始部。有时在一条动脉上可发生多处病变，例如在颈内动脉起始部和虹吸部都有病变，称为串列病变。故为了全面了解病情，应进行尽可能充分的脑血管造影。脑血管造影目前仍然是诊断脑血管病变的最佳方法，但可能造成栓子脱落形成栓塞，这种危险虽然并不多见，但后果严重。

（二）超声检查

超声检查是一种非侵袭性检查方法。B型超声二维成像可观察管腔是否有狭窄、斑块和溃疡；波段脉冲多普勒超声探测可测定颈部动脉内的峰值频率和血流速度，可借以判断颈内动脉狭窄的程度。残余管腔愈小其峰值频率愈高，血流速度也愈快。经颅多普勒超声（transcranial Dopplerultrasonography，TCD）可探测颅内动脉的狭窄，如颈内动脉颅内段、大脑中动脉、大脑前动脉和大脑后动脉主干的狭窄。

多普勒超声还可探测眶上动脉血流的方向，借以判断颈内动脉的狭窄程度或闭塞。眶上动脉和滑车上动脉是从颈内动脉的分支眼动脉分出的，正常时其血流方向是向上的，当颈内动脉狭窄或闭塞时，眶上动脉和滑车上动脉的血流可明显减低或消失。如眼动脉发出点近侧的颈内动脉闭塞时，颈外动脉的血可通过这两条动脉逆流入眼动脉，供应闭塞处远侧的颈内动脉，用方向性多普勒（directional Doppler）探测此两条动脉的血流方向，可判断颈内动脉的狭窄或闭塞。但这种方法假阴性很多，因此只能作为参考。

（三）磁共振血管造影（magnetic resonanceangiography，MRA）

MRA也是一种非侵袭性检查方法。可显示颅内外脑血管影像，根据"北美症状性颈动脉内膜切除试验研究"（North American symptomatic carotid end — arterectomy trial，NASCET）的分级标准，管腔狭窄10%～69%者为轻度和中度狭窄，此时MRA片上显示动脉管腔虽然缩小,但血流柱的连续性依然存在。管腔狭窄 70%～95%者为重度狭窄,血流柱的信号有局限性中断,称为"跳跃征"(skip sign)。管腔狭窄 95%～99%者为极度狭窄,在信号局限性中断以上,血流柱很纤细甚至不能显示,称为"纤细征"(slim sign)。目前在 MRA 像中尚难可靠地区分极度狭窄和闭塞,MRA 的另一缺点是难以显示粥样硬化的溃疡。

文献报道 MRA 在诊断颈总动脉分叉部重度狭窄(>70%)的可靠性为 85%～92%。与脑血管造影相比,MRA 对狭窄的严重性常估计过度,由于有这样的缺点,故最好与超声探测结合起来分析,这样与脑血管造影的符合率可大为提高。如果 MRA 与超声探测的结果不相符,则应行脑血管造影。

(四)CT 脑血管造影(CTA)

静脉注入 100～150mL 含碘造影剂,然后用螺旋 CT 扫描和三维重建,可用以检查颈动脉的病变,与常规脑血管造影的诊断符合率可达 89%。其缺点是难以区分血管腔内的造影剂与血管壁的钙化,因而对狭窄程度的估计不够准确。

(五)眼球气体体积扫描法

眼球气体体积扫描法(oculopneumoplethysmography,OPE－Gee)是一种间接测量眼动脉收缩压的技术。眼动脉的收缩压反映颈内动脉远侧段的血压。当眼动脉发出点近侧的颈内动脉管径狭窄程度达到 75%时,其远侧颈内动脉血压即下降,而该侧的眼动脉压也随之下降。同时测量双侧的眼动脉压可以发现病侧颈内动脉的严重狭窄。如果两侧眼动脉压相差在 0.7kPa(5mmHg)以上,表示病侧眼动脉压已有下降。

(六)局部脑血流量测定

测定 rCBF 的方法有吸入法、静脉法和动脉内注入法,以颈内动脉注入法较为准确。将 $2mCi(1Ci=3.7\times10^{10}Bq)$ 的 ^{133} 氙(^{133}Xe)溶于 $3～5mL$ 生理盐水内,直接注入颈内动脉,然后用 16 个闪烁计数器探头放在注射侧的头部不同部位,每 5min 记录 1 次,根据测得的数据,就可计算出各部位的局部脑血流量。吸入法和静脉注入法因核素"污染"颅外组织而影响其准确性。

rCBF 检查可提供两方面的资料:①可确定脑的低灌注区的精确部位,有助于选择供应该区的动脉作为颅外－颅内动脉吻合术的受血动脉。②测定低灌注区的 rCBF 水平,可以估计该区的脑组织功能是否可以通过提高 rCBF 而得以改善。有助于选择可行血管重建术的患者和估计手术的效果。

五、治疗要领

治疗脑动脉闭塞性疾病的外科方法很多,包括球囊血管成形术、狭窄处补片管腔扩大术、动脉内膜切除术、头－臂动脉架桥术、颅外－颅内动脉吻合术、大网膜移植术以及几种方法的联合等。现就其主要方法作简要介绍。

(一)头－臂动脉架桥术

适合颈胸部大动脉的狭窄或闭塞引起的脑缺血。架桥的方式有多种,应根据动脉闭塞的不同部位来设计。常用术式包括:颈总－颈内动脉架桥、锁骨下－颈内动脉架桥、主动脉－颈总动脉架桥、椎动脉－颈总动脉架桥、主动脉－颈内和锁骨下动脉架桥、主动脉－颈总和颈内动脉架桥、锁骨下－颈总动脉架桥、锁骨下－锁骨下动脉架桥等。架桥所用的材料为涤纶(dacron)或聚四氟乙烯(teflon)制成的人造血管,较小的动脉之间也可用大隐静脉架桥。

（二）颈动脉内膜切除术

动脉内膜切除术（endarterectomy）可切除粥样硬化斑块而扩大管腔,同时可消除产生栓子的来源,经40多年的考验,证明是治疗脑缺血疾病有效的外科方法,其预防意义大于治疗意义。1986年Quest估计,美国每年约进行85000例颈动脉内膜切除术。但我国文献中关于颈动脉内膜切除术的资料很少,可能与对此病的认识不足与检查不够充分有关。颈部动脉内膜切除术适用于治疗颅外手术"可以达到"的病变,包括乳突－下颌线(从乳突尖端到下颌角的连线)以下的各条脑动脉,其中主要为颈总动脉分叉部。

1.适应证 手术对象的选择应结合血管病变和临床情况。血管病变:①症状性颈动脉粥样硬化性狭窄大于70%。②对有卒中高危因素的患者,有症状者狭窄大于50%,无症状者狭窄大于60%的应积极行CEA。③检查发现颈动脉分叉部粥样硬化斑不规则或有溃疡者。

临床情况:①有TIA发作,尤其近期内多次发作者。②完全性卒中患者伴有轻度神经功能缺失者,为改善症状和防止再次卒中。③慢性脑缺血患者,为改善脑缺血和防止发生卒中。④患者有较重的颈动脉狭窄但无症状,因其他疾病须行胸、腹部大手术,为防止术中发生低血压引发脑缺血,术前可行预防性颈内动脉内膜切除术。⑤无症状性血管杂音(asymptomatic bruit)患者,经检查证明颈内动脉管腔狭窄严重(>80%),而手术医师如能做到将手术死亡率＋致残率保持在3%以下,则应行内膜切除术。正常颈动脉管径为5~6mm,狭窄超过50%时即可出现血管杂音,超过85%或直径<1~1.5mm时杂音消失。杂音突然消失提示管径极度狭窄。颈内动脉高度狭窄而又不产生症状,有赖于对侧颈动脉和椎动脉的侧支循环,该类患者虽无症状但卒中的危险性却很大。

2.多发性病变的处理原则 多发性病变指一条动脉有两处以上的病变,或两条以上的动脉上都有病变。多发性病变存在手术指征时,应遵循以下原则:①双侧颈动脉狭窄,仅一侧发生TIA,不管该侧颈动脉狭窄程度如何,先行该侧手术。②双侧颈动脉狭窄,而TIA发作无定侧症状,一般归因于后循环供血不足;如一侧颈动脉狭窄>50%,先行该侧手术,以便通过Willis环增加椎－基底动脉的供血,如一侧手术后仍有TIA发作,再考虑对侧手术,两次手术至少间隔4周。③一侧颈动脉狭窄,对侧闭塞者,TIA往往与狭窄侧有关,只做狭窄侧手术。④颈内动脉颅内、颅外段均狭窄,先处理近侧的病变,若术后症状持续存在,或颅内段狭窄严重,可考虑颅内－颅外架桥。⑤颈动脉、椎动脉均有狭窄,先处理颈动脉的病变,若术后无效,再考虑做椎动脉内膜切除术,或其他改善椎动脉供血的手术。⑥双侧颈动脉狭窄,先处理狭窄较重侧,视脑供血改善情况决定是否处理对侧。⑦两侧颈动脉狭窄程度相等时,先"非主侧",后"主侧"。"主侧"血流量大,可通过前交通动脉供应对侧。先做非优势半球侧,可增加优势半球的侧支供血,以便下次做优势半球侧时增加阻断血流的安全性。两侧手术应分期进行,相隔时间至少1周。⑧颈内动脉闭塞同时有颈外动脉狭窄,疏通颈外动脉后可通过眼动脉增加颈内动脉颅内段的供血。当颈外动脉狭窄超过50%时,即有手术指征。

3.手术禁忌证

(1)脑梗死的急性期,因重建血流后可加重脑水肿,甚至发生脑内出血。

(2)慢性颈内动脉完全闭塞超过2周者,手术使血管再通的成功率和长期通畅率很低。

(3)严重全身性疾病不能耐受手术者,例如心脏病、严重肺部疾病、糖尿病、肾脏病、感染、恶性肿瘤和估计手术后寿命不长者。

4. 手术并发症及防治

(1) 心血管并发症：颈动脉狭窄患者多为高龄患者，常合并有冠心病、高血压等心血管疾病。术前应严格筛选，术后严格监测血压、心电图，发现问题，及时处理。

(2) 神经系统并发症：术后近期卒中的原因多见于术中术后的微小动脉粥样硬化斑块栓子栓塞、术中阻断颈动脉或术后颈动脉血栓形成而致脑缺血，最严重的为术后脑出血。因而术后应严密观察血压等生命征变化，如有神经症状发生，应立即进行 CT 扫描或脑血管造影，如果是脑内出血或颈动脉闭塞须立即进行手术处理。绝大多数（＞80％）神经系统并发症发生于手术后的 1～7 天，多因脑栓塞或脑缺血所致。如脑血管造影显示手术部位有阻塞或大的充盈缺损，需再次手术加以清除。如动脉基本正常，则多因脑栓塞所致，应给予抗凝治疗。

(3) 切口部血肿：出血来源有软组织渗血及动脉切口缝合不严密漏血，大的血肿可压迫气管，须立即进行止血，紧急情况下可在床边打开切口以减压。

(4) 脑神经损伤：手术入路中可能损伤喉上神经、舌下神经、迷走神经、喉返神经或面神经的下颌支，特别是当颈动脉分叉部较高位时，损伤交感神经链可发生 Horner 综合征；手术前应熟悉解剖，手术中分离、电凝、牵拉时应注意避免损伤神经。

(5) 补片破裂：多发生于术后 2～7 天，突然颈部肿胀、呼吸困难。破裂的补片多取自下肢踝前的大隐静脉，而取自大腿或腹股沟部的静脉补片则很少破裂。静脉补片不宜过宽，在未牵张状态下其宽度不要超过 3～4mm。

(6) 高灌注综合征：长期缺血使脑血管极度扩张，内膜切除后血流量突然增加而脑血管的自动调节功能尚未恢复，以致 rCBF 和血流速度急骤增高，可出现各种神经症状，少数发生脑内血肿，多见于颈动脉严重狭窄的患者，发生率约为 12％。对高度狭窄的患者应行术后 TCD 或 rCBF 监测，如发现高灌注状态，应适当降低血压。

(三) 颅外颅内动脉吻合术

颅外颅内动脉吻合术 (extracranial—intracranial arterialbypass, EIAB) 的理论根据是，当颈内动脉或椎—基底动脉发生狭窄或闭塞而致脑的血流量减少时，运用颅外—颅内动脉吻合技术，使较少发生狭窄或闭塞的颅外动脉 (颈外动脉系统) 直接向脑内供血，使处于脑梗死灶周围的缺血半暗区和处于所谓艰难灌注区的脑组织得到额外的供血，从而可以改善神经功能，增强脑血管的储备能力，可以增强对再次发生脑栓塞的耐受力。

1. EIAB 的手术适应证

(1) 血流动力学因素引起的脑缺血：颈动脉狭窄或闭塞患者，有 15％的病变位于颅外手术不可到达的部位，即位于乳突尖端与下颌角的连线以上的部位，这样的病变不能行颈动脉内膜切除术，但可以造成脑的低灌注状态。此外，多发性动脉狭窄或闭塞也是低灌注状态的原因。低灌注状态经内科治疗无效者是 EIAB 的手术指征。

(2) 颅底肿瘤累及颈内动脉，切除肿瘤时不得不牺牲动脉以求完全切除肿瘤者，可在术前或术中行动脉架桥术以免发生脑缺血。

(3) 梭形或巨大动脉瘤不能夹闭，须行载瘤动脉结扎或动脉瘤孤立术者。

2. EIAB 的手术方式 常用的手术方式有颞浅动脉—大脑中动脉吻合术 (STA—MCA) 和脑膜中动脉—大脑中动脉吻合术 (MMA—MCA) 等。

第二节　颅内血管畸形

颅内血管畸形是脑血管先天发育异常性病变。由于胚胎期脑血管胚芽发育障碍形成的畸形血管团,造成脑局部血管的数量和结构异常,并影响正常脑血流。可发生在任何年龄,多见于 40 岁以前的青年人,占 60%～72%。可见于任何部位,但大脑半球发生率最高,为 45%～80%,8%～18%在内囊、基底节或脑室;也有国外学者报道脑室内及其周围的血管畸形占所有血管畸形的 8%,发生于颅后窝的血管畸形占 10%～32%。有 6%为存在两个以上同一种病理或不同种病理的多发性颅内血管畸形,有的甚至同时存在十多个互不相连的海绵状血管瘤。

由于颅内血管畸形的临床和病变的多样化,其分类意见亦不同,目前临床主要采用 Russell 和 Rubinstein 分类方法将颅内血管畸形分为 4 类:①脑动静脉畸形。②海绵状血管瘤。③毛细血管扩张。④脑静脉畸形。这些血管畸形的组成及血管间的脑实质不同。

一、脑动静脉畸形

脑动静脉畸形又称脑血管瘤、血管性错构瘤、脑动静脉瘘等。在畸形的血管团两端有明显的供血输入动脉和回流血的输出静脉。虽然该病为先天性疾病,但大多数患者在若干年后才表现出临床症状,通常 50%～68%可发生颅内出血,其自然出血率每年为 2%～4%,首次出血的病死率近 10%,致残率更高。其发病率报道不一,美国约为 0.14%,有学者回顾一般尸检和神经病理尸检资料,发现其发病率为 0.35%～1.1%,回顾 4069 例脑解剖,脑动静脉畸形占 4%。与动脉瘤发病率比较,国外的资料显示脑动静脉畸形比脑动脉瘤少见,综合英美两国 24 个医疗中心收治的脑动静脉畸形和动脉瘤患者的比率是 1∶6.5。

(一)病因及发病机制

在胚胎早期原始脑血管内膜胚芽逐渐形成管道,构成原始血管网,分化出动脉和静脉且相互交通,若按正常发育,动静脉之间应形成毛细血管网,如若发育异常,这种原始的动静脉的直接交通就遗留下来而其间无毛细血管网相隔,因无正常的毛细管阻力,血液直接由动脉流入静脉,使动脉内压大幅度下降,可由正常体循环平均动脉压的 90%降至 45%～62%,静脉因压力增大而扩张,动脉因供血增多而变粗,又有侧支血管的形成和扩大,逐渐形成迂曲缠绕、粗细不等的畸形血管团,血管壁薄弱处扩大成囊状。因畸形血管管壁无正常动静脉的完整性而十分薄弱,在病变部位可有反复的小出血;也由于邻近的脑组织可有小的出血性梗死软化,使病变缺乏支持也容易发生出血,血块发生机化和液化,再出血时使血液又流入此腔内,形成更大的囊腔,病变体积逐渐增大;由于病变内的动静脉畸形管壁的缺欠和薄弱,长期经受增大的血流压力而扩大曲张,甚至形成动脉瘤样改变。这些均构成了动静脉畸形破裂出血的因素。

(二)病理

1.分布　位于幕上者约占 90%,幕下者约占 10%,左右半球的发病率相同。幕上的动静脉畸形大多数累及大脑皮质,以顶叶受累为最多,约占 30%,其次是颞叶约占 22%,额叶约占 21%,顶叶约占 10%。脑室、基底节等深部结构受累约占 10%,胼胝体及其他中线受累者约 4%～5%。幕上病变多由大脑中动脉和大脑前动脉供血,幕下者多由小脑上动脉供血或小脑前下动脉或后下动脉供血。

2.大小和形状　脑动静脉畸形的大小差别悬殊,巨大者直径可达 10cm 以上,可累及整个大脑半球,甚至跨越中线;微小者直径在 1cm 以下,甚至肉眼难以发现,脑血管造影不能显示。畸形血管团的形状不规则,血管管径粗细不等,有时细小,有时极度扩张、扭曲,甚至走行迂曲呈螺旋状。大多数表现为卵圆形、球形或葡萄状,约有 40% 的病例表现出典型形状,为圆锥形或楔形。畸形的血管团一般成楔形分布,尖端指向脑室壁。

3.形态学　脑动静脉畸形是一团发育异常的,由动脉、静脉及动脉化的静脉组成的血管团,无毛细血管存在,病变区内存在胶质样变的脑组织是其病理特征之一。镜下见血管壁厚薄不等,偶有平滑肌纤维多无弹力层。血管内常有血栓形成或机化及钙化,并可伴有炎性反应。血管内膜增生肥厚,有的突向管腔内,使之部分堵塞。内弹力层十分薄弱甚至缺失,中层厚薄不一。血管壁上常有动脉硬化样斑块及机化的血凝块,有的血管可扩张成囊状。静脉可有纤维变或玻璃样变而增厚,但动静脉常难以区别。

病变血管破裂可发生蛛网膜下隙出血、脑内或脑室内出血,常形成脑内血肿,偶可形成硬膜下血肿。因多次反复的小出血,病变周围有含铁血黄素沉积使局部脑组织发黄,邻近的甚至较远的脑组织因缺血营养不良可有萎缩,局部脑室可扩大;颅后窝病变可致导水管或第四脑室阻塞产生梗阻性脑积水。

(三)临床分级

脑动静脉畸形差异很大,其大小、部位、深浅及供血动脉和引流静脉均各不相同。为便于选择手术对象、手术方式、估计预后及比较手术治疗的优劣,临床上将动静脉畸形进行分级,常用的分级方法有以下几种:

Spetzler 分级法从 3 个方面对脑动静脉畸形评分,共分 5 级:①根据畸形团大小评分。②根据畸形团所在部位评分。③根据引流静脉的引流方式评分。将 3 个方面的评分相加即为相应级别,表 1—1。

表 1—1　Spetzler—Martin 的脑动静脉畸形的分级记分表

AVM 的大小	计分	AVM 部位	计分	引流静脉	计分
小型(最大径<3cm)	1	非功能区	0	仅浅静脉	0
中型(最大径 3~6cm)	2	功能区	1	仅深静脉	1
大型(最大径>6cm)	3				

(四)临床表现

绝大多数脑动静脉畸形患者可表现出头痛、癫痫和出血的症状,也有根据血管畸形所在的部位表现出相应的神经功能障碍者;少数患者因血管畸形较小或是隐性而不表现出任何症状,往往是在颅内出血后被诊断,也有是在查找癫痫原因时被发现。

1.颅内出血　颅内出血是脑动静脉畸形最常见的症状,约 50% 的患者为首发症状,一般多发生在 30 岁以下年龄较轻的患者,高峰年龄较动脉瘤早,为 15~20 岁。为突然发病,多在体力活动或情绪激动时发生,也有在日常活动及睡眠中发生者。表现为剧烈头痛、呕吐,甚至意识不清,有脑膜刺激症状,大脑半球病变常有偏瘫或偏侧感觉障碍、偏盲或失语;颅后窝病变可表现有共济失调、眼球震颤、眼球运动障碍及长传导束受累现象。颅内出血除表现为蛛网膜下隙出血外,可有脑内出血、脑室内出血,少数可形成硬膜下血肿。较大的脑动静脉畸形出血量多时可引起颅压升高导致脑疝而死亡。出血可反复发生,约 50% 以上患者出血 2 次,

30％以上出血 3 次,20％以上出血 4 次以上,最多者可出血十余次,再出血的病死率为 12％～20％。再出血时间的间隔,少数患者在数周或数月,多数在 1 年以上,有者可在十几年以后发生,平均为 4～6 年。有报道 13％的患者在 6 周以内发生再出血。小型、隐匿型、位置深在和向深部引流的脑动静脉畸形极易出血,动静脉畸形越小,其阻力越大,易出血;位于深部的动静脉畸形的供血动脉较短,病灶内的压力大,也易出血。

与颅内动脉瘤比较,脑动静脉畸形出血的特点是出血年龄早、出血程度轻、早期再出血发生率低,出血后发生脑血管痉挛较一般动脉瘤轻,出血危险程度与年龄、畸形血管团大小及部位有关。

2. 癫痫 癫痫也是脑动静脉畸形的常见症状,发生率为 28％～64％,其发生率与脑动静脉畸形的大小、位置及类型有关,位于皮质的大型脑动静脉畸形及呈广泛毛细血管扩张型脑动静脉畸形的发生率高。癫痫常见于 30 岁以上年龄较大的患者,约有半数患者为首发症状,在一部分患者为唯一症状。癫痫也可发生在出血时,以额、顶叶动静脉畸形多见。病程长者抽搐侧的肢体逐渐出现轻瘫并短小细瘦。癫痫的发作形式以部分性发作为主,有时具有 Jackson 型癫痫的特征。动静脉畸形位于前额叶者常发生癫痫大发作,位于中央区及顶叶者表现为局灶性发作或继发性全身大发作,颞叶病灶表现为复杂性、部分性发作,位于外侧裂者常出现精神运动性发作。癫痫发生的原因主要是由于脑动静脉畸形的动静脉短路,畸形血管团周围严重盗血,使脑局部出现淤血性缺血,脑组织缺血乏氧所引起;另外,动静脉短路血流对大脑皮质的冲击造成皮质异常放电,也可发生癫痫;由于出血或含铁血黄素沉着使病变周围神经胶质增生形成致痫灶;畸形血管的点燃作用尤其是颞叶可伴有远隔处癫痫病灶。

3. 头痛 约 60％的患者有长期头痛的病史,16％～40％为首发症状,可表现为偏头痛局灶性头痛和全头痛,头痛的部位与病灶无明显关系,头痛的原因与畸形血管扩张有关。当动静脉畸形破裂时头痛变得剧烈且伴有呕吐。

4. 神经功能障碍 约 40％的患者可出现进行性神经功能障碍,其中 10％者为首发症状。表现的症状由血管畸形部位、血肿压迫、脑血循环障碍及脑萎缩区域而定。主要表现为运动或感觉性障碍,位于额叶者可有偏侧肢体及颜面肌力减弱,优势半球可发生语言障碍;位于颞叶者可有幻视、幻嗅、听觉性失语等;顶枕叶者可有皮质性感觉障碍、失读、失用、偏盲和空间定向障碍等;位于基底结者常见有震颤、不自主运动、肢体笨拙,出血后可发生偏瘫等;位于脑桥及延髓的动静脉畸形可有锥体束征、共济失调、听力减退、吞咽障碍等脑神经麻痹症状,出血严重者可造成四肢瘫、角弓反张、呼吸障碍等。神经功能障碍的原因主要与下列因素有关:①脑盗血(动静脉畸形部位邻近脑区的动脉血流向低压的畸形区,引起局部脑缺血称为脑盗血)引起短暂脑缺血发作,多见于较大的动静脉畸形,往往在活动时发作,其历时短暂,但随着发作次数的增加,持续时间加长,瘫痪程度也加重。②由于脑盗血或血液灌注不充分所致的缺氧性神经细胞死亡,以及伴有的脑水肿或脑萎缩引起的神经功能障碍,见于较大的动静脉畸形,尤其当病变有部分血栓形成时,这种瘫痪持续存在并进行性加重,有时疑为颅内肿瘤。③出血引起的神经功能障碍症状,可因血肿的逐渐吸收而减轻甚至完全恢复正常。

5. 颅内杂音 颅内血管吹风样杂音占脑动静脉畸形患者的 2.4％～38％,患者感觉自己脑内及头皮上有颤动及杂音,但别人听不到,只有动静脉畸形体积较大且部位较浅时,才能在颅骨上听到收缩期增强的连续性杂音。横窦及乙状窦的动静脉畸形可有颅内血管杂音。主要发生在颈外动脉系统供血的硬脑膜动静脉畸形,压迫同侧颈动脉杂音减弱,压迫对侧颈动脉杂音增强。

6.智力减退　可呈现进行性智力减退,尤其在巨大型动静脉畸形患者,因严重的脑盗血导致脑的弥漫性缺血和脑的发育障碍。也有因频繁的癫痫发作使患者受到癫痫放电及抗癫痫药物的双重抑制造成智力减退。轻度的智力减退在切除动静脉畸形后可逆转,较重者不易恢复。

7.眼球突出　位于额叶或颞叶、眶内及海绵窦者可有眼球突出。

8.其他症状　动静脉畸形引流静脉的扩张或其破裂造成的血肿、蛛网膜下隙或脑室内出血,均可阻塞脑脊液循环通路而引起脑水肿,出现颅内压增高的表现。脑干动静脉畸形可引起复视。在婴儿及儿童中,因颅内血循环短路,可有心力衰竭,尤其是病变累及大脑大静脉者,心衰甚至可能是唯一的临床症状。

（五）实验室检查

1.脑脊液　出血前多无明显改变,出血后颅内压大多在 14.4～28.8mmHg,脑脊液呈血性。

2.脑电图　多数患者有脑电图异常,发生在病变同侧者占 70%～80%,如对侧血流紊乱缺血时,也可表现异常;因盗血现象,有时一侧大脑半球的动静脉畸形可表现出双侧脑电图异常;深部小的血管畸形所致的癫痫用立体脑电图可描记出准确的癫痫灶。脑电图异常主要表现为局限性的不正常活动,包括 α 节律的减少或消失,波率减慢,波幅降低,有时出现弥漫性 θ 波,与脑萎缩或脑退行性改变的脑电图相似;脑内血肿者可出现局灶性 β 波;幕下动静脉畸形可表现为不规则的慢波;约一半有癫痫病史的患者表现有癫痫波形。

3.核素扫描　一般用^{99m}Tc 或 Hg 做闪烁扫描连续摄像,90%～95%的幕上动静脉畸形出现阳性结果,可做定位诊断。直径在 2mm 以下的动静脉畸形不易发现。

（六）影像学检查

1.头颅 X 线平片　有异常发现者占 22%～40%,表现为病灶部位钙化斑、颅骨血管沟变深加宽等,颅底平片有时可见破裂孔或棘孔扩大。颅后窝动静脉畸形致梗阻性脑积水者可显示有颅内压增高的现象。出血后可见松果体钙化移位。

2.脑血管造影　蛛网膜下隙出血或自发性脑内血肿应进行脑血管造影或磁共振血管造影（MRA）,顽固性癫痫及头痛提示有颅内动静脉畸形的可能,也应行脑血管造影或 MRA。通过造影可显示畸形血管团的部位、大小及其供血动脉有无动脉瘤和引流静脉数量、方向及有无静脉瘤样扩张,畸形团内有否伴有动静脉瘘及瘘口的大小,对血管畸形的诊断和治疗具有决定性的作用,但仍有约 11%的患者因其病变为小型或隐型,或已被血肿破坏或为血栓所闭塞而不能被脑血管造影发现。

一般小的动静脉畸形进行一侧颈动脉造影或一侧椎动脉造影,可显示出其全部供血动脉及引流静脉;大的动静脉畸形应行双侧颈动脉及椎动脉造影,可以了解全部供血动脉、引流静脉和盗血情况,必要时可进行超选择性供血动脉造影以了解其血管结构和硬脑膜动脉供血情况。颞部动静脉畸形常接受大脑中动脉、后动脉及脉络膜前的供血,故该处的动静脉畸形应同时做颈动脉及椎动脉造影。额叶动静脉畸形常为双侧颈内动脉供血;顶叶者多为双侧颈内动脉及椎动脉系统供血,故应行全脑血管造影。实际上为了显示脑动静脉畸形的血流动力学改变,发现多发性病灶或其他共存血管性病变,对脑动静脉畸形患者均应进行全脑血管造影。三维脑血管造影能更清楚地显示动脉与回流静脉的位置,对指导术中夹闭病灶血管十分有利数字减影血管造影可消除颅骨对脑血管的遮盖,能更清楚地显示出供血动脉与引流静脉及动静脉畸形的细微结构。三维数字减影血管造影能进行水平方向的旋转,具有较好的立体感,有利于周密地设计手术切除方案。该方法尤其适用于椎-基底动脉系统和硬脑膜动静脉畸形的观察,也可用于检查术后的血管分布情况及手术切除的程度。

脑动静脉畸形的脑动脉造影影像是最具特征性的。在动脉期摄片上可见到一团不规则的扭曲的血管团,有一根或数根粗大的供血动脉,引流静脉早期出现于动脉期摄片上,扭曲扩张导入颅内静脉窦。半数以上的动静脉畸形还可显示出深静脉和浅静脉的双向引流。病变远侧的脑动脉不充盈或充盈不良。如不伴有较大的脑内血肿,一般脑动静脉畸形不引起正常脑血管移位。因脑动静脉畸形的动脉血不经过毛细血管网而直接进入静脉系统,故经动脉注射造影剂后立刻就能见到引流静脉。由于大量的动静脉分流,使上矢状窦、直窦或横窦内血流大量淤积而使皮质静脉淤滞,造影剂可向两侧横窦或主要向一侧横窦引流。大的动静脉畸形常有一侧或两侧横窦管径的扩大;脑膜或脑膜脑动静脉畸形,横窦扩大甚至可扩大几倍;脑动静脉畸形的血管管壁薄,在血流的压力下易于扩张,引流静脉扩张最明显,甚至局部可形成静脉瘤,静脉窦也有极度扩大。

在超选择性血管造影见到畸形血管的结构是:①动脉直接输入血管团。②动脉发出分支输入病灶。③与血流有关的动脉扩张形成动脉瘤。④不在动静脉畸形供血动脉上的动脉瘤。⑤动静脉瘘。⑥病灶内的动脉扩张形成动脉瘤。⑦病灶内的静脉扩张形成静脉瘤。⑧引流静脉扩张。

3.CT 扫描　虽然不像血管造影能显示病变的全貌,但可同时显示脑组织和脑室的改变,亦可显示血肿的情况,有利于发现较小的病灶和定位诊断。无血肿者 CT 平扫表现出团状聚集或弥漫分布的蜿蜒状及点状密度增高影,其间为正常脑密度或小囊状低密度灶,增强后轻度密度增高的影像则更清楚;病灶中高密度处通常是局灶性胶质增生、新近的出血、血管内血栓形成或钙化所引起;病灶中的低密度表示小的血肿吸收或脑梗死后所遗留的空腔、含铁血黄素沉积等;病灶周围可有脑沟扩大等局限性脑萎缩的表现,颅后窝可有脑积水现象。有血肿者脑室可受压移位,如出血破入脑室则脑室内呈高密度影像;新鲜血肿可掩盖血管畸形的影像而难以辨认,应注意观察血肿旁的病变影像与血肿的均匀高密度影像不同,有时血肿附近呈现蜿蜒状轻微高密度影,提示可能有动静脉畸形;也有报道血肿边缘呈弧形凹入或尖角形为动静脉畸形血肿的特征。血肿周围表现出程度不同的脑水肿;动静脉畸形引起的蛛网膜下隙出血,血液通常聚集在病灶附近的脑池。如不行手术清除血肿,经1~2 个月后血肿自行吸收而形成低密度的囊腔。

4.MRI 及 MRA　MRI 对动静脉畸形的诊断具有绝对的准确性,对畸形的供血动脉、血管团、引流静脉、出血、占位效应、病灶与功能区的关系均能明确显示,即使是隐性脑动静脉畸形往往也能显示出来。主要表现是圆形曲线状、蜂窝状或葡萄状血管流空低信号影,即动静脉畸形中的快速血流在 MRI 影像中显示为无信号影,而病变的血管团、供血动脉和引流静脉清楚地显示为黑色。

动静脉畸形的高速血流血管在磁共振影像的 T_1 加权像和 T_2 加权像上都表现为黑色,回流静脉因血流缓慢在 T_1 加权像表现为低信号,在 T_2 加权像表现为高信号;畸形血管内有血栓形成时,T_1 和 T_2 加权像都表现为白色的高信号,有颅内出血时也表现为高信号,随着出血时间的延长 T_1 加权像上信号逐渐变成等或低信号,T_2 加权像上仍为高信号;钙化部位 T_1 和

T_2加权像上看不到或是低信号。磁共振血管造影不用任何血管造影剂便能显示脑的正常和异常血管、出血及缺血等，能通过电子计算机组合出全脑立体化的血管影像，对蛛网膜下隙出血的患者是否进行脑血管造影提供了方便。

5.经颅多普勒超声（TCD） 经颅多普勒超声是运用定向微调脉冲式多普勒探头直接记录颅内一定深度血管内血流的脉波，经微机分析处理后计算出相应血管血流波形及收缩期血流速度、舒张期血流速度、平均血流速度及脉搏指数。通过颞部探测大脑中动脉、颈内动脉末端、大脑前动脉及大脑后动脉；通过枕骨大孔探测椎动脉、基底动脉和小脑后下动脉；通过眼部探测眼动脉及颈内动脉虹吸部。正常人脑动脉血流速度从快到慢的排列顺序是大脑中动脉、大脑前动脉、颈内动脉、基底动脉、大脑后动脉、椎动脉、眼动脉、小脑后下动脉。随着年龄的增长血流速度减慢；脑的一侧半球有病变则两个半球的血流速度有明显差异，血管痉挛时血流速度加快，血管闭塞时血流速度减慢，动静脉畸形时供血动脉的血流速度加快。术中利用多普勒超声帮助确定血流方向和动静脉畸形血管结构类型，区分动静脉畸形的流入和流出血管，深部动静脉畸形的定位，动态监测动静脉畸形输入动脉的阻断效果和其血流动力学变化，有助于避免术中因血流动力学变化所引起的正常灌注压突破综合征等并发症。经颅多普勒超声与CT扫描或磁共振影像结合有助于脑动静脉畸形的诊断。

（七）诊断与鉴别诊断

1.诊断 年轻人有突然自发性颅内出血者多应考虑此病，尤其具有反复发作性头痛和癫痫病史者更应高度怀疑脑动静脉畸形的可能；听到颅内血管杂音而无颈内动脉海绵窦瘘症状者，大多可确定为此病。CT扫描和经颅多普勒超声可提示此病，协助确诊和分类，而选择性全脑血管造影和磁共振成像是明确诊断和研究本病的最可靠依据。

2.应注意与下列疾病相鉴别

（1）海绵状血管瘤：是年轻人反复发生蛛网膜下隙出血的常见原因之一，出血前无任何症状和体征，出血后脑血管造影也无异常影像，CT扫描图像可显示有蜂窝状的不同密度区，其间杂有钙化灶，增强后病变区密度可略有增高，周围组织有轻度水肿，但较少有占位征象，见不到增粗的供血动脉或扩大而早期显影的引流静脉。磁共振影像的典型表现为T_2加权像上病灶呈现网状或斑点状混杂信号或高信号，其周围有一均匀的为含铁血黄素沉积所致的环形低信号区，可与脑动静脉畸形做出鉴别。

（2）血供丰富的胶质瘤：因可并发颅内出血，故须与脑动静脉畸形鉴别。该病为恶性病变，病情发展快、病程短，出血前已有神经功能缺失和颅内压增高的症状；出血后症状迅速加重，即使在出血不明显的情况下，神经功能障碍的症状也很明显，并日趋恶化。脑血管造影中虽可见有动静脉之间的交通与早期出现的静脉，但异常血管染色淡、管径粗细不等，没有增粗的供血动脉，引流静脉也不扩张迂曲，有较明显的占位征象。

（3）转移癌：绒毛膜上皮癌、黑色素瘤等常有蛛网膜下隙出血，脑血管造影中可见有丰富的血管团，有时也可见早期静脉，易与脑动静脉畸形混淆。但血管团常不如动静脉畸形那么成熟，多呈不规则的血窦样，病灶周围水肿明显且常伴有血管移位等占位征象。转移癌患者多数年龄较大，病程进展快。常可在身体其他部位找到原发肿瘤，以做鉴别。

（4）脑膜瘤：有丰富血供的血管母细胞性脑膜瘤的患者，有抽搐、头痛及颅内压增高的症状。脑血管造影可见不正常的血管团，其中夹杂有早期的静脉及动静脉瘘成分，但脑膜瘤占位迹象明显，一般没有增粗的供血动脉及迂曲扩张的引流静脉，供血动脉呈环状包绕于瘤的周围。CT扫描图像可显示明显增强的肿瘤，边界清楚，紧贴于颅骨内面，与硬脑膜黏着，表面颅骨有被侵蚀现象。

(5)血管母细胞瘤：好发于颅后窝、小脑半球内，其血供丰富易出血，须与颅后窝动静脉畸形鉴别。血管母细胞瘤多呈囊性，瘤结节较小位于囊壁上。脑血管造影中有时可见扩张的供血动脉和扩大的引流静脉，但较少见动静脉畸形那样明显的血管团。供血动脉多围绕在瘤的周围。CT扫描图像可显示有低密度的囊性病变，增强的肿瘤结节位于囊壁的一侧，可与动静脉畸形区别。但巨大的实质性的血管母细胞瘤鉴别有时比较困难。血管母细胞瘤有时可伴有血红细胞增多症及血红蛋白的异常增高，在动静脉畸形中从不见此种情况。

(6)颅内动脉瘤：是引起蛛网膜下隙出血的常见原因，其严重程度大于动静脉畸形的出血，发病年龄较大，从影像学上很容易鉴别。应注意有时动静脉畸形和颅内动脉瘤常并存。

(7)静脉性脑血管畸形：常引起蛛网膜下隙出血或脑室出血，有时有颅内压增高的征象。有时在四叠体部位或第四脑室附近可阻塞导水管或第四脑室而引起阻塞性脑积水。在脑血管造影中没有明显的畸形血管团显示，仅可见一根增粗的静脉带有若干分支，状似伞形样。CT扫描图像可显示能增强的低密度病变，结合脑血管造影可做出鉴别诊断。

(8)Moyamoya病：症状与动静脉畸形类似。脑血管造影的特点是可见颈内动脉和大脑前、中动脉起始部有狭窄或闭塞，大脑前、后动脉有逆流现象，脑底部有异常血管网，有时椎—基底动脉系统也可出现类似现象，没有早期显影的扩大的回流静脉，可与动静脉畸形鉴别。

(八)治疗

脑动静脉畸形的治疗目标是使动静脉畸形完全消失并保留神经功能。治疗方法有显微手术、血管内栓塞、放射治疗，各有其特定的适应证，相互结合可以弥补各自的不足，综合治疗是治疗动静脉畸形的趋势。综合治疗可分为：①栓塞(或放疗)＋手术。②栓塞(或手术)＋放疗。③栓塞＋手术＋放疗。不适合手术者可行非手术疗法。

1. 手术治疗

(1)脑动静脉畸形全切除术：仍是最合理的根治方法，即杜绝了出血的后患，又除去了脑盗血的根源，应作为首选的治疗方案。适用于1～3级的脑动静脉畸形，对于4级者因切除的危险性太大，不宜采用，3级与4级间的病例应根据具体情况决定。

(2)供血动脉结扎术：适用于3～4级和4级脑动静脉畸形及其他不能手术切除但经常反复出血者。可使供血减少，脑动静脉畸形内的血流减慢，增加自行血栓形成的机会，并减少盗血量。但因这种手术方式没有完全消除动静脉之间的沟通点，所以在防止出血及减少盗血方面的疗效不如手术切除方式，只能作为一种姑息性手术或作为巨大脑动静脉畸形切除术中的前驱性手术时应用。

2. 血管内栓塞　由于栓塞材料的完善及介入神经放射学的不断发展，血管内栓塞已成为治疗动静脉畸形的重要手段。对于大型高血流量的脑动静脉畸形；部分深在的重要功能区的脑动静脉畸形；供血动脉伴有动脉瘤；畸形团引流静脉细小屈曲使引流不畅，出血可能性大；高血流量动静脉畸形伴有静脉瘘，且瘘口较多或较大者，均可实施血管内栓塞的治疗。栓塞方法可以单独应用，也可与手术切除及其他方法合用。

3. 立体定向放射治疗　立体定向放射治疗是在立体定向手术基础上发展起来的一种新的治疗方法。该方法利用先进的立体定向技术和计算机系统，对颅内靶点使用1次大剂量窄束电离射线，从多方向、多角度精确的聚集于靶点上，引起放射生物学反应而达到治疗疾病的目的。因不用开颅,又称为非侵入性治疗方法。常用的方法有 γ－刀、X－刀和直线加速器。立体定向放射治疗适用于:①年老体弱合并有心、肝、肺、肾等其他脏器疾病,凝血机制障碍,不能耐受全麻开颅手术。②动静脉畸形直径<3cm。③病变位于丘脑、基底节、边缘系统和脑干等重要功能区不宜手术,或位于脑深部难以手术的小型动静脉畸形。④仅有癫痫、头痛或无症状的动静脉畸形。⑤手术切除后残留的小部分畸形血管。⑥栓塞治疗失败或栓塞后的残余部分。

4.综合治疗

(1)血管内栓塞治疗后的显微手术治疗(栓塞＋手术):手术前进行血管内栓塞有如下优点:①可使畸形团范围缩小,血流减少,盗血程度减轻,术中出血少,易分离,利于手术切除。②可消除动静脉畸形深部供血动脉和在手术中较难控制的深穿支动脉,使一部分认为难以手术的病例能进行手术治疗。③对并发畸形团内动脉瘤反复出血者,能闭塞动脉瘤,防止再出血。④对大型动静脉畸形伴有顽固性癫痫或进行性神经功能障碍者有较好的控制作用。⑤术前分次栓塞可预防术中及术后发生正常灌注压突破(NPPB)。采用术前栓塞可明显提高治愈率,降低致残率和病死率。一般认为栓塞后最佳手术时机是最后一次栓塞后1～2周,也有报道对大型动静脉畸形采用分次栓塞并且在最后一次栓塞的同时开始手术。

(2)放射治疗后的显微手术治疗(放疗＋手术):术前进行放疗的优点:①放疗后可形成血栓,体积缩小,使残余动静脉畸形易于切除。②放疗后动静脉畸形血管减少,术中出血少,易于操作,改善手术预后。③放疗后可把大型复杂的动静脉畸形转化成较简单的动静脉畸形,易于手术,提高成功率。④放疗可闭塞难以栓塞的小血管,留下大的动静脉瘘可采用手术和(或)栓塞治疗。

(3)血管内治疗后的放射治疗(栓塞＋放疗):放疗前栓塞的优点:①使动静脉畸形范围缩小,从而减少放射剂量,减轻放疗的边缘效应且不增加出血的危险。②可闭塞并发的动脉瘤,减少了放疗观察期间和动静脉畸形血栓形成期间再出血的概率。③可闭塞对放疗不敏感的动静脉畸形伴发的大动静脉瘘。

(4)显微手术后的放射治疗(手术＋放疗):对大型复杂的动静脉畸形可先行手术切除位于浅表的动静脉畸形,然后再对深部、功能区的动静脉畸形进行放疗,可提高其治愈率,并可防止一次性切除巨大动静脉畸形发生的正常灌注压突破。

(5)栓塞＋手术＋放疗的联合治疗:对依靠栓塞和(或)手术不能治愈的动静脉畸形可用联合治疗的方法。

5.自然发展　如对动静脉畸形不给予治疗,其发展趋势有以下几种。

(1)自行消失或缩小:该情况极为罕见,多因自发血栓形成使动静脉畸形逐渐缩小。主要见于年龄大、病灶小、单支或少数动脉供血的动静脉畸形,但无法预测哪一个病例能有此归宿,故仍须施行适合的治疗方法。

(2)保持相对稳定:动静脉畸形在一段时间内不增大也不缩小,临床上亦无症状,但在若干年后仍破裂出血。

(3)不再显影:第一次出血恢复后不再发生出血,脑血管造影也不显影。主要由于动静脉畸形小,出血引起局部组织坏死使动静脉畸形本身破坏,或是颅内血肿压迫使畸形区血流减少,导致广泛性血栓形成而致。

(4)增大并反复破裂出血:这是最常见的一种结局。随着脑盗血量的不断增多,动静脉畸形逐渐增大并反复出血,增加致残率和病死率。一般认为30岁以下年轻患者的动静脉畸形易于增大,故应手术切除,一方面可预防动静脉畸形破裂,另一方面可预防其进行性增大所导致的神经功能损害,更重要的是不会失去手术治疗的机会,因为病灶增大使那些原本能手术切除的动静脉畸形变得不能切除了。

二、硬脑膜动静脉畸形

硬脑膜动静脉畸形是指单纯硬脑膜血管,包括供血动脉、畸形团和引流静脉异常,多与硬脑膜动静脉瘘同时存在,常侵犯侧窦(横窦及乙状窦)和海绵窦,也有位于直窦区者。约占颅内动静脉畸形的12%。硬脑膜动静脉畸形可分为两种,即静脉窦内动静脉畸形和静脉窦外动静脉畸形,以第一种多见。

(一)病因及发病机制

可能与以下因素有关:①体内雌激素水平改变:致使血管弹性降低,脆性增加,扩张迂曲,由于血流的冲击而容易形成畸形血管团,所以女性发病率高。②静脉窦炎及血栓形成。正常情况下脑膜动脉终止于窦壁附近,发出许多极细的分支营养窦壁硬膜并与静脉有极为丰富的网状交通,当发生静脉窦炎和形成血栓时,静脉回流受阻,窦内压力增高,可促使网状交通开放而形成硬脑膜动静脉畸形。③外伤、创伤、感染:颅脑外伤、开颅手术创伤、颅内感染等,可致静脉窦内血栓形成,发展成硬脑膜动静脉畸形或是损伤静脉窦附近的动脉及静脉,造成动静脉瘘。④先天性因素:血管肌纤维发育不良,血管弹性低易扩张屈曲形成畸形团。有学者报道,在妊娠5~7周时子宫内环境出现损害性改变,可致结缔组织退变造成起源血管异常而发生硬脑膜动静脉畸形。

(二)临床表现

1. 搏动性耳鸣及颅内血管杂音　血管杂音与脉搏同步,呈轰鸣声。病灶接近岩骨时搏动性耳鸣最常见,与乙状窦和横窦有关的颅后窝硬脑膜动静脉畸形的患者约70%有耳鸣,与海绵窦有关的硬脑膜动静脉畸形中,耳鸣约占42%。有耳鸣的患者中约40%可听到杂音,瘘口小,血流量大者杂音大。

2. 颅内出血　占43%~74%,多由粗大迂曲壁薄的引流静脉破裂所致,尤其是扩张的软脑膜静脉。颅前窝及小脑幕的动静脉畸形常引流到硬脑膜下的静脉,易发生出血,可形成蛛网膜下隙出血、硬脑膜下出血、脑内血肿。

3. 头痛　多为钝痛或偏头痛,也有持续性剧烈的搏动性头痛者,在活动、体位变化或血压升高时加重。海绵窦后下方区的硬脑膜动静脉畸形尚可引起三叉神经痛。其原因主要有:①静脉回流受阻、静脉窦压力增高、脑脊液循环不畅使颅内压增高。②扩张的硬脑膜动静脉对硬脑膜的刺激。③小量硬脑膜下或蛛网膜下出血刺激脑膜。④病变压迫三叉神经半月节。⑤向皮质静脉引流时脑血管被牵拉。

4. 颅内压增高　其原因有:①动静脉短路使静脉窦压力增高,脑脊液吸收障碍和脑脊液压力增高。②反复少量的出血造成脑膜激发性反应。③静脉窦血栓形成造成静脉窦内压力增高。④曲张的静脉压迫脑脊液循环通路,约4%的患者有梗阻性脑积水,有3%者有视盘水肿和继发性视神经萎缩。

5. 神经功能障碍　受累的脑组织部位不同其表现各异,主要有言语、运动、感觉、精神和视野障碍,有癫痫、眩晕、共济失调、抽搐、半侧面肌痉挛,小脑或脑干等症状。

6.脊髓功能障碍 发生率低,约 6%。颅后窝,尤其是天幕和枕大孔区的病变可引流入脊髓的髓周静脉网,引起椎管内静脉压升高,产生进行性脊髓缺血病变。

（三）影像学检查

1.头颅 X 线平片 有的患者可见颅骨上血管压迹增宽,脑膜中动脉的增宽占 29%。颅底位可见棘孔增大,有时病变表面的颅骨可以增生。

2.脑血管造影 表现为脑膜动脉与静脉窦之间异常的动静脉短路。供血动脉常呈扩张,使在正常情况下不显影的动脉,如天幕动脉等也能显示。病变位于颅前窝,其供血动脉为硬脑膜动脉及眼动脉之分支筛前动脉;病变位于颅中窝海绵窦附近,供血动脉可来自脑膜中动脉、咽升动脉、颞浅动脉、脑膜垂体干前支,静脉引流至海绵窦;病变位于横窦或乙状窦附近,供血动脉可来自脑膜垂体干,椎动脉硬脑膜分支、枕动脉、脑膜中动脉及咽升动脉,静脉引流至横窦或乙状窦。引流静脉有不同程度的扩张,严重者呈静脉曲张和动脉瘤样改变,一般引流静脉顺流入邻近的静脉窦,当静脉窦内压力增高后,可见逆行性软脑膜静脉引流,有时不经静脉窦直接引流,直接引流入软脑膜静脉,个别者可进入髓周的静脉网。引流静脉或静脉窦常在动脉期显影,但较正常的循环时间长。常伴有静脉窦血栓形成。对有进行性脊髓病变的患者,如脊髓磁共振影像和椎管造影见髓周静脉扩张,而脊髓血管造影阴性,应进行脑血管造影以排除有颅内动静脉畸形引起的髓周静脉所致。硬脑膜动静脉畸形者脑血管造影的表现,有 3 个特点:①软脑膜静脉逆行引流。②引流静脉呈动脉瘤样扩张。③向 Galen 静脉引流时,明显增粗迂曲。

3.CT 扫描 CT 扫描可见白质中异常的低密度影是静脉压增高引起的脑水肿;有交通性或阻塞性脑积水;出血者可见蛛网膜下隙出血、脑内或硬脑膜下血肿;静脉窦扩张。增强后 CT 可见扩张的引流静脉所致的斑片或蠕虫样血管影;有时可见动脉瘤样扩张;脑膜异常增强。三维 CT 血管造影可显示异常增粗的供血动脉和扩张的引流静脉及静脉窦,但对瘘口和细小的供血动脉不能显示。

4.磁共振影像 可显示脑水肿、脑缺血、颅内出血、脑积水等改变,可显示 CT 不能显示的静脉窦血栓形成、闭塞、血流增加等。

（四）诊断

选择性脑血管造影是目前确诊和研究该病的唯一可靠手段。选择性颈内动脉和椎动脉造影,可以除外脑动静脉畸形,并确认动脉的脑膜支参与供血的情况;颈外动脉超选择造影可显示脑膜的供血动脉及畸形团的情况,以寻找最佳治疗方法和手术途径;可了解引流静脉及其方向、畸形团大小、有无动静脉瘘和脑循环紊乱情况等。常见部位硬脑膜动静脉畸形有如下几种。

1.横窦－乙状窦区硬脑膜动静脉畸形 以耳鸣、颅内杂音和头痛最为常见,其次是颅内出血和神经功能障碍,如视力障碍、运动障碍、癫痫、眩晕、脑积水等。其供血动脉主要是来自枕动脉脑膜支、脑膜中动脉后颞枕支、咽升动脉的神经脑膜支和耳后动脉,其次是颈内动脉的天幕动脉和椎动脉的脑膜后动脉,偶尔锁骨下动脉的颈部分支也参与供血。静脉引流是经过硬膜窦或软脑膜血管,大多数患者伴有静脉窦血栓。

2.海绵状区硬脑膜动静脉畸形 以眼部症状、耳鸣和血管杂音最为常见。可有眼压升高、复视、眼肌麻痹、视力减低、突眼、视盘水肿和视网膜剥离。有时引流静脉经冠状静脉或海绵间窦进入对侧海绵窦,可使对侧眼上静脉扩张,表现为双眼结膜充血,如患侧眼上静脉有血栓形成,可使患侧眼球正常而对侧眼球充血。其供血主要来自颈外动脉,包括颈内动脉的圆孔动脉、脑膜中动脉及咽升动脉神经脑膜干的斜坡分支,也可来自颈内动脉的脑膜垂体干和下外侧干。静脉引流入海绵窦,软脑膜静脉引流较少见,约占10%。

3.颅前窝底硬脑膜动静脉畸形 本形很少见。临床症状以颅内出血最常见,常形成额叶内侧脑内血肿,尚有眼部症状,由于眼静脉回流障碍变粗,出现突眼、球结膜充血、眼压增高、视野缺损和眼球活动障碍;如果病灶破坏嗅沟骨质,破裂后进入鼻腔,可有癫痫和鼻出血的症状;亦常见耳鸣和血管杂音。其供血动脉主要是筛前、后动脉及其分支,其次是脑膜中动脉、颞浅动脉和颌内动脉等。

4.小脑幕缘区硬脑膜动静脉畸形 本形常见的症状是颅内出血、脑干和小脑症状及阻塞性脑积水,有的患者因髓周静脉压力高而产生脊髓症状,少见耳鸣和颅内杂音。其供血动脉主要是脑膜垂体干的分支天幕动脉、颈外动脉的脑膜中动脉和枕动脉;此外还有大脑后动脉天幕支、小脑上动脉天幕支、脑膜后动脉、咽升动脉、脑膜副动脉、颈外动脉下外侧干也参与供血。引流静脉多为软脑膜静脉,也可经Galen静脉、脑桥静脉和基底静脉引流,部分可引流入髓周静脉网。约57%的软脑膜静脉发生瘤样扩张。

5.上矢状窦和大脑凸面区硬脑膜动静脉畸形 本形很少见,常见症状是头痛,其次是颅内出血,也可有失明、失语、癫痫、杂音、偏瘫等症状。主要供血动脉是脑膜中动脉、枕动脉和颞浅动脉的骨穿支,眼动脉和椎动脉的脑膜支。经软脑膜静脉引流进入上矢状窦,引流静脉大多有曲张。

(五)治疗

硬脑膜动静脉畸形的治疗原则是永久、完全地闭塞动静脉瘘口,目前尚无理想的方法处理所有的病变。常用的治疗方法有保守治疗、颈动脉压迫、血管内治疗、手术切除、放射治疗及联合治疗。

1.保守观察或颈动脉压迫法 病变早期再出血率较低、症状轻、畸形团较小者,可行保守治疗,轻者可自愈。也可应用颈动脉压迫法,以促进血栓形成。压迫方法是用手或简单的器械压迫患侧颈总动脉,30分钟/次,3周可见效。压迫期间注意观察有无脑缺血引起的偏瘫及意识障碍。

2.血管内治疗 血管内栓塞已成为主要的治疗途径,除颅前窝底区病变外,所有部位的硬脑膜动静脉畸形都可应用血管内栓塞方法治疗。栓塞途径有经动脉栓塞、经静脉栓塞和联合动静脉栓塞。经动脉栓塞适用于以颈外动脉供血为主,供血动脉与颈内动脉、椎动脉之间无危险吻合,或虽有危险吻合,但用超选择性插管可避开;颈内动脉或椎动脉的脑膜支供血,应用超选择性插管可避开正常脑组织的供血动脉,也可经动脉栓塞。经静脉栓塞的适应证是对窦壁附近硬脑膜动静脉畸形伴有多发动静脉瘘,动脉内治疗无效者;静脉窦阻塞且不参与正常脑组织引流者。

3.手术切除 适用于有颅内血肿者;病变伴有软脑膜静脉引流或已形成动脉瘤样扩张,有破裂可能者;有颈内动脉和椎动脉颅内分支供血者;硬脑膜动静脉瘘和脑动静脉畸形共存者。开颅翻开骨瓣时要十分小心,因在头皮、颅骨及硬脑膜间有广泛异常的血管,或是硬脑膜上充满了动脉化的静脉血管,撕破后可引起大出血。常用的手术方法有:①引流静脉切除术,适用于病变不能完全切除或病变对侧伴有主要引流静脉狭窄时。②畸形病变切除术,适用于颅前窝底、天幕等部位的硬脑膜动静脉畸形。③静脉窦切除术,适用于横窦—乙状窦区,且静脉窦已闭塞者。④静脉窦孤立术。⑤静脉窦骨架术等。

4.放射治疗　常规放疗及立体定向放射治疗仅作为栓塞或手术后的辅助治疗,或用于手术或栓塞有禁忌或风险较大者;畸形团较小也可用放射治疗,放疗可引起血管团内皮细胞坏死、脱落、增生等炎症反应,使管壁增厚闭塞。

5.联合治疗　硬脑膜动静脉畸形的供血常很复杂,有时单一的治疗方法很难达到目的,可采用联合治疗方法,如栓塞＋手术、栓塞＋放疗、手术＋放疗等。

6.其他方法　包括颈外动脉注入雌激素使血管闭塞及受累静脉窦的电血栓形成。

三、海绵状血管瘤

海绵状血管瘤是由众多结构异常的薄壁血管窦聚集构成的团状病灶,也称海绵状血管畸形。可发生在中枢神经系统任何部位,但以大脑半球为最多见,72%～78%位于幕上,其中75%以上在大脑半球表面;20%左右位于幕下,7%～23%位于基底结、中脑及丘脑等深部结构;位于脑室系统者占3.5%～14%;也有位于脊髓的报道。在医学影像学应用之前,对该病的认识是在出现并发症而手术或尸检时发现。其发病率较低,可见于任何年龄,文献中报道,最小者是4个月,最大者是84岁,以20～40岁多见,无明显性别差异。海绵状血管瘤多数为多发,基因学和临床研究提示该病有家族史,并且家族性患者更易出现多发病灶,也可与其他类型的脑血管畸形同时存在。

（一）病理

海绵状血管瘤外观呈紫红色,为圆形或分叶状血管团,剖面呈海绵状或蜂窝状,血管壁无平滑肌或弹力组织,由单层内皮细胞组成,多数有包膜。病灶内可含有新旧出血、血栓、钙化或胶原间质,不含脑组织,有时病灶周边可呈分叶状突入邻近脑组织内,病灶周围脑实质常有含铁血黄素沉积、巨噬细胞浸润和胶质增生;少数可能有小的低血流供血动脉和引流静脉。病灶大小0.3～4.0cm,也有报道其直径大于10cm者。病灶大小可在很长时间内无变化,但也有报道病灶随时间而增大,并可能与病灶出血、血栓、钙化和囊肿有关。

（二）临床表现

1.癫痫　癫痫是病灶位于幕上患者最常见的症状,发生率约为62%。病灶位于颞叶,伴钙化或严重含铁血黄素沉积者癫痫发生率较高。有报道估计,单发海绵状血管瘤的癫痫发生率为1.51%,多发者为2.48%。各种癫痫类型都可出现。癫痫的发病原因多认为是由于病灶出血、栓塞和红细胞溶解,造成周围脑实质内含铁血黄素沉积和胶质增生,对正常脑组织产生机械或化学刺激而形成癫痫灶所致。

2.出血　几乎所有的海绵状血管瘤病灶均伴亚临床微出血,有明显临床症状的出血相对较少,为8%～37%。幕下病灶、女性尤其孕妇、儿童和既往有出血史者有相对高的出血率。首次明显出血后再出血的概率明显增加,每人年出血率为4.5%,无出血者每人年出血率仅为0.6%,总的来看,每人年出血率为0.7%～1.1%。出血可局限在病灶内,但一般多在海绵状血管瘤周围脑实质内,少数可破入蛛网膜下隙或脑室内,可有头痛、昏迷或偏瘫。与脑动静脉畸形比较,海绵状血管瘤的出血多不严重,很少危及生命。

3.局灶性神经症状　常表现为急性或进行性神经缺失症状,占16%～45.6%。位于颅中窝的病灶,向前可侵犯颅前窝,向后侵犯岩骨及颅后窝,向内可侵犯海绵窦、下丘脑、垂体和视神经,表现有头痛、动眼神经麻痹、展神经麻痹、三叉神经麻痹、视力减退和眼球突出等前组脑神经损伤的症状。患者可有肥胖、闭经、泌乳或多饮多尿等下丘脑和垂体损害的症状。

4. 头痛　不多见，主要因出血引起。

5. 无临床症状　无任何临床症状或仅有轻度头痛，据近年的磁共振扫描统计，无症状的海绵状血管瘤占总数的 $11\%\sim14\%$，部分无症状者可发展为有症状的病变，Robinson 等报道 40% 的无症状患者在半年至 2 年后发展为有症状的海绵状血管瘤。

（三）影像学检查

1. 颅骨 X 线平片　表现为病灶附近骨质破坏，无骨质增生现象。可有颅中窝底骨质吸收、蝶鞍扩大、岩骨尖骨质吸收及内听道扩大等；也有高颅压征象；部分病灶有钙化点，常见于脑内病灶。

2. 脑血管造影　由于海绵状血管瘤的组织病理特点，血管造影很难发现该病，可能与病灶内供血动脉细小血流速度慢、血管腔内血栓形成及病灶内血管床太大、血流缓慢使造影剂被稀释有关。多表现为无特征的泛血管病变，动脉相很少能见到供血动脉和病理血管；静脉相或窦相可见病灶部分染色。如果缓慢注射造影剂使动脉内造影剂停留的时间延长，可增强病变血管的染色而发现海绵状血管瘤。颅中窝底硬脑膜外的海绵状血管瘤常有明显的染色，很像是一个脑膜瘤，但从影像学特点分析，脑膜瘤在脑血管造影动脉期可早染色及可见供血动脉，有硬脑膜血管和头皮血管增多、扩张。

3. CT 扫描　脑外病灶平扫时表现为边界清楚的圆形或椭圆形等密度或高密度影，也可呈混杂密度影。有轻度增强效应，有时可见环状强化，周围无水肿。脑内病变多显示为边界清楚的不均匀高密度影，常有钙化斑注射对比剂后有轻度增强或不增强。如病灶较小或等密度可漏诊。在诊断海绵状血管瘤上 CT 扫描的敏感性和特异性低，不如磁共振成像。

4. MRI　具有较高的敏感性和特异性，是目前确诊和评估海绵状血管瘤的最佳检查方法。典型的表现是在 T_2 加权像上有不均一高强度信号病灶，周围伴有低密度信号环，应用顺磁性造影剂后，病灶中央部分有强化效应，病灶周围无明显水肿，也无大的供血或引流血管。当伴有急性或亚急性出血时，显示出均匀高信号影。如有反复多次出血，则病灶周围的低信号环随时间而逐渐增宽。应注意的是有时海绵状血管瘤与脑动静脉畸形在鉴别诊断上很困难，一些磁共振影像上表现得非常典型的海绵状血管瘤病灶，实际上是栓塞的脑动静脉畸形或是具有海绵状血管瘤与脑动静脉畸形混合性病理特征的脑血管畸形。Zimmerman 等指出，海绵状血管瘤的出血一般不进入脑室或蛛网膜下隙，而隐匿性或小的脑动静脉畸形的出血常进入脑脊液循环系统。因为真正的脑动静脉畸形无包膜，出血常向阻力最小的方向突破而进入脑脊液，海绵状血管瘤出血常进入病灶中的血管窦腔内而不进入周围的脑组织或脑室系统，仔细观察出血的情况有助于诊断。

（四）治疗

1. 保守治疗　适用于偶然发现的无症状的患者；有出血但出血量较少不引起严重神经功能障碍者；仅发生过一次出血，且病灶位于深部或重要功能区，手术风险大者；以癫痫发作为主，用药能控制者；不能确定多发灶中是哪个病灶引起症状者以及年龄大体质弱者。在保守期间应注意症状及病灶的变化情况。

2. 手术切除　手术指征是有明显出血；有显著性局灶性神经功能缺失症状；药物不能控制的顽固性癫痫；单发的无症状的年轻患者，或是准备妊娠的青年女性，其病灶位置表浅或是在非重要功能区者。

3. 放射治疗 应用γ—刀或X—刀治疗,可使病灶缩小和减少血供,但易出现放射性脑损伤的并发症。目前仅限于手术难于切除的或位于重要功能区的有明显症状者,并应适当减少周边剂量以防止放射性脑损伤。

四、脑静脉畸形

脑静脉畸形又称为脑静脉性血管瘤或发育性静脉异常。认为在胚胎发育时的意外导致脑引流静脉阻塞,侧支静脉代偿增生,或为脑实质内的小静脉发育异常所致。可发生在静脉系统的任何部位,约70%位于幕上,多见于额叶,其次是顶叶和枕叶,小脑病灶占27%,基底结和丘脑占11%。好发年龄在30～40岁,男性略多于女性。

(一)病理

脑静脉畸形常合并脑动静脉畸形、海绵状血管瘤、面部血管瘤等。大体见病变主要位于脑白质,由许多异常扩张的髓样静脉和1条或多条扩张的引流静脉两部分组成,髓样静脉起自脑室周围区,贯通脑白质,在脑内有吻合;中央引流静脉向大脑表面浅静脉系统或室管膜下深静脉系统引流;幕下病灶多直接引流到硬膜窦。镜下见畸形血管完全由静脉成分构成,少有平滑肌和弹力组织,管壁也可发生透明样变而增厚;静脉管径不规则,常有动脉瘤样扩张。扩张的血管间散布有正常脑组织,这是该病的特点,不同于脑动静脉畸形和海绵状血管瘤,脑动静脉畸形的血管间为胶质化的脑组织,海绵状血管瘤的血管间无脑组织。

(二)临床表现

大多数患者很少有临床症状,症状的发生主要依病灶的部位而定。主要临床症状如下。

1. 癫痫 癫痫是最常见的症状,幕上病灶发生最多,主要表现为癫痫大发作。

2. 局限性神经功能障碍 可有轻度偏瘫,可伴有感觉障碍。

3. 头痛 以幕上病灶最常见。

4. 颅内出血 发生率为16%～29%,蛛网膜下隙出血多于脑内血肿,幕下病变的出血率比幕上病变的出血率高,尤其小脑最多,并且易发生再出血。

(三)影像学检查

1. 脑血管造影 病灶在动脉期无表现,只在静脉期或毛细血管晚期显影,表现为数条细小扩张的髓静脉呈放射状汇聚成1条或多条扩张的引流静脉,引流静脉再经皮质静脉进入静脉窦,或向深部进入室管膜下系统。这种表现分别被描述为"水母头"、"伞状"、"放射状"或"星状"改变。动脉期和脑血流循环时间正常。如果不发生颅内血肿,不会引起血管移位。

2. CT扫描 平扫的阳性率较低,最常见的影像是扩张的髓静脉呈现的高密度影。增强扫描后阳性率明显提高,引流静脉呈现为粗线状的增强影指向皮质和脑深部,其周周无水肿和团块占位,有时可表现为圆点状病灶。CT扫描的特异性不高,诊断意义较小,但可于定位及筛选检查,对早期出血的诊断较磁共振优越。

3. 磁共振成像 表现类似CT扫描,但更清晰。在 T_1 加权像上病灶呈低信号,在 T_2 加权像上多为高信号,少数为低信号。

(四)治疗

大多数脑静脉畸形患者无临床症状,出血危险小,自然预后良好。对有癫痫和头痛者可对症治疗,如有反复出血或有较大血肿者,或难治性癫痫者应考虑手术治疗。该病对放射治疗反应不佳,经治疗后病灶的消失率低且可引起放射性脑损伤。

五、毛细血管扩张症

毛细血管扩张症又名毛细血管瘤或毛细血管畸形,是一种临床上罕见的小型脑血管畸形,是由于毛细血管发育异常所引致。该病大多在尸检时被发现,其发现率为 0.04%～0.15%,无性别差异。

（一）病理

发病部位以脑桥基底部最常见,发生在小脑者多见于齿状核和小脑中脚处,其次是大脑半球皮质下或白质深部,亦可见于基底节。病灶表现为红色边界清楚的小斑块,无明显供血动脉。镜下见血管团是许多细小扩张的薄壁毛细血管,管腔面覆盖单层上皮,管壁无平滑肌和弹力纤维。管腔径大小不等,扩张的血管间有正常脑组织,是与海绵状血管瘤的根本区别。其邻近组织少有胶质增生,不含铁血黄素和钙沉积。

（二）临床表现

一般无临床症状,只有在合并其他脑血管病,如出血或癫痫时进行检查而被发现。多数表现是慢性少量出血,很少见大出血,但因其好发部位在脑桥,可产生严重症状,乃至死亡。

（三）影像学检查

脑血管造影、CT 扫描可无异常表现,磁共振成像上有学者报道表现为低信号,但也有的学者认为在不增强的磁共振成像上也无异常表现。目前看该病在影像学检查方面尚无特异性表现。

（四）治疗

一般无须治疗,若有出血或癫痫可视病情决定对症或手术治疗。

第三节　蛛网膜下隙出血

蛛网膜下隙出血系指脑底部或脑表面的血管破裂,血液直接流入蛛网膜下隙,又称自发性蛛网膜下隙出血,以先天性脑动脉瘤为多见。由脑实质内或脑外伤出血破入脑室系统或蛛网膜下隙者,称继发性蛛网膜下隙出血。故本病为多种病因引起的临床综合征。

一、病因病理及发病机制

1. 病因病理　蛛网膜下隙出血最常见的病因为先天性动脉瘤,其次为动静脉畸形和脑动脉硬化性动脉瘤,再次为各种感染所引起的脑动脉炎、脑肿瘤、血液病、胶原系统疾病、抗凝治疗并发症等。部分病例病因未明。颅内动脉瘤多为单发,多发者仅占 15‰。好发于脑基底动脉环交叉处。脑血管畸形多见于天幕上脑凸面或中深部,脑动脉硬化性动脉瘤则多见于脑底部。动脉瘤破裂处脑实质破坏并继发脑血肿、脑水肿。镜下可见动脉变性、纤维增生和坏死。

2. 发病机制　由于先天性及病理性血管的管壁薄弱,内弹力层和肌层纤维的中断,有的血管发育不全及变性,尤其在血管分叉处往往承受压力大,在血流冲击下血管易自行破裂,或当血压增高时被冲裂而出血。此外由于血液的直接刺激,或血细胞破坏释放大量促血管痉挛物质(去甲肾上腺素等),使脑动脉痉挛,如果出血量大将会引起严重颅内压增高,甚至脑疝。

二、临床表现

在活动状态下急性起病,任何年龄组均可发病,以青壮年居多,其临床特点如下所述。

1.头痛　患者突感头部剧痛难忍如爆炸样疼痛,先由某一局部开始,继而转向全头剧痛,这往往指向血管破裂部位。

2.呕吐　呕吐常并发于头痛后,患者反复呕吐,多呈喷射性。

3.意识障碍　患者可出现烦躁不安,躁动不宁、谵妄及胡言乱语,意识模糊,甚至昏迷或抽搐,大小便失禁。

4.脑膜刺激征　脑膜刺激征为常见且具有诊断意义的体征。在起病早期或深昏迷状态下可能缺如,应注意密切观察病情变化。

5.其他　定位体征往往不明显,绝大部分病例无偏瘫,但有的可出现附加症状,低热、腰背痛、腹痛、下肢痛等。如为脑血管畸形引起常因病变部位不同,而表现为不同的局灶性体征。如为脑动脉瘤破裂引起,多位于脑底 Willis 环,其临床表现为:①后交通动脉常伴有第Ⅲ脑神经麻痹。②前交通动脉可伴有额叶功能障碍。③大脑中动脉可伴有偏瘫或失语。④颈内动脉可伴有一过性失明,轻偏瘫或无任何症状。

三、辅助检查

1.腰椎穿刺　出血后两小时,脑脊液压力增高,外观呈均匀,血性且不凝固,此检查具诊断价值。3～4 天内出现胆红质,使脑脊液黄变,一般持续 3～4 周。

2.心电图　心电图可有心肌缺血缺氧性损伤,房室传导阻滞,房颤等改变。

3.脑血管造影或数字减影　脑血管造影或数字减影以显示有无脑动脉瘤或血管畸形,并进一步了解动脉瘤的部位,大小或血管畸形的供血情况,以利手术治疗。

4.CT 扫描　CT 平扫时可见出血部位、血肿大小及积血范围(脑基底池、外侧裂池、脑穹隆面、脑室等)。增强扫描可发现动脉瘤或血管畸形。

5.经颅多普勒超声波检查　此检查对脑血流状况可做出诊断,并对手术适应证能提供客观指标。

四、诊断与鉴别诊断

1.诊断

(1)病史:各年龄组均可发病,以青壮年居多,青少年以先天性动脉瘤为多,中老年以动脉硬化性动脉瘤出血为多。既往可有头痛史及有关原发病病史。

(2)诱因:可有用力排便、咳嗽、情绪激动、过劳、兴奋紧张等诱因。

(3)临床征象:急性起病,以剧烈头痛、呕吐,脑膜刺激征阳性,绝大部分患者无偏瘫,腰椎穿刺为血性脑脊液即可确诊。但脑动脉瘤和脑血管畸形主要靠脑血管造影或数字减影来判断病变部位、性质及范围大小。

2.鉴别诊断　本病应与脑出血、出血性脑炎及结核性脑膜炎相鉴别,后者具有明显的脑实质受损的定位体征,以及全身症状突出并有特征性脑脊液性状。CT 扫描脑出血显示高密度影,血肿位于脑实质内。

五、治疗

总的治疗原则为控制脑水肿,预防再出血及脑血管痉挛、脑室积水的产生,同时积极进行病因治疗。急性期首先以内科治疗为主。

1.保持安静,头部冷敷,绝对卧床4～6周,烦躁时可选用镇静剂。保持大便通畅,避免用力排便、咳嗽、情绪激动等引起颅内压增高的因素。

2.减轻脑水肿,降低颅内压,仍是治疗急性出血性脑血管病的关键。发病2～4小时内脑水肿可达高峰,严重者导致脑疝而死亡。

3.止血剂对蛛网膜下隙出血有一定帮助

(1)6-氨基己酸(EACA)。18～24g加入5％～10％葡萄糖液500～1000mL内静脉滴注,1～2次/日,连续使用7～14日或口服6～8g/d,3周为1疗程。但肾功能障碍应慎用。

(2)抗血纤溶芳酸(PAMBA)。可控制纤维蛋白酶的形成。每次500～1000mg溶于5％～10％葡萄糖液500mL内静脉滴注,1～2次/日,维持2～3周,停药采取渐减。

(3)其他止血剂。酌情适当相应选用如止血环酸(AMCHA)、仙鹤草素溶液、卡巴克络(安络血)、酚磺乙胺(止血敏)及云南白药等。

4.防治继发性脑血管痉挛 在出血后96小时左右开始应用钙通道阻滞剂尼莫地平,首次剂量0.35mg/kg,以后按0.3mg/kg,每4小时1次,口服,维持21日,疗效颇佳。还可试用前列环素、纳洛酮、血栓素等。

5.预防再出血 一般首次出血后2周内为再出血高峰,第3周后渐少。临床上在4周内视为再出血的危险期,故需绝对安静卧床,避免激动,用力咳嗽或打喷嚏,并低盐少渣饮食,保持大便通畅。

6.手术治疗 一旦明确动脉瘤应争取早期手术根除治疗,可选用瘤壁加固术,瘤颈夹闭术,用微导管血管内瘤体填塞等手术,以防瘤体再次破裂出血。动静脉畸形部位浅表,而不影响神经功能障碍,亦可用电凝治疗或手术切除。如出现脑积水可采用侧脑室分流术。

第四节 高血压性脑出血

一、定义

脑出血是指原发性非外伤性脑实质内出血,出血可来源于脑内动脉、静脉或毛细血管的坏死、破裂,但以动脉出血最为多见而且重要。脑出血的原因有外伤性和非外伤性两类。非外伤性脑出血又称自发性脑出血或原发性脑出血,其中约半数是由高血压病所致,其他原因包括颅内动脉瘤破裂、脑血管畸形破裂、败血症、脑肿瘤出血、动脉炎、血液病、子痫、抗凝治疗的并发症和维生素C缺乏症等。

高血压是脑出血最常见的病因,高血压伴发脑内小动脉病变,血压骤升引起动脉破裂出血,称为高血压性脑出血,约1/3的高血压患者可发生脑内出血,是脑血管疾病患者中病死率和致残率最高的一种疾病。

二、诊断

(一)发病年龄

高血压性脑出血常发生在 50～70 岁,男性略多于女性。多有高血压病史。目前高血压发病有年轻化趋势,甚至在 30 岁左右高血压患者也可发生脑出血。

(二)发病时间

常在情绪激动,剧烈活动时突然起病,大多数病例病前无预兆,病情发展迅速,很快出现意识障碍及偏瘫的完全性卒中的表现,往往在数小时内达到顶峰。

(三)急性期常见的主要表现

急性期临床表现有头痛、呕吐、意识障碍、肢体瘫痪、失语等。

(四)临床表现

临床表现可因出血部位及出血量不同而临床特点各异。

1. 内囊—基底核区出血　内囊出血的患者典型的临床特征为头和眼转向了出血病灶侧(凝视病灶)和"三偏症状"(偏瘫、偏身感觉障碍和偏盲)。优势半球出血者尚有语言障碍。

按其出血部位与内囊的关系可分为:①外侧型(壳核型),系豆纹动脉尤其是其外侧支破裂所致。出血局限外囊、壳核和屏状核。②内侧型(丘脑型),由丘脑膝状动脉和丘脑穿通动脉破裂所致。出血局限于丘脑附近。③混合型(内囊出血),出血扩延到内囊的内外两侧。

(1)壳核出血:依出血量及病情进展,患者可有意识障碍或无意识障碍,并伴有不同程度的"三偏",即病变对侧中枢性面瘫及肢体瘫痪、感觉障碍和同向偏盲,双眼向病侧偏斜、头转向病侧。优势半球出血者还伴有语言障碍等。

(2)丘脑出血:发病后多数患者出现昏迷及偏瘫。丘脑内侧或下部出血者可出现典型的眼征,即垂直凝视麻痹,多为上视障碍,双眼内收下视鼻尖;眼球偏斜视,出血侧眼球向下内侧偏斜;瞳孔缩小,可不等大,对光反应迟钝;眼球不能聚合以及凝视障碍等。出血向外扩展,可影响内囊出现"三偏"征。丘脑出血侵入脑室者可使病情加重,出现高热、四肢强直性抽搐等。

丘脑出血因发生的位置不同其症状亦各异:丘脑前内侧部出血时可出现精神障碍、遗忘或痴呆,而左侧丘脑出血可有三种基本体征:①感觉障碍重于运动障碍。②伴有眼球运动障碍、瞳孔缩小、对光反射迟钝或消失。③丘脑性失语,丘脑受损后可出现语言迟钝、重复语言及语义性错语症。右侧丘脑出血的基本体征有:①结构性失用症,患者左半身出现感觉障碍,对物体的形状、体积、长度、重量产生错觉。②偏侧痛觉缺失,表现为对侧躯体感觉障碍及偏身失认症。

2. 脑叶出血　其发病率仅次于基底核出血,多数学者认为脑叶出血好发于顶叶、颞叶与枕叶,即大脑后半部。脑叶出血的临床表现与基底核出血不同。脑叶出血后易破入邻近的蛛网膜下隙,因距中线较远而不易破入脑室系统,故脑膜刺激征重而意识障碍轻。

其临床表现特征为:①意识障碍少见而相对较轻。②偏瘫与同向凝视较少、程度较轻,这是因为脑叶出血不像基底核出血那样容易累及内囊。③脑膜刺激征多见。

临床表现与出血所在的四个脑叶不同而有所不同:①额叶,可有智力障碍、尿失禁,可出现对侧偏瘫,偏瘫多发生于上肢、下肢和面部,较轻微。②顶叶,对侧半身感觉障碍,较轻的偏瘫。③枕叶,可有一过性黑矇、同侧眼痛和对侧同向偏盲,有些可扩展至上 1/4 象限。④颞叶,在优势半球者,出现语言不流利和听力障碍,理解力差,但重复性相对较好。

3. 小脑出血　其典型的临床特征为突发的头痛、眩晕、频繁呕吐。无明显瘫痪。主要体征为躯干性共济失调、眼球震颤及构音障碍。病情往往发展较快，患者很快昏迷，呼吸不规则或突然停止，甚至死亡。典型的小脑功能障碍只见于部分患者，对发病突然，迅速出现意识障碍和急性脑干受压者，小脑体征常被掩盖。

4. 脑桥出血　90%以上高血压所致的原发性脑干出血发生在脑桥，少数发生在中脑，延髓出血罕见。脑干出血一直被认为是发病急骤、死亡率高、预后较差的疾病。因为绝大多数脑干出血发生在脑桥，故此处只叙述脑桥出血。

脑桥出血的临床症状取决于出血灶的部位和大小。常突然发病，可表现为剧烈头痛、恶心、呕吐、头晕或眩晕；出现一侧或双侧肢体无力，偏身或半侧面部麻木；大量出血常迅速出现深昏迷、针尖样瞳孔、四肢瘫痪和双侧锥体束征阳性、高热、头眼反射和前庭眼反射消失等。患者可出现呼吸节律的改变，表现为呼吸不规则，呼吸浅，频率快，或出现陈-施氏呼吸。

5. 脑室出血　原发性脑室出血十分罕见。发病急骤、头痛、无明显偏瘫体征，迅速出现丘脑下部及脑干症状，如昏迷、高热、瞳孔极度缩小。

（五）辅助检查

1. 计算机断层扫描（CT）　计算机断层扫描是临床确诊脑出血的首选检查。可早期发现脑出血的部位、范围、形态、是否破入脑室，血肿周围有无低密度水肿带及占位效应，脑组织移位和梗阻性脑积水等。

2. 磁共振成像（MRI）　脑出血合并脑梗死诊断明确，可与脑肿瘤性出血鉴别。

3. 数字减影脑血管造影　可与脑血管畸形、Moyamoya病、血管炎等鉴别。

4. 腰椎穿刺　脑脊液多呈洗肉水样均匀血性，压力一般均增高。

三、外科治疗

手术治疗的目的是清除血肿、降低颅内压、避免脑疝发生，挽救患者的生命及减轻后遗症。在考虑是否施行手术时，被大家公认的最重要因素是术前患者的意识状况。根据患者的意识状况、瞳孔变化、语言功能及运动功能，临床上可将高血压脑出血分为五级，见表1-2。

表1-2　高血压脑出血的临床分级

分级	意识状态	瞳孔变化	语言功能	运动功能
I级	清醒或嗜睡	等大	可有语言	轻偏瘫
II级	嗜睡或朦胧	等大	可有语言	不同程度偏瘫
III级	浅昏迷	等大	失语	偏瘫
IV级	中度昏迷	等大或不等	失语	—
V级	深昏迷	单侧或双侧放大	失语	去皮质强直或四肢软瘫

（一）手术适应证

手术治疗的目的是清除血肿、降低颅内压、解除或防止脑疝发生和发展，改善脑组织血液循环，促进受压迫脑组织的功能恢复。依照高血压脑出血的临床分级，一般认为，I级患者出血量不多（不足 30mL），内科保守治疗效果良好，不需要手术。II～IV级患者绝大多数适于手术治疗，其中 II级、III级手术效果较佳。V级患者病情危重，病死率高，手术难以奏效，一般不宜手术治疗。

高血压脑出血手术治疗指征的确定，需要综合考虑出血部位、出血量、病程进展、患者情况等多个因素。

1. 出血部位　壳核、大脑半球皮质下、脑叶浅部和小脑半球等较浅部位的出血,适于手术治疗。小脑出血靠近脑干,除非出血量很少、症状轻微,一般应该积极考虑手术。脑干或丘脑出血,通常不是手术治疗的适应证。若存在脑室内出血或脑积水,可行脑室体外引流或分流术。

2. 出血量　幕上血肿量超过 30mL,占位效应明显,患侧脑室明显受压,中线结构明显向健侧移位;幕下血肿量大于 10mL,四脑室受压变形、移位,即有手术必要。

3. 病情进展　高血压脑出血后病情稳定,患者神志清楚,功能损害不明显,内科治疗效果良好,不需手术治疗。若经积极内科治疗,病情仍无好转或不稳定,出血部位比较表浅,应考虑手术治疗。尤其是对于病情好转或稳定后又发生恶化或出现脑疝征象者,应争取时间尽快手术。对于发病后进展急骤,很快进入深昏迷,出现严重功能障碍、一侧或双侧瞳孔散大、生命体征不稳定者,手术治疗效果不佳,死亡率很高,不宜进行手术治疗。

4. 患者情况　患者若存在心、肺、肝、肾等脏器严重功能障碍,血压控制不好,持续超过 26.7～16.0kPa(200/120mmHg),应列为手术禁忌,但年龄不是决定是否手术的主要因素。

(二)手术时机

目前国内外学者普遍认为高血压脑出血需要手术者,应尽量在发病后 6～7 小时内行超早期手术。

(三)术前检查及准备

1. CT 扫描　CT 扫描是诊断脑出血最安全、最可靠的手段,应列为首选。

2. 脑血管造影　对于不能明确脑出血病因的或疑诊动脉瘤、脑血管畸形的患者,在病情允许的情况下,为避免手术的盲目性,可考虑行脑血管造影。

3. MRI　一般不作为脑出血首选的检查方法,但适用于脑干、小脑部位出血的检查。

4. 术前准备　按常规开颅手术的要求做好其他术前准备,尤其应注意适当控制血压,保持呼吸道通畅,合理使用脱水降颅压药物。

(四)手术方法

1. 快速钻颅血肿碎吸术

(1)麻醉:清醒和合作者,可采用局部麻醉。有意识障碍者多采用气管内插管全身麻醉。

(2)体位:患者取仰卧位,头部稍抬高,肩下垫枕,头转向健侧,使病侧颞部在上。

(3)操作方法:根据 CT 扫描结果,选择最靠近血肿处(注意避开重要功能区)直接钻颅或颅骨钻孔,用脑穿针或带导芯的硅胶引流管穿刺血肿,抽吸出血肿的液体部分。可用无菌生理盐水适当行血肿腔冲洗,并留置引流管,持续引流。

2. 皮质下血肿清除术

(1)麻醉:采用气管内插管全身麻醉。

(2)体位:根据血肿部位选择体位。

(3)操作方法:①切口和骨瓣开颅,一般以出血的脑叶部位为中心做马蹄形切口,头皮及帽状腱膜翻向下方,在预定钻孔处推开骨膜准备钻孔。一般钻 4 孔成形骨瓣,连同骨膜把骨瓣翻向下方或侧方。②硬脑膜切开,若颅内压力很高时,先在硬脑膜切一小口,电凝止血后穿刺血肿,抽出一些陈旧血液后弧形剪开硬脑膜,硬脑膜翻向矢状窦侧。③皮质切开血肿清除,选无血管区或以穿刺点为中心切开皮质 2～3cm,双极电凝脑表面血管后,再用窄脑压板分开皮质则可达到血肿,应用吸引器吸除血块。血肿清除后脑组织则塌陷,搏动恢复,用等渗盐水冲洗血肿腔后置硅胶管引流,若发现活动性出血,则用双极电凝止血,吸引器吸除血凝块时要防止对周围脑组织的损伤。④关颅,血肿清除后血肿腔内用硅胶管引流。颅内压力仍很高时也可去骨瓣减压。如脑组织塌陷、搏动好可缝合硬脑膜。骨瓣复位,逐层缝合头皮后关颅。

3. 基底核区脑出血

(1)麻醉:采用气管内插管全身麻醉。

(2)体位:仰卧位,患侧肩下垫一小枕,头略偏向对侧。

(3)操作方法:①切口和开颅,有骨瓣开颅和小骨窗开颅两种入路。骨瓣开颅术做颞部皮瓣,翻向耳侧,然后再做大骨瓣,亦翻向同一方向,剪开硬脑膜,暴露外侧裂及两侧的额颞皮质。小骨窗开颅术做与外侧裂相投影的头皮直切口,约 6cm 长,直达骨膜。用梳状拉钩将切口牵拉开,然后在外耳孔上方 2~3cm 处钻孔。将颅骨孔扩大到直径约 3cm 大小的小骨窗。十字形切开硬脑膜,暴露外侧裂及颞叶皮质。②血肿定位,用脑穿针穿刺血肿定位后,做皮质切口约 2cm。皮质切口可有两种选择,经侧裂入路和经颞叶入路。前者则挑开外侧裂蛛网膜后,用脑压板把额叶和颞叶牵开,向深部分离,避开大脑中动脉的分支,到脑岛皮质。切开脑岛皮质向后内方深入可进入血肿腔。经颞叶入路即在颞上回切开皮质,向深部分离、在侧裂动脉的下方,切开脑岛皮质,可达血肿腔。③血肿清除,用吸引器轻轻地吸除血块,并用双极电凝镊凝固动脉性出血点。血肿壁的静脉出血可用吸收性明胶海绵压迫止血。操作应在直视下进行,如血肿太大或血块与壁粘连十分紧密时,可残留小部分。必须彻底止血和避免对脑深部结构的损伤。如血肿有部分残留时,血肿腔内放置一根直径 3~4mm 的硅胶管,术后可注入纤溶药物促使血块溶化并引流出来。④切口关闭,硬脑膜减张缝合,酌情去颅骨减压,分层缝合切口。

4. 脑室内血肿清除术　当出现以下情况时应考虑行脑室内血肿清除术。①经 CT 扫描检查证实脑室内已充满血液铸型引起急剧性颅内压增高。②壳核－锥体束－脑室型脑出血,其血肿的大部分已破入一侧脑室者。③由于脑室内血肿,患者呈现深昏迷,颅内压高,有发生脑疝的前驱症状,或已发生一侧瞳孔散大,意识障碍加深,对侧肢体无力或偏瘫加重者。④脑室内血肿形成的阻塞性脑积水,经脑室引流或其他保守疗法不见改善者。

(1)麻醉:一般行气管内插管全麻。

(2)体位:血肿位于侧脑室前部者多取仰卧位,头略偏向对侧;若血肿在脑室三角区或后部者,则取侧卧位,血肿侧在上。

(3)操作方法:①切口,大部分血块进入侧脑室前角时,则采用前额部马蹄形切口。若大部血块积聚在侧脑室后部时,则采取顶后部马蹄形切口。②开颅,做额部或顶部骨瓣开颅,一般钻 4 个孔,额部骨瓣翻向前方,顶部骨瓣翻向颞部。③硬脑膜切开,当脑膜张力很大时,在硬脑膜切开前先行脑室穿刺放液,降低颅内压力;也可快速静脉滴入 20% 甘露醇 250mL 和呋塞米 20~40mg,多数患者颅内压力可得到暂时缓解。将硬脑膜呈弧形切开翻向矢状窦侧。④脑切开,一般在额中回运动区前 2~3cm 处切开皮质 3cm,切开前也可用脑穿针向侧室前角穿刺,抽出少许凝血块或陈旧血液,以确定进入侧脑室的方向和深度,再用两个脑压板沿穿刺针方向分开皮质 3~4cm,即可进入侧脑室。这时常从切口处涌出一些黑色血块,扩大切口范围,电凝两侧白质的出血点,以棉片保护好周边脑组织后,用脑室自动牵开器或蛇形脑自动牵开器将脑切口牵开。充分暴露侧脑室前角及脑室内血肿。如血肿在侧脑室后部区域,则可在顶部脑回少血管区切开 3cm,切开前先行脑针穿刺,方向对准侧脑室三角区,穿刺抽出黑色积血后,沿穿刺针方向分开脑组织 3~4cm 深即可进入侧脑室三角区,显露侧脑室后部的血肿,予以清除。⑤清除血肿,血肿在脑室内呈占位性压迫,与脑室很少有粘连,可用吸引器将血肿分块吸出,也可用取瘤钳把血块分块钳出,千万不要加重脑室壁及周围结构的损伤。当大部分血凝块清除后,应用等渗盐水反复冲洗,从三角区进入颞角的血块也可冲出。其次,检查室间孔处和第三脑室内的血块,轻轻将其吸出;如血块较大难以吸出时,也可将一侧穹隆柱切断,扩大室间孔,这样就容易取出第三脑室内的血块。对室间孔后缘的豆纹静脉、脉络丛组织用棉片盖好,防止损伤引起出血性梗死。如第三脑室由于充满血块异常扩大时,也可轻轻地用吸引器或取瘤钳将其取出,用含抗生素的等渗盐水冲洗,将脑室内血块彻底清除。由于脑室内血肿是由壳核或丘脑出血破入脑室的,一般不必寻找原出血点,当冲洗干净后,置一脑室引流管进行术后引流。如清除血肿后脑组织肿胀严重,估计术后难以渡过水肿关,可同时行额叶前部切除的内减压手术。⑥硬脑膜严密缝合,将骨瓣复位,头皮分两层缝合。⑦在术后第二天进行 CT 扫描,若发现脑室内还有较多的残存血块、应向脑室内注入尿激酶使血块溶解排出,并同时行腰椎穿刺放出血性脑脊液。也可经腰椎穿刺注入氧气治疗,促使脑脊液内血液加快吸收,减少蛛网膜下隙粘连,避免脑积水发生或减轻发生程度。

5. 小脑血肿清除术　小脑出血一旦确诊,除非血肿量较少(小于 10mL)或病情已进入脑干受压晚期,均应积极开颅手术清除血肿行颅后窝减压,解除对脑干的压迫,防止病情进一步加重。

(1)麻醉:气管插管全身麻醉。

(2)体位:侧卧位。

(3)操作方法:取一侧颅后窝旁正中切口或枕下正中直切口,分离肌肉,暴露枕骨鳞部。颅骨钻孔后扩大骨窗,一般需将枕骨大孔后缘和环椎后弓咬开 1~1.5cm 宽。放射状切开硬脑膜,打开枕大池放出脑脊液。在邻近血肿的小脑皮质表面电灼切开 2~3cm,脑压板分离至血肿,分块清除血肿,仔细止血,反复冲洗。减压不满意者可不缝合硬脑膜,肌肉彻底止血,严密缝合,逐层关颅。

6. 脑干内血肿清除术　脑干内出血大多病情危重,进展急骤,手术危险性大,死亡率高,选择手术一定要慎重。

(1)麻醉:气管插管全身麻醉。

(2)体位:侧卧位。

(3)操作方法:根据脑干内出血的部位不同,可采取不同的手术入路。①小脑幕上枕下入路:适用于清除一侧中脑血肿。取患侧枕部马蹄形皮肤切口,常规骨瓣开颅,弧形切开硬脑膜翻向横窦侧,抬起枕叶,切开小脑幕游离缘,暴露中脑及中脑大脑脚,选择血肿最表浅最膨隆的部位切开 3~5mm,用生理盐水冲洗血肿腔或用吸引器轻柔吸除血块。②桥脑小脑角入路:适用于清除桥脑血肿。取患侧枕下旁正中切口,骨窗开颅,放射状切开硬脑膜,枕大池放液,一般需切除小脑半球外侧 1/3,以利于显露。向脑桥小脑角探查,解剖面神经、听神经和三叉神经至脑桥背外侧,选择脑桥外侧最膨隆处,纵行切开 3~5mm,吸除血肿。③四脑室入路:适用于清除脑桥延髓交界处的血肿。取枕下正中直切口,骨窗开颅,咬开枕骨大孔后缘和环椎后弓,"Y"形切开硬脑膜。分开两侧小脑扁桃体,切开小脑下蚓部,向第四脑室底探查。选样菱形窝的隆起处或颜色变蓝处切开。

7. 立体定向脑内血肿清除术　适用于脑内各部位的出血,尤其适合脑干、丘脑等重要部位的局限性血肿。

（1）麻醉：局麻。

（2）体位：根据血肿位置决定。

（3）操作方法：局麻下安装立体定向头架，然后行颅脑 CT 扫描或 MRI 扫描，一般 CT 平扫即能看清血肿的位置和大小。选择血肿最大层面中心为靶点，确立靶点三维坐标参数，根据血肿位置避开皮质功能区，设计合理手术途径。颅骨钻孔，"十"字形切开硬脑膜。安装立体定向仪导向装置，先用细穿刺针试穿验证血肿位置，然后更换内径 2～3mm 的穿刺管穿刺血肿中心，用生理盐水冲洗血肿腔至液体变清。若有血凝块不能吸出，可用螺旋针将血凝块打碎，也可通过留置在血肿腔内的导管注入尿激酶溶凝。术毕可留置硅胶引流管，缝线固定，拆除定向仪和头架，无菌包扎。

以上几种术后处理：严密观察病情，包括意识状况、瞳孔、肢体活动、言语功能、生命体征等；控制血压，全身血压维持在收缩压 21.3kPa（160mmHg）、舒张压 13.3kPa（100mmHg）较为合适；使用脱水剂；应用抗生素预防感染；积极防治并发症如肺炎、消化道出血、尿路感染等；妥善治疗其他重要器官的病变，如心脏病、糖尿病、肾功能不全等。注意水、电解质平衡。

四、内科治疗

在急性期，主要是控制脑水肿、调整血压、防治内脏综合征及考虑是否采取手术清除血肿。

（一）一般处理

应保持安静、卧床休息、减少探视，严密观察体温、脉搏、呼吸、血压等生命体征，注意瞳孔和意识变化。保持呼吸道通畅，及时清理呼吸道分泌物，必要时吸氧。

（二）控制脑水肿，降低颅内压

这是抢救能否成功的主要环节。常用药为甘露醇、呋塞米及皮质激素等。临床上为加强脱水效果，减少药物的不良反应，一般均采取上述药物联合应用。常采用甘露醇＋呋塞米、甘露醇＋呋塞米＋激素等方式，但用量及用药间隔时间均应视病情轻重及全身情况尤其是心脏功能及是否有高血糖等而定。20％甘露醇为高渗脱水剂，其降颅压作用迅速，一般成人用量为 1g/（kg·次），每 6 小时快速静脉滴注一次。呋塞米有渗透性利尿作用，可减少循环血容量，对心功能不全者可改善后负荷，用量为 20～40mg/次，每日静脉注射 1～2 次。应用呋塞米期间注意补钾。皮质激素多采用地塞米松，用量 15～20mg，静脉滴注，每日 1 次。

（三）治疗高血压

高血压是脑出血的主要原因，治疗脑出血首先想到降低高血压，但由于高血压往往为颅高压的自身的自动控制所致，可将发病后的血压控制在发病前血压数值略高一些的水平。如原有高血压，发病后血压又上升更高水平者，所降低的数值可按上升数值的 30％ 左右控制。常用的降压药物有硝普钠，50mg 加入液体静脉滴注；25％硫酸镁 10～20mL/次，肌内注射；注意不应降血压太快和过低。

（四）维持水、电解质平衡

水、电解质平衡和营养，注意防治低钠血症，以免加重脑水肿。

（五）防治并发症

选择对致病菌有效的抗菌药物，防止并发肺误吸、泌尿系统感染及应激性溃疡，抗利尿激素分泌异常综合征、痫性发作、中枢性高热、下肢深静脉血栓形成等。

第五节　颅内肿瘤的 CT 诊断

一、星形细胞瘤

星形细胞瘤是神经胶质瘤中最常见的类型,起源于中枢神经系统白质与灰质的星形细胞,约占 40%,在颅内肿瘤中占 13%～26%。脑的各个部位均可发生。男性多于女性,从婴幼儿到老年人均可发病,但以 31～40 岁青壮年发病率为高。成人多发生于大脑半球,以额叶和颞叶多见,顶叶次之,枕叶少见,亦可在多脑叶生长。儿童多发生在小脑半球,其次为脑干、丘脑及视神经等。星形细胞瘤为浸润生长肿瘤,WHO 分级为 Ⅱ 级。多数肿瘤切除后有复发可能,且复发后肿瘤可演变成间变性星形细胞瘤或多形性胶母细胞瘤。

(一)临床与病理

星形细胞肿瘤是最常见的脑肿瘤。在儿童的幕下肿瘤中,其发生率占 30%～40%,组织病理学类型主要为毛细胞型星形细胞瘤(约占儿童星形细胞肿瘤的 80%)。毛细胞型星形细胞瘤的发病年龄 80% 在 20 岁以下,多见于 5～15 岁,男女发病率无差异。最常见的发病部位是小脑,多位于小脑蚓部,少数位于小脑半球;多表现为大囊大结节。儿童典型的毛细胞型星形细胞瘤多为囊性,而成人多为实性。病理学上肿瘤境界多较清楚,肿瘤内常有黏液变性形成的囊腔,有时囊变部分超过瘤体本身,囊内可见典型壁结节形成,瘤组织中血管丰富。

(二)CT 表现

1. 幕上星形细胞瘤　CT 平扫时多呈边界不清、不规则的低密度病灶或以低密度为主的混合密度灶。增强扫描呈均匀或不均匀增强或不增强病灶,可伴瘤周水肿(图 1-1)。

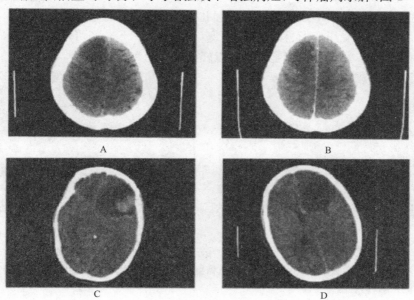

图 1-1　星形胶质细胞瘤

A、B 为同一患者,Ⅱ～Ⅲ级星形胶质细胞瘤;A 为平扫,右侧额叶低密度灶,密度均匀,界限清晰;B 为增强扫描,病灶无明显强化。C、D 为同一患者的平扫表现,胶质母细胞瘤(Ⅳ级)

(1)低级星形细胞瘤(Ⅰ级):平扫多呈均匀低密度或等密度,可类似水肿,亦可表现囊性。

90%不出现水肿,少数有轻、中度水肿。根据生长方式又可分为2型。①局限型:出血少见,瘤周水肿轻微或无,15%～20%有钙化,可见囊变。②弥漫型:呈略低密度,界限不清,可侵犯一侧大脑半球。增强扫描大多无强化,少数囊壁或囊内间隔轻微强化。

(2)间变型星形细胞瘤(Ⅱ级):具有Ⅰ级和Ⅲ、Ⅳ级肿瘤的部分特点。①平扫多呈水肿型和囊性,密度不均,钙化少见,界限不清,占位效应较著。弥漫浸润型占位效应可不著。②增强扫描有不同程度的强化,连续或断续的环形强化最常见,可见附壁结节和花环状强化。有时可见靠近肿瘤附近脑凸面的正常脑皮质有造影剂摄入,可被误认为肿瘤本身的强化。③瘤周水肿程度不一。

(3)多形性胶质母细胞瘤(Ⅲ Ⅳ级):占胶质瘤的5%。①平扫多呈结节形、环形及混合型,表现为低、等混合密度灶。瘤周90%以上有水肿,瘤内出血、坏死多见,钙化少见。②96.5%有强化,且强化明显,强化高峰约在注射造影剂后10分钟出现。多呈不规则及厚壁花环状强化,可见强化不一、大小不一的壁结节。花环不连续更有助于诊断,尤其有利于与脓肿鉴别。③胼胝体附近肿瘤可侵及双侧额叶。④偶可广泛侵犯大脑半球,无明显肿块,易误为脑炎。⑤该类型亦可呈多灶性、多中心病灶而称为胶质瘤病。此外,应注意低密度的肿瘤组织向周围浸润生长,与水肿掺杂在一起,CT不能区分。

2.幕下星形细胞瘤

(1)小脑星形细胞瘤:儿童和青少年好发。①可呈囊性伴壁结节、实性和囊实性3种形态。平扫囊性区密度略高于脑脊液,壁结节呈等密度。②增强扫描呈不同程度的强化,实性肿瘤强化较明显。囊性者有时囊壁光滑,不强化,只有壁结节强化,但壁结节小或者靠近颅骨时常不易显示。③多有水肿,常见占位征象为第四脑室、脑干受压移位,可见阻塞性脑积水。

(2)脑干星形细胞瘤:常见于儿童,占脑干肿瘤的90%以上。肿瘤常呈浸润性生长致脑干增粗。①平扫呈低密度区,增强呈不同程度强化。②CT诊断的重要依据是脑干周围的脑池变形或闭塞,第四脑室受压变形、移位甚至闭塞(图1-2)。③30%可伴有脑积水。④脑池造影有助于诊断。此外,幕下星形细胞瘤水肿以轻中度者为多。

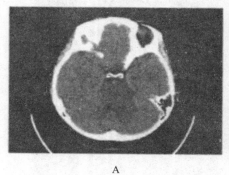 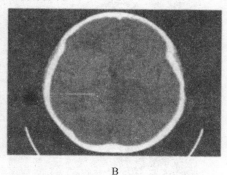

A B

图1-2 脑干胶质瘤

患者为7岁女性。A示脑干(脑桥和中脑)增粗、密度不均匀减低,周围的脑池闭塞,第四脑室受压变形;B示病灶涉及左侧丘脑,第三脑室受压

二、胶质母细胞瘤

胶质母细胞瘤(Glioblastoma)可以由弥漫性或间变性星形细胞瘤、混合性星形－少突胶质细胞瘤、少突胶质细胞瘤、室管膜进展而来,即所谓继发性胶质母细胞瘤;但更常见的是一

经发现就诊断为胶质母细胞瘤而无先前较低级别肿瘤的临床证据,即所谓原发性胶质母细胞瘤。因为继发性胶质母细胞瘤最常由较低级别的星形细胞瘤进展而来,而且在胶质母细胞瘤中常可以发现星形细胞分化的证据。所以在病理分类中归为星形细胞瘤。胶质母细胞瘤病理表现具有明显的不均匀性,通常又称为多形性胶质母细胞瘤的。在病理分类中胶质母细胞瘤还包括二种特殊的病理亚型:肿瘤中巨细胞占优势的巨细胞胶质母细胞瘤和肿瘤中存在血管基质成分的胶质肉瘤。胶质母细胞瘤及其亚型均属 WHO Ⅱ级肿瘤。

胶质母细胞瘤是最常见的颅内恶性肿瘤,约占所有颅内肿瘤的 10.2%,占神经上皮肿瘤的 22.3%,也是最常见的成人幕上脑肿瘤,可以发生在任何年龄,但是约 2/3 的病例集中在 30~50 岁,发病的性别分布为男:女=2~3:1,男性发病优势在老年人更明显。

胶质母细胞瘤可以发生在中枢神经系统的任何部位,但最常发生于大脑半球的深部白质,额颞叶同时受累尤其典型。肿瘤浸润常延伸到病变邻近的皮质、基底核和对侧半球。脑室内胶质母细胞瘤非常少见。脑干胶质母细胞瘤一般发生在儿童,也非常少见。小脑和脊髓均属少见发病部位。

(一)病理

肿瘤好发于大脑半球白质内,浸润生长,大多数肿瘤境界不清。肉眼观察,通常为不均一的团块样结构,混杂有实体、囊性、坏死和出血区域。中心坏死有时可以占据大部分的肿瘤组织。肿瘤的不断增大是肿瘤向邻近组织浸润和自身膨胀性生长的结果,常可造成受累脑结构的肿大和组织构筑的破坏。有些肿瘤位于浅表并同软脑膜和硬脑膜粘连,这种肿瘤经常富含胶原,有时被误认为是转移性肉瘤或脑膜瘤。少数肿瘤因生长迅速而使周围组织受压出现软化和水肿,表现"假包膜"现象,可被误以为境界清楚,其实肿瘤已超出边界浸润生长。

1.组织病理 胶质母细胞瘤主要由分化程度低、多形性明显、胞核的非典型性突出、有丝分裂活跃的高度间变的胶质细胞组成;肿瘤的细胞密度高;肿瘤中可见明显的微血管增殖和(或)坏死。胶质母细胞瘤病理诊断的确立主要依靠上述组织学形式,而不是鉴别肿瘤中存在某种细胞类型,其中微血管增殖和(或)坏死是最基本的诊断特点,胶质母细胞瘤局部不均一性明显,为仅依靠立体定向活检进行病理诊断带来很大困难。

多形性胶质母细胞瘤非常富有变化,肿瘤中可见多核巨细胞、肥胖型星形细胞、颗粒细胞、脂化细胞、血管周围的淋巴细胞、具鳞状上皮细胞特点的区域。微血管增殖的典型表现是类似于肾小球样的血管丛,最常出现在坏死区附近胶质母细胞瘤中坏死的组织学发展过程可以归纳为小簇状凋亡细胞,继续扩大形成假栅栏样坏死,进一步出现大片缺血性坏死。在 80% 的胶质母细胞瘤也可以见到大片的组织坏死。GFAP 表达水平和分布范围在胶质瘤细胞变化很大。一般来说,星形细胞样的肿瘤细胞,尤其是肥胖型星形细胞呈强阳性表达,而小的未分化细胞倾向于阴性或弱阳性。多核巨细胞的 GFAP 表达变化也很大,即使是两个相邻的细胞表达也可能明显不同。

2.播散与转移 胶质母细胞瘤在中枢神经系统内的侵袭与播散主要是沿着白质传导束的解剖结构。另外还可以随脑脊液循环及沿着血管和脑膜下层播散。肿瘤细胞沿白质向周围延伸,一般是在肿瘤病灶的附近,但有时通过内囊、穹窿、前联合与后联合,视辐射等白质传导束在间隔部位出现另外的肿瘤病灶。胶质母细胞瘤细胞虽可在血管周围间隙延伸,血管腔受侵袭非常少见。胶质母细胞瘤细胞很少侵犯蛛网膜间隙,但当肿瘤细胞侵袭室管膜并进入脑室则可引起中枢神经系统内播散。如果肿瘤细胞通过脑脊液循环在蛛网膜间隙广泛播散,形式上类似脑膜转移,则称为脑膜胶质瘤病。除胶质母细胞瘤以外,髓母细胞瘤、少枝胶质细胞瘤、室管膜瘤也可以依此方式播散。

在没有手术干预的患者,除个别病例报道,胶质母细胞瘤转移到中枢神经系统以外非常罕见。开颅手术后出现颅外转移的病例不足1%,但这一数值占所有上皮性肿瘤发生颅外转移病例的2/3。肺、淋巴结和骨髓是最常见的远隔转移部位;腹腔转移可以由于脑室膜腔分流而引起,胶质母细胞瘤直接侵蚀硬脑膜、静脉窦和颅骨非常罕见。

3. 少见病理亚型

(1)胶质肉瘤:约占全部胶质母细胞瘤的2%,特点是在肿瘤中间隔出现胶质和间质分化区域。间质分化即肉瘤成分多数情况下可能起源于胶质母细胞瘤发生转化的血管成分。颞叶是最常见的发生部位,其次为额、顶、枕叶。多数胶质肉瘤同颅骨或大脑镰接触,具有硬脑膜侵犯倾向。这种肿瘤可经血源性播散转移至内脏器官;发生颅外转移的患者占全部胶质肉瘤病例的15%~30%。发生远处转移并不影响预后,因为颅内肿瘤往往首先致死,治疗原则与典型胶质母细胞瘤基本相同。

(2)巨细胞胶质母细胞瘤:因肿瘤中古怪的多核巨细胞占优势而得名。偶富于基质网硬蛋白。肿瘤恒定表达GFAP。全部胶质母细胞瘤的不足5%。发病部位常位于颞叶及顶叶的皮质下。肿瘤发病的年龄覆盖广,儿童也有发病,但出现临床症状的平均年龄是42岁。性别比为男:女=1.6:1。CT扫描及MRI表现类似于转移瘤,表现为病灶位于皮质下,成团块或结节状,边界清楚,可被明确强化。治疗原则与典型胶质母细胞瘤相同。

(二)CT表现

CT扫描上肿瘤为不均一的混杂高密度,肿瘤中央的低密度区代表坏死或囊变;钙化少见,如果有,往往反映肿瘤是由低级别星形细胞进展而来;不同时相的出血常见;瘤中水肿沿着白质传导束延伸;肿瘤常明显强化,但非常不均匀,典型表现为厚壁不规则的环状增强。偶尔肿瘤不被增强或轻度增强。这是因为肿瘤在半球浸润广泛、未形成明显的瘤结节,或血一脑脊液屏障破坏程度低。

三、脑膜瘤

脑膜瘤(Meningioma)起源于脑膜及脑膜间隙的衍生物,因此严格意义上讲,脑膜瘤不属于脑肿瘤。由于脑膜瘤也位于颅内,有神经系统症状和体征,因此也常常被认为是脑肿瘤。脑膜瘤占颅内肿瘤的19.2%,年发病率为2/10万,但大多数为尸检偶然发现。有症状的脑膜瘤为2/10万。女性多于男性,比例为3:2~2:1。

脑膜瘤多属良性,呈球形或结节状,生长于脑实质外,但常常嵌入大脑半球之内,脑膜瘤的血运极丰富,因为肿瘤常接受颈外动脉、颈内动脉或椎基底动脉等多来源的供血。这类肿瘤生长很缓慢,所以有时肿瘤长到很大仍可不出现症状。脑膜瘤的发生与蛛网膜有关,可发生于任何有蛛网膜细胞的部位(脑与颅骨之间、脑室内、沿脊髓),特别是与蛛网膜颗粒集中分布的区域相一致。脑膜瘤多与硬脑膜相粘连,但亦可与硬脑膜无关联,如发生在脑室内的脑膜瘤。脑膜瘤通常为生长缓慢、边界清楚(非侵袭性)的良性病变。少数可呈恶性和(或)快速生长。8%的患者多发,在神经纤维瘤病患者中尤为多见。偶尔肿瘤呈大片匍匐状生长(斑块状脑膜瘤)。

(一)病因

脑膜瘤的病因迄今不完全清楚。脑膜瘤的发生可能与一定的环境改变和基因变异有关,并非单一因素造成。临床发现,颅脑外伤、病毒感染和放射性照射虽不是引起脑膜瘤的主要致病病因,但可能是形成脑膜瘤的因素之一。蛛网膜细胞能合成几种蛋白和粘连分子,因此,能对脑膜的损伤作出直接的纤维修复反应。现在,较一致的意见认为脑膜瘤来源于蛛网膜细胞,其证据为:①蛛网膜细胞是一种单核—吞噬细胞系统的细胞,能演变为其他细胞,如受刺激,它能演变成具阿米巴运动的吞噬细胞;在组织修复过程,它又可演变为成纤维细胞,此特征与脑膜瘤的多种细胞形态相符。②蛛网膜向硬脑膜突入,多突起,称蛛网膜绒毛,后者扩张而形成蛛网膜颗粒,它主要分布于大静脉窦的壁(如上矢状窦、窦汇、横窦)和静脉窦的静脉分支附近,以及颅底的嗅沟、鞍区(鞍膈,鞍旁)、上斜坡、第Ⅲ～Ⅺ对脑神经出颅腔的骨孔附近(特别是卵圆孔、内听道、颈静脉),而脑膜瘤也是好发于上述部位。蛛网膜绒毛细胞集在显微镜下呈旋涡状排列,有钙化的砂粒小体,这些改变与脑膜瘤的结构相似。少数脑膜瘤发生于不附着脑膜的部位,如脑实质内、脑室内、松果体内等可能这些脑膜瘤起源于异位蛛网膜细胞或脉络丛细胞。

由于蛛网膜细胞的分裂率很低,因此,脑膜瘤的发生必须有外因,如病毒感染、放射照射、外伤、遗传因素;或内源性因素,如激素、生长因子等。

(二)CT 表现

成人脑膜瘤 1％～2％为恶性,5％～7％为不典型的,1％～2％为多发性。

1. 常见表现　平扫呈圆形或类圆形均匀稍高或高密度灶,少数呈等密度,低密度和混杂密度少见。肿瘤密度多均匀、界限清晰,以广基与骨板或脑膜密切相连,有白质塌陷征。20％～25％可见钙化,钙化大小不等,形态各异,可呈斑点状或弧形,也可整个瘤体均匀钙化(图 1－3A～C)。60％可见瘤周水肿;瘤周低密度环除水肿外,亦可由扩大的蛛网膜下隙、白质脱髓鞘及局部脑软化所致。

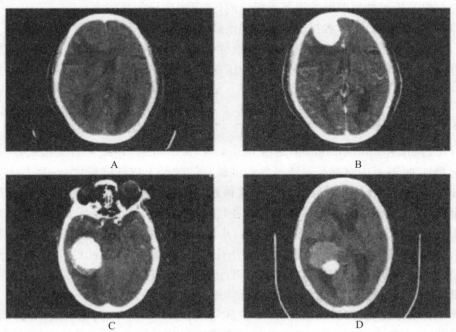

图 1－3　脑膜瘤

A、B 为同一患者,右侧额部脑膜瘤;A 为平扫呈等密度,周围有水肿;B 为增强扫描瘤体显著强化;C 为右侧额部脑膜瘤瘤体全部钙化,周围有水肿;D 为右侧脑室三角区脑膜瘤增强扫描 90％出现明显均匀强化，5 分钟增强达高峰，可持续 20 分钟；10％呈轻度强化或环状强化，提示出血、囊变、化生等；密集钙化者可不强化。MR 示脑膜面重度强化为脑膜瘤所特有（因此处为双重供血）；其较特征性的硬膜尾征为结缔组织增生所致（但多有肿瘤细胞）。另一特征性且较常见的表现是骨质改变，发生率为 15％～20％，可表现为弥漫性或局限性增生，亦可为局部骨质破坏或侵蚀。

2.恶性脑膜瘤 影像学上无特异性征象或明确诊断标准。明显的瘤周水肿，无可见的钙化，可见囊变区域，瘤组织中度以上非均一强化，可供参考。形态不整，边界不清，颅骨广泛破坏，多为恶性。有人指出不能以水肿轻重来判断，因为脑膜瘤的水肿除与病理类型及良恶性有关外，还与肿瘤的部位、大小有关。

3.特殊表现

(1)低密度脑膜瘤：典型者呈高密度或等密度灶，少数病例由于病灶内广泛出血、坏死、囊变、瘢痕化、胶质增生或脂肪浸润，致病灶呈低密度改变。但强化明显、边界清楚者，仍需考虑脑膜瘤。

(2)囊性脑膜瘤：占脑膜瘤的 2％～4％，分瘤内、瘤周和混合型囊变。

(3)多发性脑膜瘤：可能为血行播散（自发性或术后）、经脑脊液种植或多中心瘤灶。一般认为多中心起源可能性大，但有经脑脊液播散的可能。各瘤灶呈典型脑膜瘤 CT 征象。

(4)侧脑室三角区脑膜瘤：不少见（图 1—3D）。而室管膜瘤多形态不规则、囊变、坏死，常向脑实质内浸润（但分化好者与脑膜瘤不易鉴别）；脉络丛乳头状瘤发病年龄小，使脑脊液分泌增多、脑室积水明显可资鉴别。

(5)少见部位的脑膜瘤：主要指异位脑膜瘤，包括颅骨板障内、鼻窦、鼻腔及颈部软组织内等。甚至颅骨骨折时蛛网膜细胞嵌入骨折缝内，亦可产生异位脑膜瘤。

(6)斑块状脑膜瘤：有学者报道 1 例酷似硬膜外血肿。

(7)合并蛛网膜下隙出血和（或）硬膜下血肿：出血可能并非肿瘤本身，而是合并的异常改变如血管畸形。此外，上、下矢状窦旁脑膜瘤压迫和侵蚀上、下矢状窦可造成其阻塞并可继发脑积水。

四、髓母细胞瘤

髓母细胞瘤（MedulloblastoMa）是由 Bailey 与 Cushing 于 1925 年首先报道，是好发于儿童的颅内恶性肿瘤，是中枢神经系统恶性程度最高的神经上皮性肿瘤之一，有人认为其发生是由于原始髓样上皮未继续分化的结果。这种起源于胚胎残余细胞的肿瘤可发生在脑组织的任何部位，但绝大多数生长在第四脑室顶之上的小脑蚓部。主要表现为颅内压增高和共济失调等小脑症状常有复视及多种脑神经障碍，小脑扁桃体疝时常有颈强直、斜颈表现，由于该肿瘤具有生长极为迅速手术不易彻底切除、并有沿脑脊液产生播散性种植的倾向，使得本病的治疗比较困难，平均病程为 4 个月左右。近十余年来随着综合疗法的进步，使患者的预后有了显著改善。

该病多见于小儿，其次为儿童与青年，发病年龄在 10 岁左右，偶见于成年人。肿瘤常位于小脑蚓部，占据第四脑室，部分病例可发生于小脑半球。临床上，患者出现脑积水，或进行性小脑症状（协调运动障碍、步履蹒跚）。经过脑脊液易发生播散。其治疗一般采用化学疗法及全脑照射，其 5 年生存率约 50％，10 年生存率为 25％，更长期生存者罕见。

（一）病因

近来的研究认为髓母细胞瘤由原始神经干细胞演化而成,此类细胞有向神经元及神经胶质细胞等多种细胞分化的潜能,属原始神经外胚叶肿瘤(PNETs),是一种神经母细胞瘤,其位于后颅窝者又专称为髓母细胞瘤。后颅窝中线处的髓母细胞瘤来源于后髓帆中向外颗粒层分化的室管膜增殖中心的原始细胞,这些细胞可能在出生后数年仍然存在。而偏于一侧生长的髓母细胞瘤则发生于小脑皮质的胚胎颗粒层,这层细胞位于软膜下小脑分子层表层,此层细胞在正常情况下于出生后 1 年内消失,这可能是髓母细胞瘤多见于儿童的原因之一。有人认为在大龄儿童及成人肿瘤主要来源于前者,而小龄儿童髓母细胞瘤则来源于后者。

（二）临床与病理

髓母细胞瘤是一种生长迅速并且高度恶性的肿瘤,占原发性颅内肿瘤的 2%～6%,占所有幕下肿瘤的 30%～40%,是儿童第二位的颅脑肿瘤及最常见的幕下肿瘤,75% 发生在 15 岁以下。儿童绝大多数发生于小脑蚓部,成人则常见于小脑半球的背侧面。肿瘤主要起源于第四脑室后髓帆的原始神经外胚层细胞,肿瘤可向各个方向生长,易侵入第四脑室,从而引起梗阻性脑积水,早期出现颅内压增高症状。肿瘤充满第四脑室后还可经外侧孔侵入桥小脑角区;经正中孔侵入枕大池及椎管内;肿瘤亦可经导水管侵入第三脑室,约 2/3 的病例可出现蛛网膜下隙种植。肿瘤质软,富于细胞和血管,呈浸润性生长。细胞分化差,恶性程度高,可囊变,较少发生坏死、出血,钙化少见。本病对放射治疗比较敏感。

（三）CT 表现

绝大部分位于小脑蚓部(93%),极少数位于小脑半球(7%)。

1. **典型表现**

（1）后颅窝中线处高密度肿块,少数为等密度;边缘清楚,密度均匀,出血、坏死囊变少见,钙化亦较少(10%～15%)。

（2）肿瘤血供丰富,故多呈均匀性中度以上强化,强化曲线呈速生速降型。

（3）约 46% 瘤周有水肿,多较轻;第四脑室多呈"一"字形前移,幕上脑室可明显扩大。

（4）易经脑脊液在脑室和蛛网膜下隙内种植转移,甚至转移至大脑和脊髓(少见);此外,还可见血行转移至骨、淋巴结、肺、胸膜、肝,但均罕见。

2. **不典型表现**

（1）小脑多发结节样病灶

（2）肿瘤可发生于第四脑室、小脑半球甚至侵犯桥臂及脑干,亦可见于幕上。

（3）表现为单纯囊性病变。

（4）病变轻度强化或不强化。

五、垂体腺瘤

垂体腺瘤(Pituitary adenoma)简称垂体瘤,是属于内分泌系统的一种肿瘤,多系良性。主要起源于垂体腺的前叶(腺垂体),而起源于神经垂体的患者罕见。发生率较高,人群发生率一般为 1/10 万,约占颅内肿瘤的 10%,其发病率仅次于胶质瘤和脑膜瘤,居颅内肿瘤的第三位。以中年人多见,30～40 岁多见,男女比例无明显差异。瘤体直径在 1cm 以内,且局限于鞍内者,称微腺瘤;直径 1～3cm,突破鞍隔者,称大腺瘤;直径超过 3cm,肿瘤向鞍旁和视丘下部伸展者,称为巨大腺瘤。后者向鞍上发展可达第三脑室内,向蝶鞍发展可累及海绵窦,伸入颅中窝。向后可长入脚间池和斜坡,向下可突破鞍底进入蝶窦内或鼻咽部。

(一)分类

1.根据垂体瘤的光学显微镜表现按发生率递减排列

(1)灰色性最常见。最初认为是"非功能性的",实际上可产生泌乳素、GH 或 TSH。

(2)嗜酸性分泌 PRL、TSH 或 GH(儿童巨人症或成人肢端肥大)。

(3)嗜碱性分泌 LH、FSH、ACTH(Gushing 病)。

(4)混合性。

2.根据垂体瘤的分泌产物的分类法 功能性垂体腺瘤具有活跃的分泌功能,根据分泌产物可分为:①GH 型垂体腺瘤。②PRL 型垂体腺瘤。③ACTH 型垂体腺瘤。④TSH 型垂体腺瘤。

约有 70%的垂体瘤分泌 1 或 2 种激素,在血浆中可测出,并且产生特定的临床综合征。

(二)CT 表现

正常垂体的高度:男性<7mm,女性<9mm(但这一标准并非绝对,正常高度内可有微腺瘤);垂体柄粗<4mm。但高度<3mm 亦可认为异常。正常垂体上缘和垂体柄交界处可略上凸。如哺乳期、妊娠期及青年女性的垂体上缘可轻度上凸,高度可达 10~12mm,故临床症状不典型者不可贸然诊断为微腺瘤。

1.垂体大腺瘤 平扫表现为鞍上池前部肿物,可呈圆形或椭圆形,少数呈分叶状(图1—4)。肿瘤可呈等密度或稍高密度,多密度均匀(67%)。少数可见坏死囊变,肿瘤越大囊变机会越高,2%~4%可见钙化。多数有蝶鞍扩大、鞍底骨质吸收、海绵窦外缘膨隆、颈内动脉受压包裹等占位效应表现,甚至可突入蝶窦内。增强扫描 98%可见强化,多呈均匀明显强化,也可呈环形强化。肿瘤强化的速度慢于正常垂体,但强化时间长。

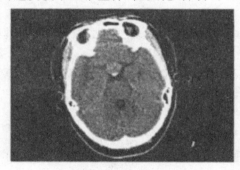

图1—4 垂体瘤

垂体瘤卒中偶见,即垂体腺瘤发生出血或缺血坏死,肿块短期内急剧增大,而表现为肿块内高密度出血区(也可见血液平面)或低密度区,增强扫描呈周边强化。

2.垂体微腺瘤 平扫难以发现,呈等密度或低密度。增强早期微腺瘤呈局限性圆形或类圆形低密度。其间接征象有:鞍底局限性变薄下陷、垂体柄偏移、垂体高度增加和上缘局限性隆凸。

六、颅内转移瘤

颅内转移瘤是常见的颅内肿瘤之一。随着社会人口老龄化的发展,癌症诊治手段的改进与提高,癌症患者总体生存期的相应延长,颅内转移瘤的临床发病率也不断提高。

目前,公认肿瘤来源的前三位是肺癌、子宫与卵巢癌、黑色素瘤。而从每种癌肿发生颅内转移频率来看,则最常见的依次为黑色素瘤、乳腺癌和肺癌。

(一)病理

脑转移瘤大多为多发,呈多结节型,依其病理特点可分为以下两大类。

1.结节型 这是最常见的类型,病变大小差异很大,大者直径可达 10cm 以上,小者常常肉眼无法看见,又可分为单发和多发两类,多发者常常是由于瘤细胞分次或经不同的动脉系统同时进入脑内所致。肿瘤常呈球形,边界清楚,初始在白质与皮质交界处生长,后逐渐长大,内向白质生长,外可侵及硬膜,生长速度常较快,若伴有出血或囊性变可急剧起病,临床症状明显,肿瘤质地软硬不等,血运不丰富。可呈紫色,也可为灰黄色或灰红色,肿瘤较小时常呈实体性,若长大生长快常有中心部分囊性变甚至出血,囊腔内含有黄色、淡红色或咖啡色液体,个别呈脓性,肿瘤周边水肿明显致使边界相对清楚,其水肿程度可与肿瘤种类、肿瘤血管的数量和通透性、局部代谢及肿瘤细胞分泌的液体有关,也可与肿瘤的转移机理、动脉血供的特殊性以及大脑上静脉解剖上的特殊性有关。但水肿与肿瘤的恶性程度没有明显关系。显微镜下肿瘤组织之间边界不清,瘤细胞巢常沿血管外膜及脑组织向四周浸润,周围组织水肿、软化及胶质增生。其组织特点与原发瘤的特点相一致。明显者可由此推断出原发瘤。以指导临床寻找原发灶加以治疗。但在分化程度较低者并不能明确原发病灶,常与临床上的胶质瘤特点相混,若出现腺瘤样或乳头状结构可能误诊为室管膜瘤。但转移瘤有其本身固有的特点,如癌细胞常单个散在于正常神经细胞、炎症灶或凝固性坏死背景中,边界清,核增大有异型性,核浆比值增加,核膜明显,核仁变大,染色质呈网状,胞质内还可出现空泡等。

2.弥漫型 较少见。可单独存在或与结节型同时存在,常为全身系统性疾病所致,表现为脑膜广泛种植,累及软脑膜、蛛网膜,使之普遍增厚呈灰白色、不透明,有时有点状出血和瘤结节散布,显微镜下可见硬膜下有瘤细胞浸润。

(二)CT 表现

1.脑内转移瘤

(1)平扫呈等密度、低密度和高密度,其密度取决于细胞成分、肿瘤血供以及瘤组织有无坏死、囊变、出血、钙化。60%～70%为多发病灶,87%灶周有水肿。水肿明显(57%),占位效应是一个显著特征。尤其所谓的"病灶小、水肿大"有助于本病的诊断(图1—5)。

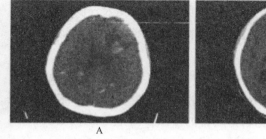
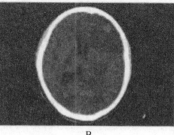
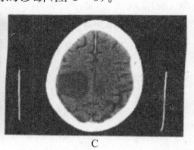

图 1—5 脑转移瘤

A. 左右大脑有许多高密度结节,左侧额叶有轻度水肿;B. 左侧额叶、右侧枕叶均有高密度结节,周围水肿;C. 病灶呈壁厚薄均匀的水样密度灶

(2)绝大多数血供丰富,呈轻、中度环形或结节样强化。坏死者强化的囊壁厚薄不均,可有结节状突起。不典型表现:①高密度灶:多为瘤内有较多砂粒体钙化所致,而不是出血,CT

值可高达 95Hu。②无强化。③无水肿。④无占位效应。

2.脑膜转移

(1)平扫可表现正常或呈交通性脑积水、间质性水肿等非特异性征象,有时可显示脑池、脑沟变模糊。

(2)增强扫描脑膜转移瘤可呈两种强化类型:Ⅰ硬膜—蛛网膜增强:为肿瘤累及硬膜或同时累及蛛网膜的强化表现。其特点为沿颅骨内板走行的弯曲线状强化,局部可伴有结节状强化,但不伸入脑沟或基底部脑池。Ⅱ软膜—蛛网膜下隙增强:是软膜、蛛网膜及蛛网膜下隙受累的强化表现。典型征象为蛛网膜下隙内出现弥漫性或结节状强化,延伸入脑沟、脑池。可由于病变侵及软脑膜下方的脑实质,在浅表皮质内有灶性或不规则强化。

七、颅咽管瘤

颅咽管瘤(Craniopharyngioma)为一种较常见的胚胎残余组织肿瘤,起源于胚胎原始口腔相连部分的颅咽管中残存的鳞状上皮细胞。该肿瘤可以在鞍内、鞍旁、鞍上、视交叉前方/后方、下丘脑、第三脑室内、蝶窦、鼻咽腔后壁及鞍背等部位发生,肿瘤多位于鞍上或伸入第三脑室,亦可位于鞍内并向鞍上发展。发生率占颅内肿瘤的 6.2% 左右,在先天性肿瘤中约占62%,可发生于任何年龄,但多见于儿童、青年,是儿童最常见的先天性颅内肿瘤,为儿童鞍区肿瘤的第一位,男性略多于女性。肿瘤属于良性,极少恶变。

(一)病理

颅咽管瘤体积一般较大,肿瘤形态常呈球形、不规则形,或结节状扩张生长,无明显包膜,界限清楚,范围大小差异明显,大多为囊性多房状或部分囊性,少数为实质性,只含少数小囊腔。瘤体灰红色,囊液可为黄色、棕色、褐色或无色。如囊肿破裂,囊液溢出,可引起脑膜炎和蛛网膜炎。囊性者多位于鞍上,囊性部分常处于实质部的上方,囊壁表面光滑,厚薄不等,薄者可如半透明状,上有多处灰白色或黄褐色钙化点或钙化斑,并可骨化呈蛋壳样,囊内容为退变液化的上皮细胞碎屑(角蛋白样物),囊液呈机油状或金黄色液体,内含闪烁漂浮的胆固醇结晶,一般 10~30ml,多者可达 100ml 以上。肿瘤实质部常位于后下方,呈结节状,内含钙化灶,有时致密坚硬,常与颅内重要血管、垂体柄、视路及第三脑室前部等粘连较紧并压迫上述结构。肿瘤亦可引起脑组织的胶质反应带形成假包膜,有时可呈乳头状突入丘脑下部,手术牵拉肿瘤时可能造成丘脑下部损伤。实质性肿瘤多位于鞍内或第三脑室内,体积较囊性者为小。

肿瘤组织形态可分为釉质表皮型和鳞状表皮型两种。釉质表皮型多见,主要发生于儿童。此型最外层为圆柱状上皮细胞,向中心逐渐移行为复层的角形、鳞状表皮样细胞,最内层为细胞排列疏松的星形胶质细胞。鳞状表皮型细胞间桥发育的多形性肿瘤细胞呈复层状、岛状发育,虽伴有丰富血管结缔组织的间质,但看不到囊肿形成,明胶化和钙化。瘤组织常有退行性变、角化及小囊肿,囊内脱落细胞吸收钙后形成很多散在钙化灶为颅咽管瘤的显著特征,几乎所有颅咽管瘤在镜下都可见到钙化灶,大多数病例在放射检查时可发现钙化灶。颅咽管瘤常伸出乳头状突起进入邻近脑组织(特别是下丘脑),使得肿瘤与这些脑组织紧密相连,故手术时常不易完全剥去。鳞形乳头型由分化良好的扁平上皮细胞组成,其中隔有丰富的纤维血管基质,细胞被膜自然裂开或由于病变裂开而形成突出的假乳头状,一般无釉质型的角化珠、钙化、炎性反应及胆固醇沉积,此型多为实体性肿瘤。偶有报道颅咽管瘤生长迅速,呈侵袭性复发,但多数学者并不认为是恶性变,一些电镜下有间变表现的肿瘤,在组织培养中虽有成囊的倾向,但几乎无有丝分裂的活性。

颅咽管瘤的血供因发生部位不同而有差异,鞍上肿瘤的血供主要来自于 Willis 环前循环的小动脉,也有认为有直接来自颈内动脉,后交通动脉的供血。但颅咽管瘤不接受来自大脑后动脉(或基底动脉)的供血,除非肿瘤接近该血管供血的第三脑室底部。鞍内肿瘤的血供来自海绵窦内颈内动脉的小穿透动脉。肿瘤向四周生长可压迫视神经交叉、脑垂体、第三脑室底部、丘脑下部、甚至阻塞一侧或两侧的室间孔而引起阻塞性脑积水。鞍内型肿瘤大多为实质性,体积较小,早期限于鞍内可直接压迫垂体,以后向上生长可影响视神经、视交叉及第三脑室。

(二)CT 表现

肿瘤好发于鞍上且向前上方生长,鞍内少见,亦可位于蝶骨、蝶窦、咽顶等部位,还有报道1例位于颞部。儿童期占鞍区肿瘤的 54%,成人期占鞍区肿瘤的 20%。可分为 3 种类型:

1.囊性　约占 60%。鞍上圆形或卵圆形囊性低密度灶(少数为等密度、高密度),少数可呈多囊性。囊壁可有连续或不连续钙化,极少呈斑块状钙化。增强扫描未钙化囊壁轻度强化。

2.囊实性　约占 30%。实性部分呈等或略低密度,囊性部分边缘为蛋壳样钙化,实性部分呈斑点、斑块状钙化。增强扫描实性部分及囊壁轻度强化。

3.实性　约占 10%。呈等密度肿块,其内或边缘可见斑块、斑点状钙化,极少数为蛋壳样钙化。增强扫描实性肿块轻至中度强化。

总之,颅咽管瘤以囊性为主、囊性及实性部分有钙化,且钙化(本病钙化率约占 85%)有其特异性,即囊性或囊性部分以壳状钙化为主,实性或实性部分以斑块状钙化为主(图 1—6)。而且囊性部分多位于肿瘤的前上方或一旁,较少位于肿瘤中间。灶周一般无水肿,室间孔阻塞易出现脑积水。

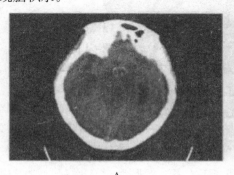 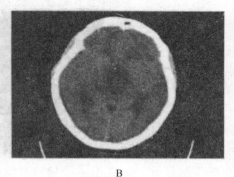

A   B

图 1—6　颅咽管瘤

A、B 为同一患者,鞍上池区有以囊性为主的囊实性占位,其内有弧状、斑点状钙化

第六节　颅内感染性疾病的 CT 诊断

一、脑脓肿

脑脓肿(brain abscess)是化脓性细菌进入脑组织引起炎性改变,进一步导致脓肿形成,常是败血症或中耳炎的并发症。可单发或多发,幕上多见,颞叶占幕上脓肿的 40%。常见的致病菌为金黄色葡萄球菌、链球菌和肺炎球菌等。

（一）临床表现

初期患者除原发感染症状外,一般都有急性全身感染症状。脓肿形成以后,上述症状好转或消失,并逐渐出现颅内压增高和脑定位症状,可出现剧烈头痛、呕吐、意识障碍等表现。

（二）病理基础

感染进入脑实质后,首先是急性脑炎期,表现为白质区的水肿;随后中央坏死液化,形成脓肿,周围为脓肿壁。水肿开始减轻。脓肿壁内层为炎症细胞带,中层为肉芽和纤维组织,外层是神经胶质层。多中心融合的脓腔内可见分隔,脓肿破溃外溢可形成多房脓肿。

（三）CT 表现

1. 急性脑炎期　发病 10 天内,病灶表现为边缘模糊的低密度区,脑炎早期占位效应不显著。脑炎晚期(发病 4 天后)有占位效应和水肿。增强扫描一般无强化,偶可有斑片状及脑回状强化。

2. 化脓期和包膜形成期　平扫脓肿壁为等密度,约 50% 可显示脓腔。一般第 10～14 天即可见完整的壁和厚度均一的明显环状强化,壁厚约 5mm 左右,囊套囊征象有助于诊断(图 1-7)。脓肿形态可为圆形、椭圆形或不规则形。脓肿吸收后可遗留钙化灶。

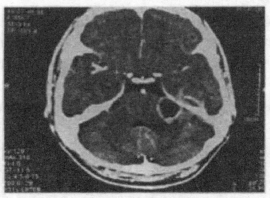

图 1-7　脑脓肿

3. 小脓肿　平扫脓肿与水肿融为一体,脓肿壁及腔显示模糊。增强扫描壁厚、水肿及占位效应轻,可呈结节状强化,

4. 非典型脑脓肿　不典型者平扫只显示低密度,未显示脓肿壁。增强扫描强化环不连续、部分片状强化或分房状强化。

二、病毒性脑炎

病毒性脑炎(viral encephalitis,VE)为病毒或其毒素所致,常见感染源为疱疹病毒、麻疹病毒等。影像学上无特异性表现,区分困难。单纯疱疹病毒性脑炎湿病毒性脑炎中较常见的一种,又称急性坏死性脑炎,本病发病急,病情重,死亡率高。

（一）病理

单纯疱疹病毒是一种嗜神经 DNA 病毒,分为Ⅰ、Ⅱ型,近 90% 是由Ⅰ型病毒引起,其余为Ⅱ型所致,病毒先引起 2～3 周的口腔和呼吸道原发感染,然后沿三叉神经分支经轴突逆行至三叉神经节,在此潜伏。颞叶额叶等部位出血性坏死,大脑皮质的坏死常不完全,以皮层和浅第 3、5 层的血管周围最重,可见病变脑神经细胞和胶质细胞坏死、软化和出血,血管壁变性坏死,血管周围可见淋巴细胞、浆细胞浸润;急性期后可见小胶质细胞增生。软脑膜充血,并有淋巴细胞和浆细胞浸润。

（二）临床表现

发病前有上呼吸道感染史,约 25% 患者口唇有单纯疱疹病史。发热、呕吐、抽搐、精神症状、意识障碍,严重者常于发病后 2～3 天内死亡。幸存者遗有癫痫、偏瘫、健忘等后遗症。

（三）CT 表现

1. 几种病毒性脑炎的 CT 特点

（1）单纯疱疹病毒脑炎

1）Ⅰ型多见于成人,Ⅱ型常见于小儿。

2）平扫低密度位于两侧颞叶或额叶,偶见于顶叶;与豆状核之界限清楚(壳核一般不受累)是与其他病毒性脑炎的鉴别点。

3）增强可呈斑点状强化或线样、脑回样强化。

4）可伴点、条状出血。

5）慢性期有脑萎缩及脑软化等并发症。

（2）带状疱疹病毒脑炎

1）可见于小儿及成人。

2）主要累及双侧颞、额叶下部,不累及豆状核。

3）可出现线状、脑回状或环状强化。

4）可有斑片状出血。

5）病变晚期可见严重的脑萎缩、脑软化和白质内多发钙化。

（3）巨细胞病毒脑炎:多见于新生儿。CT 可见脑实质炎症改变及特异性室旁钙化,部分病灶有强化。

（4）亚急性硬化性全脑炎:一般认为由麻疹病毒所致。

1）多见于 20 岁以下,尤以 12 岁以下儿童多见。

2）早期可正常。

3）随病情进展可见局部脑肿胀。

4）进行性皮质萎缩。

5）基底节及白质低密度。

6）病灶无强化。

此外,EB 病毒性脑炎以及乙脑和腮腺炎病毒性脑炎主要引起两侧基底节区(主要累及豆状核和尾状核)对称性低密度,特点显著。

三、脑囊虫病

脑囊虫病为硬脑膜与蛛网膜之间的脓液积聚。

（一）病因病理

常见原因是鼻窦炎、乳突炎所致的骨髓炎，以及外伤或手术污染，血行感染较少见。病理上脓肿的严重程度和波及范围差异很大，有时仅有少量纤维素和多形粒细胞，容易并发脑血栓性静脉炎及静脉窦炎。

（二）临床表现

极为复杂，常见症状为癫痫。脑弥漫性水肿、脑积水等可出现颅内压增高的症状、体征和意识障碍、精神症状，还可出现锥体束症状、小脑症状、锥体外系症状及颅神经障碍。囊虫补体结合试验可阳性。

（三）CT 表现

根据影像特征可分为：①典型影像：小囊型、钙化型。②非典型影像：脑炎型、小脓肿型、肉芽肿型、类多发梗死型、类脑瘤型。

典型 CT 表现包括：①钙化：脑实质内散在圆形不对称分布，大小不一，周围无水肿，偶呈线条状或小环状钙化。②囊性低密度灶：位于脑实质或脑室内，多发或单发，国内报道 1 例呈局限于一个脑叶的多囊状。一般囊腔直径为 03～0.5cm；2.0～3.5cm 属大囊型，＞3.5cm 为超大囊型（较少见）。活动期囊内可见直径为 0.2～0.3cm 偏一侧壁的头节；变性脑炎期（亦称退变死亡期）头节分解消失、囊腔肿胀，周围可伴水肿及炎症改变。脑室内和蛛网膜下隙内囊肿壁常不能完整显示。③脑积水：多见。脑室内者常合并脑积水，亦可表现基底池或脑裂内呈不规则小串珠状囊腔伴点状钙化和脑积水。④结节密度阴影：可表现为多发的局限性低密度区，界限模糊。有明显中心强化，个别可有囊壁强化。还可表现为 3～5mm 大小的等密度或高密度影，数目可由数个至数百个不等，周围常有水肿带。

1. 脑实质型

（1）急性脑炎型：表现为不规则小片状低密度，不强化。

（2）囊泡型：呈水样多囊或单囊，典型者其内可见头节影，囊泡周围可有水肿。多不强化，偶见小结节状或环状强化。

（3）多发结节或环状强化型：呈多发性不规则低密度区。增强呈结节状或环状强化，也可呈周围环状、中心点状强化，直径 3～5mm，周围有轻度水肿。

（4）慢性钙化型：多发点状钙化，CT 值多在 60Hu 以上，直径 2～5mm，钙化可在囊壁或囊内容物。典型表现为圆形或椭圆形的环状钙化和中央 1～2mm 的头节钙化。灶周无水肿，增强扫描无强化。

2. 脑膜型　平扫多不能显示，而仅表现为交通性脑积水。偶见外侧裂池、鞍上池囊性扩大，蛛网膜下隙扩大、变形。增强后脑膜有强化，偶见囊壁强化。

3. 脑室型　以第四脑室常见，其次为第三脑室，侧脑室偶见。由于囊壁很薄，CT 难以显示。可见脑室局部不对称扩大和阻塞性脑积水，极少数在囊尾蚴死后呈等密度区，偶见环状强化或钙化。

4. 混合型　具有以上两型或两型以上表现。

此外，根据影像学可判断脑囊虫感染的病程。未经治疗，囊尾蚴在人体内的平均寿命为 3

～10 年,个别长达 15～17 年。一般认为,囊尾蚴囊肿内的头节是判定囊虫是否存活的重要指标。①囊虫活动期头节可见:变性脑炎期头节消失、囊腔胀大。②囊虫活动期人体对囊虫的变态反应轻,囊虫囊肿周围往往无水肿,增强扫描囊壁无强化;变性脑炎期囊肿周围出现水肿,囊壁环形强化及结节样强化。

四、结核性脑膜炎

结核性脑膜炎(tubercular meningitis, TBM)是由结核杆菌引起的脑膜非化脓性炎症。常继发于粟粒结核或其他脏器结核病变。除肺结核外,骨骼关节结核和泌尿生殖系统结核常是血源播散的根源。部分病例也可由于脑实质内或脑膜内的结核病灶液化溃破,使大量结核杆菌进入蛛网膜下隙所致。此外,脑附近组织如中耳、乳突、颈椎、颅骨等结核病灶,亦可直接蔓延,侵犯脑膜,但较为少见。既往以小儿多见,常为肺原发综合征血源播散的结果,或全身性结核的一部分。成年发病率占半数以上,以青年发病率较高,但也可见于老年。有结核病史者在儿童中约为 55%,在成人中仅为 8%～12%。在发展中国家,由于人口流通和居住、营养条件等问题,结核病仍然多见。而且耐药性的发生、AIDS 发生结核性脑膜炎,故中枢神经系统的结核仍然应该引起重视。

(一)病因

结核杆菌侵入淋巴系统进入局部淋巴结,因菌血症经血行播散进入脑膜和脑实质,包括室管膜下等部位,并在此复制。当宿主免疫功能降低或因年老,病灶内的结核菌激活而破入蛛网膜下隙,随脑脊液播散,历时数天至数周即可引起结核性脑膜炎。

(二)病理改变

脑部肿胀,软脑膜呈弥漫性混浊,灰黄色浆液纤维素性渗出物遍布其下,以脑底部桥池、视交叉池及额叶底部最为显著。炎性渗出物侵入脑神经鞘可包绕并挤压神经纤维。镜下可见软脑膜弥漫性炎细胞浸润,以单核、淋巴细胞为主,并有少量巨噬细胞及浆细胞。软脑膜可查见散在的粟粒状结核结节,多由数个多核巨细胞、大量单核细胞及成纤维细胞组成,并有少量浆细胞,后者多见于较晚期。此外,结节内常有干酪样坏死物质。大脑实质水肿,有时可见结核瘤,但其成因尚未明确。室管膜及脉络丛均可显示炎性反应或结核结节。软脑膜血管及脑实质内的小动脉常有血管炎性改变,炎性过程由外膜开始,破坏弹力纤维并引起血管内膜炎,进一步引起血管闭塞、脑梗死或出血。

(三)CT 表现

脑膜炎表现　平扫基底池、大脑外侧裂池密度增高,增强扫描示基底池及凸面脑膜可强化,并可见小的结核结节,还可出现脑水肿、脑积水和脑梗死。国外有学者认为大脑中动脉周围的串珠样或粗毛刺状强化提示血管感染可能,预示着可能出现脑梗死。结核性室管膜炎表现为沿侧脑室边缘的线状强化。脑积水是小儿结核性脑膜炎最早的异常表现(可在 4 天出现),其次为脑梗死(可在 3 天出现)。此外,可并发脊髓脊膜损害。总之,与其他脑膜炎表现相似,需密切结合临床诊断。

第二章 乳腺外科

第一节 先天性乳房畸形

先天性乳房畸形的记载可以追溯到很古老的时代。首先在圣经里有这样的描述:我们有这样一个小妹妹,她讨厌没有乳房,我们能为她做点什么? 她该怎么开口讲这件事。在古希腊神话和艺术画中记载图上描绘月神与狩猎女神有多个乳房。

乳房是女性的性征标志,无论是外形还是心理上乳房在女性的生活中都占有非常重要的地位。任何大小和形状的改变都会难以被接受,会给女性特别是青春期女性带来负面影响。她们会因乳房小或缺失,表现为缺乏自信,感到羞愧、压抑,喜欢独居,同样在性关系和文化信仰方面都会产生负面影响。由于乳房的畸形,在将来的哺乳功能方面同样也会产生障碍。

先天性乳房和胸壁畸形的分类:①乳头、乳晕复合体的畸形:包括多乳头,乳头内陷。②副乳腺。③不对称畸形:包括无乳房畸形,乳腺发育不全,乳腺萎缩。④乳房形状畸形:管状乳房畸形。⑤胸壁的畸形:Poland综合征,前胸壁发育不全。

一、乳头、乳晕复合体的畸形

1. 多乳头畸形　多乳头畸形多发生于孕期的前三个月,当乳腺的边缘不能退化到正常时;同样,在泌尿系统和其他系统的发育异常时也会伴发。约占总人口1%～5%会出现副乳头畸形,男女发生比较一致。副乳头一般都沿乳头垂直线生长,90%都在乳房下皱襞水平。它可以是单侧,也可双侧,在某些病例副乳头周围有乳晕。有证据表明,多乳头畸形可能有家族遗传性,可以同时伴有泌尿道的畸形、睾丸癌和肾癌。在匈牙利和以色列有至少两篇报道在儿童中发生肾的排泄系统发生阻塞性异常,分别为23%和40%。但是,也有未发现两者联系的报道。因此,有泌尿专家提出,当出现多乳头畸形时,应检查是否有泌尿道畸形的发生。但是由于泌尿道畸形的表现明显,但发病率低,而多乳头畸形很常见,故临床实践中并没有采用该方案。

2. 乳头内陷　占总人口的2%,50%的患者有家族史。胎儿在子宫内发育过程中,由于乳腺导管和纤维束的发育不良,引起乳头形成过短,造成乳头内陷的形成。乳头内陷可以发生于一侧,可以发生于双侧。由于乳头内陷,使乳头发育不良,从而影响部分妇女的哺乳。但亦有部分妇女在产前通过外提乳头等,使乳头外翻,可以进行哺乳。也有部分患者,由于乳头内陷,造成乳管堵塞,引起乳腺的反复感染。乳头内陷一般不需要特殊处理,一般要求患者在孕前外提乳头,尽量使乳头外翻,但多数效果不佳。部分患者亦因美学要求,或乳头内翻后引起反复感染,可以行乳头外翻整形术,但应告知患者将来不能哺乳,乳头感觉障碍,以及乳头坏死等风险。

二、副乳腺

副乳腺畸形的发生率为1%～2%,女性多见,且某些有家族遗传性。1/3患者是双侧发生,多见于腋窝。副乳腺多于青春期和妊娠时,由于卵巢雌二醇和胎盘雌三醇激素水平的增高,开始生长,增大,一般没有症状,但在妊娠和月经前可以有不适感和疼痛,哺乳时还可以有乳汁流出。副乳腺像正常乳房一样可以有乳头,乳晕,妊娠后副乳腺可以缩小,严重者哺乳后仍可见腋窝明显隆起的副乳腺。副乳腺可以发生与正常乳房一样的乳腺疾病,包括乳腺癌、纤维腺瘤、乳腺增生乳腺炎等。对于副乳腺的外科切除治疗,一般不推荐。因为该手术可以引起腋窝切口瘢痕,上肢的运动受限,损伤肋间臂神经引起上臂内侧感觉异常、疼痛、血清肿、切口裂开、切除副乳腺不全等并发症。对于部分患者,可以采用吸脂术。

三、乳房不对称畸形

1.无乳房畸形 先天性一侧或双侧乳房缺失是在临床上非常少见的畸形。Froriep 在 1839 年首先描述了这一现象。1882 年,Gilly 报道一例双侧乳房缺失,同时伴有尺骨缺失和手的尺侧缺失的 30 岁女性患者。有关先天性畸形伴双侧乳头和乳腺组织缺失的病例少见。Trier 的总结发现有右侧胸肌萎缩,右侧尺骨和尺侧手的缺失等,单侧乳房缺失比双侧更常见,并多见于女性。这种缺失病变发生是由于胚胎第六周乳腺发育不全所致。Tier 发现乳房缺失与腭裂,宽鞍鼻,胸肌、尺骨、手、足、腭,耳,生殖泌尿系统缺失有关。有时,也可呈现家族遗传性。这种畸形的治疗可以采用扩张器,假体乳房重建或采用自体背阔肌肌皮瓣乳房重建。

2.乳腺发育不全,乳腺萎缩 乳腺发育不全,乳腺萎缩可发生于一侧或双侧,也可同时伴有胸肌的缺损。乳房双侧一定程度的不对称较常见;但是,还是以乳腺发育不全最突出。治疗主要通过小乳房一侧使用假体或大乳房侧缩乳固定术。近年,已开始使用脂肪填充术保持双侧乳房对称。

四、管状乳房畸形

管状乳房畸形首先由 Rees 和 Aston 于 1976 年报道。形成管状乳房的基本原因是乳腺发育不全,这种通常在内下和外下象限发生。在形成乳晕周围的收缩性环的过程中,两层的乳腺带粘连引起了管状乳房的发生。这就造成疝样的腺体组织伸入到乳晕后间隙。这部分乳腺组织韧带松弛,缺乏阻力,因此引起乳晕过度肥大。

1.管状乳房畸形的分类(Groleau 等)

Ⅰ级:病变主要在下象限中份。

Ⅱ级:病变主要累及内下和外下两个象限。

Ⅲ级:病变主要累及全乳房。

2.管状乳房畸形的临床表现 管状乳房畸形常开始于青春期,因此往往会引起性心理问题。这种管状小乳房会严重的阻止这种女性接触社会。女孩对乳房感到羞愧的是怪异的乳房形状,而不是乳房大小本身。

常见的表现有它可发生于单侧,也可发生于双侧;可以有乳房皮肤的缺失,乳房不对称,乳腺发育不全,圆锥形乳房,狭窄形乳房基底,疝样乳头乳晕复合体,肥大的乳晕。

3.管状乳房畸形的处理 校正不正常的肥大乳晕和乳腺。正常的大小对促进女性正常的心理发育是一个重要的步骤,做一个校正手术即使是一个年轻女孩也是必要的。但是也应该强调外科干预对年轻患者应该尽量限制,对采用改变乳房体积和移位的外科手术应该尽量避免。

通常采用 Rees 的方法,切除肥大乳晕过多的皮肤,皮下分离乳腺,使乳腺基底部增宽。这种手术方式可以达到乳房形状有较好的美容效果,又没有改变腺体的完整性。

对已经发育好的乳腺,可以考虑切除肥大乳晕过多的皮肤和置入假体,以期有更好的美容效果;但是对于严重畸形的患者,由于没有足够的软组织覆盖,假体置入难以实施。采用 Muti 和 Ribeiro 的方法是恰当的,即:真皮层切除肥大乳晕过多的皮肤,充分皮下游离乳房下象限直到设计的新下皱襞;从乳晕开始达胸大肌分离乳腺,下部形成以下部腺体为基底的转移瓣,将该转移瓣折叠塑形放置于下部所形成的腔并固定于下皱襞。这种方法的缺点是由于中心部分已被游离瓣占据,再放置假体几乎不可能进行。

现在较流行的手术技术是,首先将扩张器放置于腺体后分,然后更换假体,将假体的 2/3 放置于胸大肌后分,下 1/3 以乳腺组织覆盖。这样可以扩展乳腺的基底部,与传统的方式即将假体完全放置于胸大肌后分相比,可以得到较好的美容效果。

脂肪填充术常被用于管状乳腺发育畸形的后期处理。多用于矫正术后乳腺边缘轮廓的修复,同时可以对不对称的小乳房体积进行补充。

五、胸壁畸形

Poland 综合征:

1. 流行病学特点　1841 年,Alfred Poland 首先在 Guy 医院报道 1 例患者表现为肩胛带胸大小肌肉缺失和上肢畸形,同时还伴有外斜肌缺失和部分前锯肌的缺失。既后,又有多位学者报道类似的发现,同时还发现伴有乳头萎缩或乳头,肋软骨,肋骨 2、3、4 或 3、4、5 缺失,胸壁皮下组织萎缩和短并指(趾)畸形。这种临床发现要么全部要么部分表现。现在把一侧胸壁的萎缩,加上同侧上肢畸形统称为 Poland 综合征,即:是一侧肢体胚芽的第五周胚胎发育的第二个阶段的基因变异综合征,由于接近乳腺嵴的形成,因此这种畸形可能发生在乳腺,胸壁,胸肌,上肢和手。该综合征病发病率低,为 1∶7000 到 1∶1000000,多见于男性。该病的病因不清楚,没有家族遗传性,可能因胚胎发育的 46 天,锁骨下轴的发育异常,造成锁骨下血管及其分支的血液供应阻挡,从而影响胚胎结构的发育。

2. 临床表现　Poland 综合征的临床表现各异,几乎很少在一个患者都表现出来。一般是单侧发生,常常发生于右侧。表现为乳房、乳头萎缩或缺失,胸肌缺失,胸壁畸形,上肢畸形,较常见的畸形是乳房外形的不全伴部分下分胸肌的缺损畸形。对于女性,由于部分或完全缺失胸大肌,表现为腋前皱襞的消失;这种非自然的外观要想隐藏是非常困难的。文献报道发现该综合征与黑素沉着斑有关。因为乳腺和黑素细胞都是来源于外胚层。乳腺异常萎缩和高色素沉着可能均来自于此胚芽层。表现为一侧胸壁和(或)乳腺萎缩,伴有高色素沉着斑,没有恶变倾向,故患者一般不要求对高色素沉着斑治疗。

尽管在 Poland 综合征的患者,乳腺发育不良,但仍然有文献报道发生乳腺癌。对于这种患者,虽然有解剖变异,但前哨淋巴结活检技术仍然可以采用。还有并发白血病的报道。

3. 治疗　由于这种疾病的表现各异,因此对这种患者的治疗往往会根据患者的不同表现采取不同的手术方式。多数患者对功能上的胸前肌肉缺乏和小乳房并不感到尴尬,只有一些严重的病例如胸廓或前肋缺失造成形态的畸形,表现为吸气时肺形成疝,呼气时胸壁形成深的凹陷腔,不论在形态和情感上都影响了患者的生活质量,才要求进行手术治疗。

手术目的包括以肌瓣覆盖的胸壁修复和乳房重建。常用的方法有假体,带蒂皮瓣和游离皮瓣,以及肌皮瓣都可以应用。

在制定手术方案中,Hurwitz 建议术前 CT 加三维重建对胸壁和乳房重建的手术方式选择有重要的帮助。

对该病的外科治疗程序应包括以下几个方面:

(1)带游离背阔肌或外斜肌瓣的骨膜下移植片。

(2)自体分离肋骨移植物。

(3)带骨膜的分离肋骨移植物。

(4)异种骨移植物。

(5)取对侧胸壁肋骨移植物用于患侧,再用金属网片固定。

(6)用常规乳房假体和胸壁假体修复困难病例。

Schneider 等推荐采用一步法修复 Poland 综合征的患者。他们采用背阔肌肌皮瓣修复胸壁和乳房的缺失,较以前传统方法,有明显的优势,并发症更低,美容效果更好的优势。近年,开始将内镜技术应用于该手术。

第二节 巨乳症(乳房肥大症)

乳房的发育受下丘脑—垂体—卵巢轴的影响。它们的生理和病理变化,影响促性腺激素释放激素、卵泡刺激素、黄体生成素、雌激素孕激素的变化,从而影响乳腺的增生,激素水平的过高可诱发乳房肥大。

乳房肥大的分类:①乳房早熟。②青春期乳房肥大。③药物性乳房肥大。④妊娠性乳房肥大。

一、乳房早熟

乳房早熟是指 8 岁以下女孩在缺乏任何性成熟标志的情况下,乳房的单纯发育。关于其病因仍然存在争论。Wilkins 等推测乳房早熟与乳腺组织对雌二醇,雌酮的敏感性提高有关;也有研究认为与促黄体生成素和促卵泡雌激素的轻度增高有关,但也有研究未发现该现象,其下丘脑—垂体轴是正常的。对于该类患者,不需特殊处理,一般采取观察方法,检测其性激素水平至成年期,多数患儿激素水平可恢复正常水平。

二、青春期乳房肥大

青春期乳房肥大是青年女性青春期发育后比较常见的表现。这种临床表现是由于这种女性乳房在青春期发育后,仍继续生长。多数为双侧,也有单侧报道。

1.病因 多数观点认为青春期乳房肥大是由于血浆雌酮或雌二醇水平增高所致,但是,通过各种催乳激素的检测,并没发现其与乳房肥大有关。有推论认为由于靶器官组织如导管上皮,胶原和基质有雌激素受体存在,对催乳激素如雌激素,孕激素高度敏感,继而促进乳房的发育。

2.治疗 由于乳腺肥大与激素的高敏感性有关。有学者推荐使用抗雌激素药物去氢孕酮和甲羟孕酮治疗青春期乳房肥大,但效果不佳。亦有报道认为使用雌激素受体拮抗剂他莫昔芬可能更有效,但 Bromocriptine 用于治疗青春期乳房肥大,亦未成功。

目前的观点认为乳房缩小整形术是青春期乳房肥大治疗的主要手段。乳房缩小整形术的适应证主要依据体格检查乳房肥大者，患者对肥大的乳房感觉不适，下垂感明显，慢性背部疼痛，颈部僵硬，乳房下皱襞反复糜烂，同时结合患者个体对美学的要求决定是否有手术指征。

（1）手术目前准备

1）术前常规乳房 X 线检查，超声检查，排除乳房肿瘤性病变。

2）整形外科医生与患者充分沟通，了解患者通过乳房缩小整形手术后，期望达到的效果，同时也要向患者介绍手术的目的，手术方式选择，手术后切口瘢痕的位置，需要多长时间恢复，手术中和手术后可能出现的风险和并发症，手术可能达到的预期效果等，使患者对本次乳房缩小整形手术有充分的理解。

3）对于正在服用抗凝剂的患者，要求至少停止服用 1 周以上。

（2）乳房缩小整形手术的方式：一个成功的乳房缩小整形手术应该包括以下几方面：①重新定位乳头乳晕复合体。②乳房皮肤，脂肪，腺体组织体积减少。③缩乳术后的乳房切口瘢痕应尽量小，隐蔽，形状稳定、持久。

乳房缩小整形术有多种方式，目前应用最多的是"T"切口的乳房缩小整形术和短垂直切口乳房缩小整形术。采用何种方式与乳房体积和乳房下垂的程度，以及整形外科医生对该项技术掌握的熟练程度密切相关。一般而言，乳房肥大中度以下，切除乳房组织体积不多，乳房下垂不严重者，可以选择短垂直切口乳房缩小整形术；如果乳房肥大中度以上，乳房下垂明显者，皮肤松弛者，或需切除上组织者，建议选用"T"切口的乳房缩小整形术。

1）短垂直切口乳房缩小整形术（Lejour 技术）：

手术步骤：外科标记——皮下注射浸润——去表皮化——吸脂——切除部分腺体，形成新的乳房。

①外科标记：A. 要求患者站立位，标记胸骨中线和乳房下皱襞；B. 确定术后乳头的位置，一般据胸骨上凹 21～23cm。注意：一定避免术后新乳头位置过高，因此在设计新乳头位置时要相对保守；C. 在乳房中份从乳房下皱襞垂直向下标记乳房中线；D. 根据缩乳的大小，标记乳晕两侧垂直线，并在乳房下皱襞上 2cm 汇合；E. 新的乳晕周径可依据公式计算：周径＝$2\pi r$，并利用 Lejour 技术在新的乳晕周围标记一个像清真寺顶的半弧形并于两侧垂直线交叉；F. 标记包括乳头、乳晕的上蒂。②皮下乳房注射浸润：全身麻醉后，取半卧位，消毒铺巾，除带蒂乳头瓣外，注射含肾上腺素的生理盐水，以利于手术剥离和减少术中出血。③去表皮化：去表皮化包括乳头晕上方和下方 5～6cm 范围。④吸脂术：主要针对那些脂肪多的病例，通过吸脂术，可以减少乳房体积，改善乳房外形，同时有利于蒂的包裹。⑤切除部分腺体，形成新的乳房：外科手术切除腺体包括乳房下分和乳房后分的组织，以达到双乳对称。

2）"T"切口的乳房缩小整形术：该手术有各种技术的带蒂保证乳头，乳晕复合体的血供，包括垂直双蒂，垂直单蒂，侧方单蒂等。垂直双蒂对乳房下垂，胸骨上凹与乳头距离大于 30cm 以上患者更适用。多数情况下，采用上方单蒂就可达较好的美容效果。

（3）并发症

1）近期并发症：①血肿或血清肿：血肿形成的原因包括：术前使用抗凝剂，如阿司匹林（建议术前 1 周要停药），手术剥离范围宽，切除组织量大，手术止血不彻底引流安置不当，致引流不畅等。血肿的表现：主要的症状是疼痛，体征为双乳房不对称，肿胀，触痛，乳房淤斑。时间超过 1 周者,多形成血清肿。血肿的处理:小血肿,在局部麻醉下,注射器抽吸。大的血肿,必须在手术室拆除缝线,清除血肿,止血,重新安置引流管引流。②切口裂开:发生率约为 10％～15％,切口裂开的原因包括:缺血,感染,皮肤张力过高,脂肪液化等。切口裂开的处理:创面换药,引流,如果是感染引起,全身和局部使用抗生素。创面小、浅,会在短期内愈合;如果创面大、深,可能换药时间长达数月。二期愈合后,瘢痕较大。③皮瓣缺血和坏死:主要与皮瓣的设计有关,手术时避免切口张力过大。如果关闭切口时,张力高,建议切除蒂部部分乳腺组织。通常外侧皮瓣由于供血距离远,更容易发生缺血。如果只是轻微的缺血,一般不需要特殊处理;皮肤的坏死多见于 T 型切口的三角部位和切口的边缘,因其张力大,距离供血最远。小的坏死,通过换药二期愈合,大的坏死则需要植皮处理。④急性蜂窝组织炎:感染致病菌多为肺炎链球菌和金黄色葡萄球菌,但也有院内感染所致的 G 阴性球菌或厌氧菌的感染。表现为红、肿、痛,发热、寒战等。如果有分泌物,应首先进行细菌培养,明确感染类型。在不能明确感染源时,使用一代或二代头孢菌素抗感染治疗。对于反复发生蜂窝组织炎患者,应注意是否有异物存在,不能通过临床体检发现者,建议做磁共振(MRI)检查,明确异物的部位,通过手术取出异物。⑤乳头乳晕复合体缺血,坏死:多数乳头乳晕复合体的缺血坏死是由于静脉回流障碍,静脉淤血造成,只有少数是由于动脉血供障碍所致。多数情况在术中就发现有静脉充血,这时应迅速松解,检查是否带蒂瓣扭转,是否蒂太厚,或是否有足够的空间容纳带蒂的瓣。通常静脉回流障碍表现为乳头乳晕复合体充血,暗红色的静脉血自切口边缘溢出,而动脉血供障碍,则表现为乳头乳晕复合体苍白,切口无出血,但这种在术中很难发现。如果发生手术后乳头乳晕复合体的坏死,就要仔细与患者沟通,告诉其可能需要的时间较长,需要多次换药,最后二期再次行乳头乳晕重建或采用文身的方式进行乳晕修复。

2)远期并发症:①脂肪坏死:脂肪坏死常由于某一区域缺血或手术所致。表现为乳房局部硬节或块状,可于手术后数周,数月后出现。范围小的可变软,不需特殊处理。对于质地硬或范围广者,建议做超声,乳腺 X 线检查或 MRI 检查,必要时做细针穿刺活检,以排除恶性病变,消除患者疑虑心理。如果患者焦虑严重要求切除者,应尽量选用原切口手术切除,范围大可能影响乳房外观,应在手术前告诉患者,以避免医疗纠纷的发生。②双侧乳房大小,形态不对称:事实上,对所有行乳房缩小整形手术患者术后都有不同程度的大小和形态不对称。如果是轻微的,绝大多数患者都能接受,因为多数乳房肥大患者,手术前就存在不同程度的双乳不对称,相比手术前肥大乳房带来的不便,手术后的一对大小适中的乳房,以及带来的愉快心理,即使有轻度大小,形态不对称,患者还是满意的。如果双侧乳房差异较大,会给患者带来烦恼,如果是大小不对称,多数可以通过吸脂或切除组织的方式解决。如果是形态不对称,需要用手术方式校正。③乳头乳晕不对称:乳头乳晕的不对称包括大小,形态,位置和凸度,以及颜色的不对称。常见的有乳头乳晕复合体被拉长或像水滴样,这在乳房缩小手术中并不少见,还可见乳晕变大,瘢痕呈星状,增大。这主要与手术切口的选择,缝合的方式以及上移乳头距离的多少等有关,一般这种情况必须等待水肿消退,术后 6 个月后再行处理。④乳头内陷:乳头内陷往往是由于乳头后方的组织太薄,不足以支撑乳头。处理的方法就是尽量保证乳头后分有足够的组织支撑。

三、药物性乳房肥大

药物诱发的乳房肥大被报道与 D 青霉素胺有关,它发生于青春期或成熟的乳房。虽然病因清楚,但发病机制不清。Desai 推测 D 青霉素胺影响性激素连接蛋白,从而使血循环中游离雌激素水平升高,但对患者的月经功能没有影响。

Cumming 使用达那唑(具有弱孕激素、蛋白同化和抗孕激素作用)通过干扰乳腺实质的雌激素受体敏感性抑制乳腺的增长。Buckle 还将该药用于男性乳房肥大的治疗。

四、妊娠性乳房肥大

1. 病因和流行病学　妊娠性乳房肥大是一个非常少见的疾病,高加索白人妇女发病多见。目前病因不清楚,可能与激素的水平异常,组织的敏感性增高,自身免疫,恶性肿瘤等有关。文献报道认为与激素的变化有关,认为妊娠时,体内产生大量雌激素,同时,肝脏代谢功能的异常对雌激素的灭活能力下降可能是妊娠期乳房肥大的原因。

2. 临床表现　该病发生于妊娠开始的几个月,多为双侧发生,亦有单侧发生的报道。乳房的增大达正常的数倍,患者往往难以承受。乳房变硬,水肿,张力高,静脉怒张,可出现橘皮样变病征。由于乳房迅速增大,皮肤张力增高,造成血供不足,引起乳房皮肤溃疡,坏死,感染和血肿发生。

3. 治疗　妊娠性乳房肥大是一个自限性疾病,多数不需治疗,一般在分娩后,乳房会缩小到正常乳房大小。因此建议这部分患者佩戴合适的乳罩,保持皮肤清洁。对于有严重疼痛症状,皮肤严重感染,坏死,溃疡无法控制者,可以采用缩小乳房手术或双侧乳房切除,行Ⅱ期乳房重建术。

第三节　男性乳房发育症

一、流行病学

人类乳腺发生是从胚胎第 6 周或体长达 11.5mm 时开始,先在躯干腹面两侧由外胚叶细胞增厚形成乳腺始基,然后转向腹侧,除在胸部继续发育外,他处萎缩消失。出生后 2~10 天内,受母体与胎盘激素的影响,乳腺可以出现增大,甚至有类似母亲的初乳样乳汁泌出,但 2~3 周内消失,乳腺转入静止状态,在性成熟以前,男女乳腺均保持此种静止状态。在性成熟开始时期,女性乳腺开始继续发育,男子乳腺终生保持婴儿时期的状态,如果男子乳房持续发育不退,体积较正常增大,甚至达到成年妇女的乳房体积,被称为男性乳房发育症(gynecomastia,GYN),又称男性乳腺增生症或男子女性型乳房。GYN 是男性乳房常见的病变之一,可发生于任何年龄组。Gunhan-Bilgen 报告 10 年来收治的 236 例男性乳房疾病,GYN 206例,占 87.3%。新生儿 GYN 发病率 50% 以上,青春期约为 39%,也有高达 50%~70% 的报告,老年发生率较高,在 50~69 岁的住院男性中高达 72%。

二、病因

GYN 可以分为生理性乳房肥大和病理性乳房肥大,其中,生理性乳房肥大可以细分为新生儿乳房肥大、青春期乳房肥大和老年乳房发育症,它的病因不明,多数人认为与内分泌的不平衡、雌/雄激素比例失调,以及乳腺组织对雌激素的高度敏感有关。病理性乳房肥大多是因为睾丸、肾上腺皮质、脑垂体、肝脏、肾脏等部位的病变引起内分泌激素的失调或与激素有关的改变有关。但是,临床上大多数患者并无明确病因,被认为是特发性疾病。

三、临床表现及分级标准

乳房增大为其特点。根据不同的病因,发育的乳房可以呈单侧增大、双侧对称性或不对称性增大。GYN 的分级标准最常用的为 Simon's 分级标准,Ⅰ级,轻度乳房增大,没有多余皮肤;ⅡA 级,中等程度的乳房增大,没有多余皮肤;ⅡB 级,中等程度的乳房增大,伴有多余皮肤;Ⅲ级,显著的乳房增大伴明显的多余皮肤,类似成年女性乳房。根据此分类法,外科医生可以在术前决定手术应采取何种切口,以及术中切除乳腺后是否切除多余皮肤。对Ⅰ和ⅡA 类患者去除乳腺组织后,无须切除皮肤。对ⅡB 类患者,如果患者年轻且皮肤回缩性较好,在去除乳腺组织和脂肪组织后无须切除多余的皮肤;反之,如果患者年龄较大且皮肤回缩性较差,在去除乳腺组织和脂肪组织后就需要切除一定量的皮肤。对Ⅲ类患者在去除乳腺组织和脂肪组织后,需切除一定量的皮肤以保证患者术后胸部外形恢复良好。此外,按乳腺组织中乳腺实质与脂肪组织的比例分类,GYN 可分为以下三种:①增大的乳房以乳腺实质的增殖为主。②增大的乳房以脂肪组织的增殖为主,多见于肥胖的男性减肥后出现的乳房增大。③增大的乳房中乳腺实质和脂肪组织均有增殖。根据此分类法,外科医生可以在术前决定患者需要采取何种手术方式。以乳腺实质增殖为主的 GYN 需要采用锐性切除的方法去除乳腺实质,再辅以吸脂术改善胸部外形;增大的乳房以脂肪组织增殖为主的,可采用吸脂加锐性切除的方法治疗,也可以单纯用吸脂的方法治疗。乳腺实质和脂肪组织均有增殖的 GYN 需要同时采用吸脂法和锐性切除的方法。因为单纯靠术前查体,难以准确区分乳腺实质和脂肪组织的确切比例,所以必须结合病史综合考虑,方可决定采取何种手术方式。

四、治疗

对男性乳房发育症的治疗,首先要查明原因,对症治疗。部分患者不经治疗,增大的乳房可以自行消退,如特发性男性乳房发育、青春期男性乳房肥大,无须特殊处理。由药物引起者,只要停药也可以随之消退。

1.病因治疗　如已明确诊断,可除掉病因。营养缺乏引起者,可行补充营养的治疗。肝病引起的或各种内分泌紊乱所致者,可针对各种病因进行治疗。对肿瘤性男性乳房发育者,有效的肿瘤治疗才是关键。

2.激素治疗　对于睾丸功能低下者可试用睾酮治疗,肌注丙酸睾酮,每周 2～3 次,每次 25～50mg,或甲睾酮舌下含用,每次 10～15mg,每天 2～3 次。但是,激素治疗对于乳房明显增大者不易使其乳房恢复原状。多数学者认为此疗法效果不肯定,而且易引起副作用,主要是因为雄性激素在体内能够转化为雌激素,导致治疗失败,故不主张长期以此药为主的治疗。雌激素拮抗剂,如他莫昔芬对多数男性乳房肥大者有明显疗效,可以应用 10mg,每日 1～2 次。

3.男性乳房发育症的手术治疗

(1)手术指征:多数患者通过性激素相关的药物治疗可以得到一定程度缓解,部分病例由于乳房较大、病期较长、药物治疗疗效不明显,以及肿大的乳房对患者造成了严重的心理负担,此类患者需要手术治疗。对于男性乳房发育症的手术指征,蔡景龙等总结为:①乳腺直径 >4cm,持续 24 个月不消退者。②有症状者。③可疑恶性变者。④药物治疗无效者。⑤影响美观或患者恐惧癌症要求手术者。在我们的临床工作中发现，虽然多数青春期生理性男性乳房发育可自行消退，但部分患者随着病程的延长，增生腺体可被纤维组织和玻璃样变所替代，即使病因去除或予以性激素相关药物治疗后发育乳房也不能完全消退，此类患者需要手术治疗。

（2）传统手术方法：锐性切除法的切口多选择在乳晕内、乳晕周围、腋窝等瘢痕小而隐蔽的部位。但该法在手术后易出现皮下血肿、积液、乳头坏死及乳头感觉障碍等并发症。手术切口的部位或方式包括：①放射状切口：在乳晕上以乳头为中心作放射状切口。②经腋窝切口：在腋顶作一长约 2cm 的横行切口。此两种切口仅适合于乳房较小且无皮肤松弛的患者。③乳晕内半环形切口：在乳晕内设计乳头上方或乳头下方的半环形切口，具有暴露好、瘢痕小、可以去除多余皮肤等优点。④晕周（晕内）环形切口：在乳晕内或其周围作环形切口，用"剥苹果核"技术（applecoring technique）切除乳腺组织，仅在乳晕下保留一圆形乳腺组织，使乳头与胸壁相连，用剪刀同心圆修整多余的皮肤，重建乳房和胸壁外形。这种切口显露较好，去除乳腺组织彻底，较少发生乳头坏死等并发症，手术后瘢痕较小。⑤乳房双环形切口：乳房双环形切口线内环位于乳晕内，以乳头为中心作直径 2.0～3.0cm 的环形切口；外环在乳晕外乳房皮肤上，与内环平行，内环和外环之间的距离根据乳房的大小而定，一般 1～5cm。乳头乳晕真皮乳腺蒂位于乳头外上部，宽度为乳晕周径的 1/3～1/2，呈扇形，双环之间的部分应去表皮。术中除保留内环内的乳头、乳晕皮肤和 0.8～1.0cm 厚的乳头乳晕外上真皮乳腺蒂外，彻底切除乳腺组织，止血后在外环切口上对称性做多个小"V"形切口，对边缝合，或荷包缝合外环，缩小外环，并与内环缝合，重建新乳晕的边缘。该方法手术切除乳腺组织彻底，术后瘢痕小，乳头乳晕的血运和感觉保存好，胸部外形恢复好，适合于中重度的 GYN 患者。Coskun 等报告，Simon I 级患者采用较低的半环形晕周切口，Simon II 级患者部分采用上述切口，部分采用改良扩大的晕周切口，有较少的并发症和较好的美容效果。Persichetti 等采用晕周环形切口，乳头乳晕上方真皮乳腺蒂，去除过多的乳腺组织后，用 2－0 的尼龙线环形荷包缝合拉紧外环使之与内环等大，内外环之间用 5－0 的尼龙线间断缝合，对中重度 GYN 恢复了良好的胸部外形。Peters 等报告应用双蒂技术治疗青春期 GYN，无、无头乳晕坏死，效果较好。姚建民等采用乳晕下缘小切口分叶切除术治疗 GYN，外观美学效果好，但不适合乳房巨大的患者。

除了传统的手术切除方法以外，目前，有部分学者采用内镜辅助治疗 GYN，Ohyama 等报告内镜辅助经腋窝切口移除腺体组织治疗 GYN，适合于大多数需外科治疗的患者。此外，超声辅助吸脂技术也被用于治疗大多数的 GYN。Rosenberg 提出，单纯使用两种不同管径的吸管抽吸治疗 GYN，具体操作为：在乳晕边缘作 0.5cm 的小切口，先用一内径为 7mm 的吸管吸除乳腺周围的脂肪组织，然后从原切口伸入内径约 2.4mm 的吸管吸除乳腺组织。但抽吸法能否去除乳腺实质尚存有争议。Reed 等认为抽吸法对于以脂肪组织增殖为主的患者可达到治疗目的，主张单独使用抽吸法治疗此类 GYN。Walgenbach 等报道了乳腺组织的超声波辅助吸脂术治疗 GYN，对腺体无破坏性作用。抽吸加锐性切除法是近年来国外比较流行的治疗方法。具体的方法有吸脂加偏心圆切口和吸脂加乳晕半环形切口乳腺组织切除法。但事实上，单纯吸脂术去除腺体不充分，术后复发率 35%，同时合用腺体锐性切除后，复发率明显降至 10% 以下。Bauer 等提出对巨大的 GYN（Simon III 级）采用吸脂和简单切除聚焦整形的方法，获得较好效果。Colonna 等比较了腺体切除、吸脂术和吸脂术联合腺体切除三种方法，认为联合方法最有效,美容效果最好。有作者认为采用先吸脂后小切口切除乳腺实质的方法,与肿胀局麻下锐性切除法相比,并不减少手术损伤。

(3)腔镜手术治疗:男性乳腺发育的标准手术为乳腺单纯切除术,该术式通常会在乳房表面遗留较为明显的瘢痕,严重影响美观;另外,如果考虑美观因素行乳晕切口,该切口势必破坏部分乳头乳晕周围血管网,影响乳头乳晕血供,增加乳头乳晕坏死几率。由于以上缺陷,使得部分患者担心手术效果甚至拒绝手术,这种矛盾的心理状况,对患者的身心势必造成严重的伤害。因此,设计一种微创且美容效果满意的手术方式对于男性乳腺发育症具有重要意义。腔镜下的乳房皮下腺体切除在溶脂吸脂的基础上建立操作空间,可应用于各种程度的男性乳房,切除腺体的同时可避免乳房表面的切口瘢痕,有良好的美容效果。

1)手术指征:对男性乳房发育症病例行腔镜下乳房皮下腺体切除手术选择标准是:①术前彩超检查发现乳房内有明确的腺体成分。②乳房最大直径>5cm,Simon's 分级ⅡB级以上,持续 1 年以上者。③术前检查未发现引起乳房发育的直接原因,或行抗雌激素药物及其他药物治疗 3 个月以上无明显疗效。④乳房表面无手术或外伤引起的较大瘢痕。

2)腔镜乳房皮下腺体切除术的麻醉及术前准备:术前准备无特殊要求,由于全腔镜下的乳房皮下切除需要用充气法建立操作空间,充气压力需要在 8mmHg 以上才能形成足够的气压以维持空间需要,局麻下多数患者不能耐受。在进行良性肿瘤的切除过程中对切除腔隙的充气观察表明,多数患者在局麻下不能耐受 7mmHg 以上的气压。因此全麻是腔镜下乳房皮下腺体切除最合适的麻醉方式。患者取仰卧位,患侧上肢外展,肩关节及肘关节各分别屈曲约 90°,并固定在头架上,调整手术台使手术侧抬高 15°~20°,可根据术中情况适当调整手术台倾斜度以利操作。

溶脂吸脂是乳房腔镜手术最重要的环节,充分的溶脂吸脂是建立足够的操作空间,完成手术的根本条件。手术开始前先用记号笔标记乳房的边界以及手术入路,标出 Trocar 进入的位置。在腋窝、平乳头水平的外侧边缘及乳房外下分别取 0.5cm 的切口 3 个,切口距乳房边缘约 2cm,经此切口采用粗长穿刺针在乳房皮下及乳房后间隙均匀注入溶脂液 500~800mL,良性疾病可适当按摩乳房,使溶脂液充分扩散,均匀分布。10~20min 后用带侧孔的金属吸引管(也可直接用刮宫用吸头)经乳房边缘外侧切口插入,接中心负压(压力为 0.03~0.08MPa),在乳房皮下和乳房后间隙充分吸脂,皮下吸脂时要注意在乳房皮下和乳房后间隙吸脂时吸引头侧孔尽量朝向侧面或腺体方向,避免朝向皮肤和胸大肌表面,避免猛力或暴力吸刮,溶脂时间不足或过长均不利于充分抽吸脂肪。吸脂完成后可于腔镜下检查空间建立情况,如发现吸脂不够充分特别是在 Trocar 进入径路上空间建立不充分,可重复吸脂操作,直至达到形成满意的操作空间。充分的溶脂、吸脂可简化手术操作。溶脂不充分时会增加手术难度,延长手术时间。但是,过分的吸脂会导致术后胸壁塌陷,不利于美观,所以,在有利于操作的前提下,尽量保留脂肪也是必须的,手术医生要在两者之间寻求平衡。

溶脂液配制:灭菌蒸馏水 250mL+注射用生理盐水 250mL+2%利多卡因 20mL+0.1%肾上腺素 1mL,按以上比例配成溶脂液。

3)腔镜乳房皮下腺体切除术的手术步骤:经前述切口分别置入 3 个 5mm Trocar,充入 CO_2,建立操作空间,维持充气压力在 8~10mmHg 之间。腋窝 Trocar 为腔镜观察孔,其他两个为操作孔;切除外下部分腺体时为方便操作,可换乳房外下 Trocar 作为腔镜观察孔。经充分吸脂后腺体表面只有 Cooper 韧带和乳头后方的大乳管及腺体与皮肤和乳头相连,而乳腺后间隙只有 Cooper 韧带与胸大肌筋膜相连,另腺体边缘尚与周围筋膜有部分连接。

手术时先将腔镜置入皮下间隙,进行腺体前方的操作,在腔镜监视下用电凝钩切断腺体与皮肤相连的 Cooper 韧带;为避免破坏乳晕皮下的血管网,保护乳头乳晕血供,游离皮瓣到乳头乳晕后方时对于初学者可改用超声刀操作,并于乳晕处以粗线缝合一针,以该缝线垂直向上牵引乳头乳晕,以超声刀分次切断乳头后方与腺体连接的乳管及腺体,全部完成腺体与皮肤及乳头乳晕的游离;对于能熟练应用微创电钩操作技术的术者可采用电钩完成全部操作。完成皮下间隙的分离切割后,继续进行乳腺后间隙的解离,将腔镜置于乳房外下缘皮下间隙,找到吸脂时建立的后间隙入口,采用电凝钩先切断部分乳房外下缘腺体与边缘组织附着处的筋膜,扩大后间隙入口,于腔镜监视下充分游离乳房后间隙,用电凝钩切断连接腺体后方与胸大肌筋膜的 Cooper 韧带及连接腺体边缘与周围筋膜的组织,直至完成全部腺体与周围组织之间的游离。术中如遇有较大血管时用电凝或超声刀止血。容易出血的部位主要是乳房内侧腺体边缘,尤其是第二肋间常有较大的肋间血管穿支,此处时采用电凝操作时需小心止血。

切除腺体后延长腋窝切口取出腺体,在乳房残腔内皮下放置引流管一根自乳房外下切口引出并固定。对于原乳房体积较大者,因腺体切除后乳房皮肤较松弛易导致乳头偏移,术后应适当调整位置,适度包扎固定乳头以避免其偏离正常位置,并使两侧对称。敷料包扎应暴露乳头、乳晕,以利于术后观察乳头乳晕血供情况。

总结腔镜乳房皮下腺体切除技术要点为:①在腋窝和腋中线后方较隐蔽处做切口为 Trocar 入口,且要离开腺体边缘 1cm 以上,以方便进行外侧腺体边缘的游离。②3 个切口之间的距离应尽量取大一些,以避免腔镜手术器械术中的相互干扰。③建立良好操作空间是顺利完成手术的前提,因此必须通过充分的溶脂和吸脂以去除腺体表面和乳房后间隙的脂肪,且维持 CO_2 充气压力在 $8\sim10mmHg$ 之间,以获得良好的操作空间。④切断乳头乳晕下方的腺体及大导管时应谨慎处理,必要时采用超声刀分次操作以避免破坏乳晕皮下的血管网,保护乳头乳晕血供。

4)术后观察和处理:术后 24h 内密切观察患者生命指征;引流管持续负压吸引,保持引流管通畅,定期观察并记录引流物的性质和引流量,引流量每日 $<10mL$ 后拔除引流管。术后适当补液并维持水、电解质和酸碱代谢平衡,根据病情需要围术期适当给予抗生素及止血药。同时注意术后不同时期双侧乳房正侧位照相并作为资料留存。

术后较常见的并发症包括:皮下气肿、高碳酸血症、术后出血、皮瓣和乳头、乳晕坏死、皮下积液、乳头功能障碍。当采用 CO_2 充气方式建立操作空间时,气腔压力过大可能造成手术区以外的皮下气肿,严重时皮下气肿可发展到颈部甚至发生纵隔气肿压迫静脉。动物实验和临床手术实践表明,皮下 CO_2 充气压力保持在 $8\sim10mmHg$ 是安全的。手术时应随时注意充气压力以避免压力过高造成手术区以外的皮下气肿。良好的正压通气可保证体内过多的 CO_2 排出而不至于发生高碳酸血症。但目前乳腺腔镜手术仍需选择无严重心肺疾病、心肺功能正常患者,同时术中应常规监测,保持动脉血氧分压(PaO_2)及二氧化碳分压($PaCO_2$)等血气指标在正常范围,避免出现高碳酸血症。

术后出血是任何外科手术较常见的并发症。但由于腔镜皮下腺体切除术前应用了含肾上腺素的低渗盐水进行溶脂,术中主要采用电凝或超声刀操作,术中腔镜的放大作用也可及时发现并处理出血,避免遗漏活动性出血点。因此腔镜手术的术中出血量一般均少于常规手术,并很少出现术后出血的并发症。术后注意观察引流情况,如术后引流管内持续有鲜红血液渗出,并影响患者的血压时,应果断手术止血,可在原切口打开,插入腔镜,反复冲洗清除积血,找到出血点妥善止血。术后少量的出血可通过引流管注射肾上腺素盐水、加压包扎以及止血等措施得到有效处理。西南医院乳腺中心在 2003—2009 年完成的 500 余例腔镜皮下腺体手术中仅有 1 例术后出现较多的出血行二次手术止血。

皮下全乳腺切除术后发生乳头、乳晕坏死常是因血运障碍引起。术中要特别注意保护真皮下血管网。因此对于良性疾病的腔镜皮下腺体切除时要尽量保留较厚的皮瓣,在处理乳头乳晕后方的大乳管时应避免用超声刀或电刀在高功率状态下长时间持续操作,以免引起乳头乳晕部位组织或血管网的损伤。

单纯腔镜乳房皮下腺体切除后皮下积液少见,其发生与乳房体积过大,腺体切除后皮肤冗余形成皱褶,引流管无负压、堵塞或过早拔除,术野有小出血点持续出血等原因有关。当乳房体积过大,术后有皮肤冗余形成皱褶时,应于包扎时适当调整并固定皮肤位置,并可于皮下放置双引流管。彻底止血,术后确保引流管负压及通畅,选择适当时机拔引流管均可预防术后皮下积液。

五、预后

本病虽可以由多种病因引起,但预后都较好,恶变较少。青春期男性乳房肥大随着青春期的进展会自行消退。老年性乳腺肥大在药物治疗后,一般在 1 年内消退,少数患者乳内留有小的硬结,有疑癌变者可行切除。继发性乳房肥大者,多在病因去除后消退。

第四节　乳腺感染性炎症

乳腺炎是指乳腺的急性化脓性感染,是产褥期的常见病,是引起产后发热的原因之一,最常见于哺乳妇女,尤其是初产妇。哺乳期的任何时间均可发生,以哺乳的开始阶段发病最为常见。患有乳腺炎会导致一系列局部和(或)全身症状,若治疗不及时或治疗不当危害性更大,乳腺脓肿就有可能穿破胸大肌筋膜前疏松结缔组织,形成乳房后脓肿;或乳汁自创口处溢出而形成乳漏;甚者可发生脓毒败血症。

一、乳腺炎的病因

1. 多因排乳不畅、乳汁淤积,致病菌侵入乳管,进一步逆行侵犯乳腺小叶及淋巴管、乳腺周围结缔组织所致。可能的原因包括:①乳头过小或内陷,妨碍哺乳,孕妇产前未能及时矫正乳头内陷,婴儿吸乳时困难。②乳汁过多,排空不完全,产妇没有及时将乳房内多余乳汁排空。③乳管不通,乳管本身的炎症,肿瘤及外在压迫,胸罩脱落的纤维亦可堵塞乳管。

2. 细菌的侵入、乳头内陷时婴儿吸乳困难,易造成乳头周围的破损,是细菌沿淋巴管入侵造成感染的主要途径。另外婴儿经常含乳头而睡,也可使婴儿口腔内炎症直接侵入蔓延至乳管,继而扩散至乳腺间质引起化脓性感染。其致病菌以金黄色葡萄球菌为常见。

二、乳腺炎的临床表现及分期

1. 乳腺炎的临床表现　急性乳腺炎在开始时患侧乳房胀满、疼痛,哺乳时尤甚,乳汁分泌不畅,乳房结块或有或无,全身症状可不明显,或伴有全身不适,食欲欠佳,胸闷烦躁等。然后,局部乳房变硬,肿块逐渐增大,此时可伴有明显的全身症状,如高热、寒战、全身无力、大便干燥等。常可在4~5日内形成脓肿,可出现乳房搏动性疼痛,局部皮肤红肿,透亮。成脓时肿块中央变软,按之有波动感。若为乳房深部脓肿,可出现全乳房肿胀、疼痛,高热,但局部皮肤红肿及波动不明显,需经穿刺方可明确诊断。有时脓肿可有数个,或先后不同时期形成,可穿破皮肤,或穿入乳管,使脓液从乳头溢出。破溃出脓后,脓液引流通畅,可肿消痛减而愈。若治疗不善,失时失当,脓肿就有可能穿破胸大肌筋膜前疏松结缔组织,形成乳房后脓肿;或乳汁自创口处溢出而形成乳漏;严重者可发生脓毒败血症。急性乳腺炎常伴有患侧腋窝淋巴结肿大,有触痛;白细胞总数和中性粒细胞数增加。

2.临床将乳腺炎分为急性炎症期和脓肿形成期,两阶段特点如下:

(1)急性单纯乳腺炎初期主要是乳房的胀痛,局部皮温高、压痛,出现边界不清的硬结,皮肤红、肿、热、痛,可有患侧腋窝淋巴结肿大、压痛,全身发热等症状。辅助检查血常规见白细胞和(或)中性粒细胞计数升高。这种单纯性的乳腺炎若经过及时干预症状往往可以得到控制。

(2)脓肿形成期患者全身发热等症状进一步加重,局部组织发生坏死、液化,大小不等的感染灶相互融合形成脓肿。患侧乳房的肿胀疼痛加重,可出现跳痛;浅表脓肿可触及波动感,辅助检查血常规见白细胞和(或)中性粒细胞升高,乳腺 B 超检查可见脓肿形成,注射器穿刺抽吸待抽出脓液或涂片中发现白细胞来明确脓肿的诊断。亦有患者未能及时治疗,脓肿破溃后乳汁从疮口溢出,久治不愈形成乳漏,严重时可合并败血症。这种情况必须去医院进行抗感染治疗或脓肿切开引流。

三、乳腺炎的早期治疗

早期乳腺炎,乳房有红、肿、热、痛但尚未形成脓肿时,可采取以下方法预防性治疗:

1.局部治疗

(1)手法排乳:急性哺乳期乳腺炎发生时乳汁淤积于整个乳房,尤其以肿块形成部位严重,而普通吸奶器只能吸空乳头、乳晕部位乳汁,对象限内淤积的乳汁及肿块无效,手法排乳可有效促进乳汁排出、促使肿块变软、缩小、消失,临床症状缓解迅速,且不必停止哺乳。具体方法:①术者洗净双手,患者清洗并可热敷患侧乳房 5~10 分钟。②患者取平卧位、暴露乳房,术者立于患乳一侧。③先轻挤乳头、乳晕,将挤出的少量乳汁涂抹于乳腺皮肤避免排乳时皮肤损伤。④术者双手交替,用手掌的大小鱼际肌及五指指腹以环行姿势轻揉按摩乳房,自乳房根部向乳头乳晕部按摩推拿,开始时手法轻柔,乳汁流出后稍加用力,肿块部位稍加用力,直至乳管通畅,肿块变软为止。⑤在肿块变软、缩小、消失后,无乳头破损、溃疡者应继续哺乳,而且哺乳时先吸吮患乳以保持乳汁通畅,避免炎症肿块复发,有乳头破损、溃疡者应暂停哺乳,给予局部治疗。

(2)局部 TDP 理疗等,可改善局部血液循环,减轻炎症反应。

2.抗生素的应用 由于急性哺乳期乳腺炎致病菌多为金黄色葡萄球菌,故首选抗生素为青霉素。急性炎症期症状轻者可口服每次 0.5g,3 次/日,急性炎症期出现全身症状及脓肿形成期应静脉滴注每次 800 万～960 万 U,1 次/日,并与解热镇痛等对症处理及支持治疗。

3.乳腺炎的外科治疗

(1)注意清洁:早期注意休息,暂停患者乳房哺乳,清洁乳头、乳晕,促使乳汁排出(用吸乳器或吸吮),凡需切开引流者应终止哺乳。

(2)使用药物回乳:停止患侧哺乳,以吸乳器吸出乳汁。可适当使用回乳药物:如炒麦芽、维生素 B$_6$ 片、己烯雌酚片或溴隐亭片等。

(3)使用抗生素:为防治严重感染及败血症,根据细菌培养及药敏结果选用抗生素治疗。哺乳期妇女是一类特殊人群,几乎所有药物都能够通过血浆乳汁屏障进入乳汁,因此应用抗菌药物时必须严格考虑对哺乳儿有无不良影响。

(4)热敷:局部热敷,或用鲜蒲公英、银花叶各 60 克洗净加醋或酒少许,捣烂外敷。用宽布带或乳罩托起乳房。

(5)口服止痛药物:对疼痛剧烈、痛觉耐受力低患者可在输注抗生素治疗同时给予对症镇痛处理,可以缓解患者紧张情绪,提高治疗依从性。

(6)切开排脓:已形成明确乳房脓肿者,应立即切开排脓,必要时放置外引流。切口应与乳头成放射方向,避开乳晕。乳腺后脓肿或乳房下侧深部脓肿,可在乳房下皱襞皮肤处作弧形切口或对口引流,以利脓液排出。

结合上述治疗方法,治疗过程中还应鼓励患者尽量保持良好的心态,以积极配合治疗,往往可以获得较高的治疗依从性,缩短总体治疗时间。

四、乳腺炎的预防

预防急性哺乳期乳腺炎的发生应从妊娠后期开始,至整个哺乳期结束。

1.妊娠后期应每周清洗乳房、乳头至少 2～3 次,保持乳头清洁。

2.若有乳头内陷者,应提前向外牵拉,使之突出,情况严重者应在怀孕前行乳头、乳晕矫形手术。

3.哺乳期应保持心情愉快,合理进食,适量营养,充足睡眠。

4.哺乳应注意卫生,保持身体清洁,每次哺乳前后均应使用温热水洗净双手和乳房,尤其是乳头、乳晕,以免污染乳汁,防止细菌由乳头进入乳腺组织形成乳腺炎。

5.按需哺乳,形成规律,养成正确的哺乳姿势和哺乳习惯。哺乳时应让婴儿将乳头及大部分乳晕含吮在口内,使之有效地吸吮,充分吸空双侧乳腺各叶内的乳汁。若乳汁有剩余,可用吸奶器吸空乳房以避免乳汁淤积,不要让婴儿含乳头睡觉,要预防和及时治疗婴儿口腔炎症。

6.避免长时间婴儿含吮乳头,以免乳头皮肤发生破损、溃疡,若乳头已有破损、溃疡应暂停哺乳,并用吸奶器吸空乳汁,乳头可局部外涂红霉素软膏等治疗,创口愈合后继续哺乳。

7.睡眠时应采用仰卧或侧卧位,怀抱婴儿及其他物品时均应避免压迫乳房以免损伤乳腺导管以致排乳不畅,乳汁淤积。

8.佩戴合适胸罩,穿着松紧适度内衣。

第五节　乳腺良性肿瘤

乳腺是体表器官,表面覆盖皮肤、皮下脂肪,腺体本身由导管上皮、腺上皮、小叶间纤维组织及脂肪组织构成。其中任何一种组织都可能发生良性肿瘤。如皮肤乳头状瘤、皮脂腺腺瘤、皮下脂肪及小叶间脂肪发生的脂肪瘤、乳腺导管上皮或腺上皮增生引起导管内乳头状瘤及腺瘤、上皮组织和纤维组织同时增生形成的纤维腺瘤。这些乳腺良性肿瘤均是女性常见的肿瘤,据统计乳腺良性肿瘤的发生率仅次于乳腺增生症和乳腺癌,占第三位。

一、乳腺纤维腺瘤

乳腺纤维腺瘤(fibroadenoma of breast)是由纤维组织和上皮组织异常增生所致的良性肿瘤。是青年女性中最常见的乳腺良性肿瘤,约占乳腺良性肿瘤的3/4,多发生在卵巢处于功能活跃时期的20～35岁青年女性,绝经后女性少见。

（一）病因及病理

乳腺纤维腺瘤的发生与机体雌激素水平过高及局部乳腺组织对内分泌激素（雌激素）反应过于敏感有关,故常伴有乳腺小叶的其他增生性变化。大体观察:肿瘤多呈圆形或椭圆形,有完整包膜。直径约1～3cm,也可大于10cm。表面光滑、结节状、中等硬度、质韧、与周围乳腺组织分界清楚。切面质地均匀,灰白或淡粉色,稍外突。当其上皮成分丰富时,切面呈淡粉红色,质地偏软;镜下观察:根据肿瘤中纤维组织和腺管结构之间的关系,一般将乳腺纤维腺瘤病理类型分为以下五型:①向管型(管内型):主要为腺管上皮下结缔组织增生形成的肿瘤,上皮下平滑肌组织也参与肿瘤的形成,但无弹性纤维成分。②围管型(管周型):病变主要为腺管周围弹力纤维层外的管周结缔组织增生,弹力纤维参与肿瘤形成,但无平滑肌成分,亦不成黏液变性。③混合型:同时存在向管型及围管型两种病变者。④囊性增生型:腺管上皮和上皮下或弹力层外结缔组织增生而形成。⑤分叶型:基本结构似向管型纤维腺瘤,上皮下纤维组织从多点突入高度扩张的管腔,但不完全充满,因此无论用肉眼观察及镜下检查均呈明显分叶状。

（二）临床表现

患者常无意中发现乳房肿块,无疼痛、压痛及乳头异常分泌物。肿块好发于乳腺外上象限。常为单发,亦有多发者。肿块多成圆形、卵圆形或扁形,表面光滑,质地坚韧,边界清楚,与表皮或胸肌无粘连,活动度大,触之有滑动感。腋下淋巴结无肿大。肿瘤增长速度很慢,数年或数十余年无变化。如果静止多年后肿瘤突然迅速增大,出现疼痛及腋窝淋巴结肿大,要高度怀疑恶变。根据肿瘤临床表现又可分为:①普通型纤维腺瘤:此型最多见,瘤体小,生长缓慢,一般在3cm以下。可发生于乳腺各个部位,以外上象限为主。大多为单发,也可多发。②巨纤维腺瘤:此型多见于青春期和40岁以上女性。特点是生长迅速,短时间可占据整个乳房,肿块直径一般超过5cm,最大可达20cm,边界清,表面光滑,活动度良好,与表皮无粘连。乳房皮肤紧张,发红。③青春型纤维腺瘤:临床上较少见。发病于月经初潮前,在初潮后数月及1～2年瘤体迅速增大,病程约1年瘤体即可占满全乳房,肿块最大径为1～13cm。由于瘤体快速膨胀生长,使乳房皮肤高度紧张,致使乳房表浅静脉曲张,此体征易被误诊为恶性肿瘤。

（三）诊断

有典型的临床表现，并结合辅助检查即可作出诊断。辅助检查主要为：①乳腺彩超：瘤体多为圆形或卵圆形暗区，边界清晰，形态规则，包膜回声完整，呈均匀的中低回升。彩色多普勒表现为以周边性为主的血流信号，体积较大者，血流信号较丰富。频谱多普勒表现为 RI≤0.7 作为纤维腺瘤的诊断标准（见图 2—1）。②乳腺钼靶 X 线摄影：X 线下肿块表现为等密度，边缘光滑，边界清楚的肿块，有时伴有良性钙化灶，但比较少见。③针吸细胞学检测：针感介于韧与脆之间，针吸细胞量较多。涂片常见三种成分：导管上皮细胞片段、裸核细胞和间质细胞片段，诊断符合率达 90% 以上。

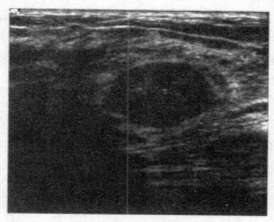

图 2—1　纤维腺瘤超声影像

（四）鉴别诊断

1.乳腺囊性增生病　好发于 30～50 岁。表现为单侧或双侧乳腺腺体增厚，肿块以双侧多发者较为常见，可呈结节状、片块状或颗粒状。肿块常有明显压痛，双侧或单侧乳房疼痛，且与月经有明显关系。经前整个乳房常有胀感，经后可缓解。必要时可行有关辅助检查予以鉴别，如钼靶 X 线摄片等。病理检查可确诊。

2.乳腺癌　乳癌肿块可呈圆形、卵圆形或不规则形，质地较硬，表面欠光滑，活动度差，易与皮肤及周围组织发生粘连，肿块生长迅速，同侧腋窝淋巴结常有肿大。乳癌肿块介于 0.5～1.0cm 时，临床酷似纤维腺瘤。如发现肿瘤与表皮或深部组织有部分粘连者，应首先考虑乳腺癌。必要时行针吸细胞学检查及病理检查可提供组织学证据进行鉴别。

3.乳腺囊肿　多见于绝经前后的中老年女性。乳腺囊肿的肿块较纤维腺瘤有囊性感，活动度不似纤维腺瘤那样大。此外，可行肿块穿刺予以鉴别，腺瘤为实性肿块，无液体，而囊肿则可抽出乳汁样或浆液性的液体。

（五）治疗

1.药物治疗　药物治疗纤维腺瘤效果不好。因此临床主张："一旦确诊，均应手术"的治疗原则。未婚女性一旦发现此病，应在婚前，至少妊娠前切除肿瘤。孕后发现肿瘤，可在妊娠3～4 月时切除肿瘤。乳腺纤维腺瘤虽属良性肿瘤，但少数也有恶变可能，因此术后均应将切除的组织标本送病理检查，以明确肿块性质。

2. 开放手术　多采用以乳头为中心的放射状切口,不致损伤乳管;切口应尽量小而美观,使愈合后的瘢痕能缩小到最小程度。当肿瘤位于乳晕旁时,可在乳晕边缘作一弧形切口。当肿瘤位置较深、较大或多发时,可在乳腺下方作弧形切口,经乳腺后间隙切除肿瘤。由于该病有时包膜不完整,应作包括肿瘤及其周围至少 0.5cm 正常组织在内的局部切除术。

3. 超声引导下 Mammotome 微创旋切术　适用于小于 2.5cm 的乳腺良性肿物以及病理性质不明、需要进行切除活检的乳房肿物。对可疑乳腺癌患者可进行活检,但应避免行肿块旋切手术。有出血倾向、血管瘤及糖尿病患者为手术的禁忌证。对于肿块较大且血流丰富以及肿块位于乳晕且直径＞2.5cm 者,仍然选择外科手术传统切除。与传统手术相比,超声引导下的 Mammotome 微创旋切技术的优点有:①精确定位,准确切除病灶:传统手术方式为凭手感盲切,Mammotome 微创旋切术在高频 B 超精确定位下完整切除病灶,其过程为实时监控,因此其精确度较高。②切口微小,美容效果好:传统开放手术,切口较多、术后瘢痕明显。Mammotome 微创旋切术手术切口只有 3～5mm,无须缝合、不留瘢痕。而且同一侧乳房多个病灶,可以通过一个切口切除,避免了切开皮肤、皮下组织和正常腺体。组织损伤小,恢复快。

(六)预后

纤维腺瘤经手术切除,多可治愈。但由于致病的内分泌因素(雌激素)持续存在,少数患者在术后可在同侧或对侧乳房中复发。极个别患者可在原肿瘤切除的瘢痕处发生复发。如有多次复发者,应提高警惕,以免发生恶变。

二、乳腺导管内乳头状瘤

乳腺导管内乳头状瘤(breast intraductal papilloma)是发生于乳腺导管上皮的良性肿瘤,大多发生在乳晕下方的输乳管内,肉眼可见导管内壁有米粒大小的乳头状结节突入管腔。其瘤体较小,直径仅数毫米,带蒂及绒毛,瘤体血管丰富,易出血。根据其病灶的多少及发生部位可将其分为单发性、大导管内乳头状瘤和多发性、中小导管内乳头状瘤两种类型。前者源于输乳管的壶腹部内,多为单发,位于乳晕下区,恶变者较少见;后者源于乳腺的末梢导管,常为多发,位于乳腺的周边区,此类较易发生恶变。此病发生于青春期后任何年龄的女性,以经产妇多见,尤其多发于 40～50 岁妇女。本病有一定的恶变率。一般认为本病与雌激素的过度刺激有关。

(一)病理改变

1. 大体形态　大导管内乳头状瘤类型的瘤体位于乳头或乳晕下的大导管内,肿瘤直径一般为 0.5～1.0cm,边界清楚,无纤维性包膜,多数为单发,少数可同时在几个大乳腺导管内发生,瘤体自导管腔内突出,由许多细小的树枝状或乳头状突起粘连在一起而形成"杨梅样"结节。结节常有粗细、长短不同的蒂,亦可无蒂。一般粗短的乳头状瘤纤维成分较多,切面呈灰白色,质韧。细长且顶端呈颗粒状鲜红的乳头状瘤,质脆,容易出血,易恶变。瘤体所在的部位导管扩张,内有浅黄色或咖啡的液体残留,有时可伴有黏液或血性液体。中小导管内乳头状瘤类型位于中小乳腺导管内,瘤体呈白色半透明小颗粒状,无蒂,附着于管壁上,质韧,上皮生长旺盛,属癌前病变,癌变率达 5%～10%。

2. 组织形态　由导管上皮细胞及间质增生形成的乳头状肿物突入由扩张导管围成的腔

内,在以纤维组织和血管构成乳头的轴心外覆盖1~2层柱状上皮细胞。根据乳头状瘤细胞分化的程度及间质细胞的多少,可将其分为以下3种类型。①纤维型管内乳头状瘤:其特点为乳头粗短,间质内纤维组织层丰富,乳头的表面被覆的多为立方上皮或柱状上皮,也可为上皮与肌上皮双层细胞。细胞排列整齐,分化良好,无异形性。由于瘤体内纤维组织成分较多,故称纤维型管内乳头状瘤,是临床上较为常见的一种。②腺型管内乳头状瘤:导管增生的上皮细胞构成细小的乳头,反复分支,相互吻合形成不规则的腺样结构,间质内纤维组织较少,常呈细条索状夹杂在上皮细胞之间。③移行型管内乳头瘤:其特点为导管上皮高度增生,形成乳头,突入管腔。增生的上皮为立方或低柱状上皮细胞,细胞排列均匀一致,无异形性,排列类似移行上皮。

（二）临床表现

乳腺导管内乳头状瘤以间歇性、自主性乳头溢液为主要临床表现,溢液可为黄色、暗棕色或血性液体。也可在挤压乳晕区或乳头时,从乳头溢出液体。部分患者在乳晕下方可触及小结节,质地较软,可推动。绝大多数为单侧乳房发病。①单发性大导管内乳头状瘤:该类型肿瘤组织比较脆弱,血管丰富,导管内积血积液,轻微的挤压即可引起出血或分泌铁锈色液体,这是本病呈血性溢液的最常见的原因。在乳晕下或乳晕边缘部位能触及到长约1cm的索状肿块,或扣及枣核大小结节,本病常为间歇性自发溢液,或挤压、碰撞后溢液。多数患者以发现内衣上留下棕黄色的污迹而就诊。当肿瘤阻塞大导管时,可有乳头、乳晕区胀痛,并发现乳晕下或乳晕附近小肿块,一旦积血、积液排出后,肿块即变小或消失,疼痛缓解,该症状可反复出现,此类型恶变较少见。②多发性、中小导管内乳头状瘤:此类型源于末梢乳腺导管,是由于中小导管内的腺上皮增生而形成。乳头溢液较少见。此时患者多无特殊不适感。体检时,约2/3患者不能触及肿块,仅在压迫乳晕区附近某处时,可见血液或浆液血性液从乳头相应乳管溢出。1/3患者可扣及乳晕区小肿块,约1~2cm大小,圆形、质韧、光滑、活动度好,压迫该肿块时上述液体可溢出,随即肿块变小或消失。腋窝淋巴结通常不肿大。部分有溢液症状,溢液呈血样、黄色水样、咖啡样。本病恶变率可达5%~10%,为癌前病变,诊断时应予以高度重视。

（三）诊断

在乳晕下方或周边扣及一小肿块或结节,轻压时有血性或浆液性液体溢出,即可作出诊断。如未能扣及肿块,以示指尖围绕乳头按压乳晕区,如见到乳头乳腺导管口有溢液,也可作出诊断。部分病例虽可触及结节,但按压时乳头无溢液。乳腺X线钼靶摄影检查、乳腺导管造影可显示肿瘤所在部位及大小(见图2—2)。乳腺导管内镜检查可以对乳管内乳头状病变作出明确诊断和定位,是乳头溢液病因诊断的有效方法。乳头溢液细胞学检查亦可明确诊断。凡发现乳头有血性溢液者,应先明确出血导管的部位和性质,再根据具体情况确定手术方案。术前准确定位是手术成功的关键。

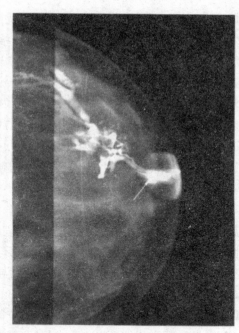

图 2—2　乳腺导管造影:乳晕后方导管呈囊柱状扩张,其内见充盈缺损(箭头)

(四)鉴别诊断

1.乳腺导管内乳头状癌　本病与乳腺导管内乳头状癌均可见到自发的、无痛性乳头血性溢液,均可扪及乳晕部肿块,且按压该肿块时可自乳管开口处溢出血性液体。由于两者的临床表现及形态学特征都非常相似,故两者的鉴别诊断十分困难。一般认为,乳腺导管内乳头状瘤的溢液可为血性,亦可为浆液血性或浆液性。而乳头状癌的溢液则以血性者为多见,且多为单侧单孔。乳头状瘤的肿块多位于乳晕区,质地较软,肿块一般不大于 1cm,同侧腋窝淋巴结无肿大。而乳头状癌的肿块多位于乳晕区以外,质地硬,表面不光滑,活动度差,易与皮肤粘连,肿块一般大于 1cm,同侧腋窝可见肿大的淋巴结。乳腺导管造影显示导管突然中断,断端呈光滑杯口状,近侧导管显示明显扩张,有时为圆形或卵圆形充盈缺损,导管柔软、光整者,多为导管内乳头状瘤;若发现断端不整齐,近侧导管轻度扩张、扭曲、排列紊乱、充盈缺损或完全性阻塞、导管失去自然柔软度而变得僵硬等情况时,则多为导管内癌。溢液涂片细胞学检查乳头状癌可找到癌细胞。最终确立诊断则以病理诊断为准,而且应做石蜡切片,避免因冰冻切片的局限性造成假阴性或假阳性结果。

2.乳腺导管扩张综合征　两者在溢液期均可以乳头溢液为主要症状,但导管扩张综合征常伴有先天性乳头凹陷,溢液多为双侧多孔,性状可呈水样、乳汁样、浆液样、脓血性或血性。乳头状瘤与导管扩张综合征在肿块期均可见到乳晕下肿块,但后者的肿块常较前者为大,且肿块形状不规则,质地硬韧,可与皮肤粘连,常发生红肿疼痛,后期可发生溃破和流脓。导管扩张综合征还可见患侧腋窝淋巴结肿大、压痛。乳腺导管造影显示导管突然中断,有规则的充盈缺损者,多为乳头状瘤。若较大导管呈明显扩张,导管粗细不均匀,失去正常规则的树枝状外形者,则多为导管扩张综合征。必要时可行肿块针吸细胞学检查或活组织病理检查。

(五)治疗

手术治疗是本病的首选治疗方法。通常认为乳管内乳头状瘤属良性,但 6%～8% 的病例可发生恶变，尤其对起源于小乳管的乳头状瘤应警惕其恶变的可能。故应在早期手术治疗。对单发的乳管内乳头状瘤应切除病变的乳管系统。术前需正确定位，可先循乳头溢血口插入细探针，尔后沿探针切开乳管，寻找肿瘤，予以切除；或可经探针注入少许亚甲蓝注射液，然后依染色所示的乳管分布范围和方向作腺体的楔形切除，切除部位包括病变乳管及其周围组织。年龄较大的患者，可考虑行患乳单纯切除。切除标本应送常规病理检查，如有恶变应施行乳腺癌根治术。对年龄较大、乳管上皮增生活跃或渐变者，可行单纯乳房切除术。

（六）预后

虽然导管内乳头状瘤是一种良性疾病，是否会发生恶变尚有争议，但临床确有发现，管内乳头状瘤无论发生于大、中、小导管内，都有一定的恶变几率。一般认为多发性导管乳头状瘤病理生物学特性倾向恶变，故称癌前病变，乳头状瘤癌变一般恶性度较低，生长缓慢，但因处理不当而致复发或转移，造成不良后果并不少见。因此，及早就诊、慎重采取治疗措施甚为重要。有少数患者，由于致病内环境存在，手术后仍可在其他导管内新生导管内乳头状瘤，应视为多发性而非原肿瘤复发。

三、乳腺其他良性肿瘤

（一）乳腺脂肪瘤

乳腺脂肪瘤同身体其他部位脂肪瘤一样，其肿块较软，边界清楚，生长缓慢无特殊不适，极少恶变。

1.临床表现　本病可发生于任何年龄，多见于 40～60 岁妇女，好发于脂肪丰富的肥大乳房内。本病发病率低，多为圆形、椭圆形，质地柔软，有分叶，直径多在 5cm 以下，也有达 10cm 者。根据肿瘤在乳房内位置不同分为：①乳房皮下脂肪瘤。②乳房内脂肪瘤。③乳腺外脂肪瘤。

2.病理改变

（1）大体所见：肿物质地软，有完整包膜，呈结节状或分叶状，形态不规则，多为圆形或椭圆形，瘤组织与正常乳腺内脂肪极为相似。其颜色较正常脂肪黄。脂肪瘤组织有包膜与乳房皮下脂肪组织及乳房脂肪小叶不同。

（2）镜下：瘤体由分化良好的成熟脂肪组织所构成。有时混有少许幼稚的脂肪细胞，细胞核小且位于细胞中央，细胞质内充有丰富的脂滴，瘤细胞间有少许纤维组织及小血管。根据肿瘤组织的所含成分，乳房脂肪瘤可分为：乳腺单纯性脂肪瘤、乳腺内血管型脂肪瘤、乳腺纤维型脂肪瘤、乳腺腺脂肪瘤。

3.X 线表现　可行 X 光照片鉴别肿瘤的性质。恶性者，在肿块周围有毛刷状阴影出现，良性则无此现象。脂肪瘤的 X 射线表现为边界清楚、密度较低的肿块阴影，呈圆形或卵圆形，也有呈分叶状的。有时病变位居皮下，其密度与脂肪组织相似，因此往往不能在 X 片上显示。位居乳房内的脂肪瘤，可显示乳腺内占他性病变。边缘呈现薄层纤维脂肪包膜的透亮带，将邻近的乳腺条索状结缔组织推开，以此作为诊断参考。

4.治疗　乳房的脂肪瘤，与其他部位的脂肪瘤一样，为良性肿瘤，很少发生恶变，且生长缓慢，对机体的危害不大。若瘤体不大，无须处理。对于乳腺间脂肪瘤，因手术探查遇到本病可随即摘除。位于乳房后的脂肪瘤，如诊断清楚，瘤体又不大，不影响其乳房功能者，不必手术。而对瘤体较大，明显压迫周围组织，甚至影响乳腺功能者，或继发癌变者，以手术切除为原则。

（二）乳房血管瘤

乳房血管瘤发生在乳腺的很少，主要见于乳房皮肤或皮下，病变处皮肤呈青紫色，或皮肤正常少有隆起，以及皮肤的毛细血管样红色小结节。可单发也可多发，肿物大小、深浅不定，没有包膜，质地柔软有弹性可以压平。无明显症状。血管瘤大多数为先天性，生长缓慢，很少有恶变。病因与雌激素增高有关。发生在乳腺上的血管瘤，依其组织结构、形态特点可分为：毛细血管瘤和海绵状血管瘤。根据临床症状和体征诊断本病不难。

1. 乳房毛细血管型血管瘤

（1）临床表现：毛细血管型血管瘤又称莓状痣。是一种良性自限性病变，可发展为海绵状血管瘤。呈鲜红色，高出皮表，也可为紫红色或青紫色，界限清楚，表面为细颗粒状或皱襞状，压迫退色，生长缓慢。有报道其发病率为乳房疾病的 1.2％左右。

（2）病理改变

1）大体所见：血管瘤多发生在乳腺的真皮内，大小不定，表皮隆起，质地柔软无包膜，呈暗紫红色，切面暗红有血液渗出。

2）镜下所见：镜下见大量排列方向不一的细胞，在血管之间有少量的疏松纤维组织增生。

（3）治疗：毛细血管瘤是一种自限性病变，一般不需治疗，但要密切观察。如病变小还是以手术切除为最好，但幼儿时不宜手术。也可用 X 射线或低电压 X 射线超短距离照射，一般一次 2.58×10^{-2} C/kg，每周 2 次，$0.2 \sim 0.26$ C/kg 为一疗程。放射性 ^{32}P 贴敷，一疗程成人可 0.9C/kg，必要时间隔 3 个月后再贴敷 1 次，均可收到明显效果。

2. 乳房海绵状血管瘤　本病除在体表及四肢多见外，肝脏也可见到，乳房内则少见，常与乳房毛细血管瘤混合存在。

（1）临床表现：乳房海绵状血管瘤位于皮下，瘤组织软，多为稍隆起的圆形，边界不太清楚，状如海绵有压缩性。病变处表皮正常，对于表浅的海绵状血管瘤，可以透过皮肤看到蓝色团块状瘤，亦可呈青紫色，常与毛细血管瘤并存，构成混合性血管瘤。穿刺有血抽出，最大者可达 6cm×8cm，X 线偶尔见成人血管瘤内血管腔钙化。

（2）病理改变

1）大体所见：海绵状血管瘤可见于乳腺皮下或深层组织。瘤组织大小不一，质地柔软。切面紫红色可见有大小不等的血管腔，管壁厚薄不均，内含较多的血液。

2）镜下特点：瘤组织由大小不等、形态不规则的血管构成。管腔内有较多的血液，管壁仅有一层内皮细胞，无平滑肌，血管间可见有不等量的纤维间隔。

（3）治疗

1）治疗原则

①因乳房血管瘤为良性肿瘤，可呈浸润性生长，但有的可停止生长或缩小，一些幼儿的血管瘤经过一段时间可以自行消退。故对婴幼儿，此病可以观察，不宜过早处理。

②血管瘤对放疗也很敏感，有些可以完全治愈，但对婴幼儿身体及乳腺都有损害，甚至乳腺终生不发育，故应慎重应用或不过早使用。

③海绵状血管瘤手术切除时，须小心谨慎逐一结扎外围血管以防出血过多。

④海绵状血管瘤须硬化治疗者，也宜在少年时为宜，但必须根据肿瘤生长状况而定。

⑤对生长迅速的血管瘤以尽早处理为宜，以手术切除为主。

2)具体方法

①X 射线放射治疗:海绵状血管瘤对 X 射线颇为敏感,一般常用浅层 X 射线治疗机,每周照射 1～2 次,每次$(1.29～2.58)×10^{-2}$C/kg,总量可达 0.2～0.26C/kg,有条件者可用镭盒接触治疗。

②硬化剂:硬化剂注射,可用 5%～10%高渗盐水或 5%色肝油酸钠等,注入肿瘤下方及周围。切勿注入瘤内或上方,否则可引起破溃。剂量一般不超过 0.5～1.0ml,每周 1 次,数次后可见效果。

③手术切除:手术治疗时要注意止血,术后效果良好,但能在硬化后尽量少切乳房或部分切除乳房,也不作乳房全切以作整形基础。

(三)乳房皮脂腺囊肿

乳腺皮脂腺囊肿是由于某些原因造成皮脂腺管闭塞,使皮脂不能泌出而淤积在皮脂腺内,并使其扩张成囊。皮脂腺囊肿可单发也可多发。常见于成人头面部、肩颈部,偶尔见于乳腺乳晕部皮内。临床上将本病和表皮囊肿统称皮脂腺囊肿,或称粉瘤。

1.临床表现　在乳房的乳晕皮内可见 1 个或数个高出皮面约 1cm 左右、直径 2cm 大小的微隆起结节,一般呈圆形或椭圆形,与皮肤粘连甚紧,与皮下组织不粘连。肿物中等硬度,推之可动,边界清楚,有柔软感,无压痛,有时有感染症状。

2.病理改变

(1)大体所见:囊肿为灰白色圆形或椭圆形,表面光滑,包膜完整,切面为实性,内容物为油脂状,囊壁菲薄。

(2)镜下特点:囊肿壁由鳞状上皮细胞组成,没有细胞间桥,也没有角化,不分层。囊壁周围可见发育成熟的皮脂腺,囊内可见破碎的皮脂腺细胞。

3.治疗　包括囊壁在内的完整切除是其根治方法。如有感染,可在感染控制后再行切除,如囊壁残留还会复发。

(四)乳房表皮囊肿

乳房表皮囊肿常见,与乳房皮脂腺囊肿不易区分,无明显的临床症状和体征。

1.病因　①外伤时将表皮种植于真皮内。②皮脂腺囊肿的鳞状上皮过度增生形成,及皮脂腺细胞萎缩后而形成。③皮肤附件中较为原始的上皮细胞长出。

2.临床表现　在乳房皮肤表面可见隆起皮肤的肿物,多呈椭圆形,界限明显,不与深层组织粘连,一般情况下无明显临床症状。触诊时,可于皮下或皮内触及 1 个或数个较硬的、明显隆起的肿物,表皮无改变。如合并感染,局部皮肤红肿甚至化脓。

3.病理改变

(1)大体所见:囊肿为圆形或椭圆形肿物,灰白色,表面光滑,包膜完整。切面可见囊内充满灰色或灰白色豆腐渣样物,或银灰色鳞片状物,有时可见钙盐沉着。

(2)镜下所见:囊壁由鳞状上皮所组成,最外层为基底层,依次向内,最内层为角化细胞层。囊内角化物 HE 染色为一致性粉红色物,有时可伴有异物巨细胞和胆固醇结晶。

4.治疗和预后　治疗原则同皮脂腺囊肿。手术切除后可获痊愈。手术时未能将囊壁完整切除,术后有复发的可能。

(五)乳房平滑肌瘤

乳腺的平滑肌瘤来源于乳腺的平滑肌组织。可见于乳头、乳晕区内的平滑肌及腺内血管平滑肌组织。乳腺平滑肌瘤生长缓慢，可对瘤周围组织产生压迫，阻碍乳腺的正常功能。如果生长迅速者，应考虑平滑肌瘤恶变或是平滑肌肉瘤。发生于乳腺上的平滑肌瘤可分为乳头平滑肌瘤和乳腺平滑肌瘤。乳腺平滑肌瘤又可分为3型：即浅表型、血管型和腺型。浅表型平滑肌瘤来自乳腺区真皮内的平滑肌；血管型平滑肌瘤来源于乳腺本身血管壁上的平滑肌；腺型平滑肌瘤来自深层血管的平滑肌，也可能来源于管周平滑肌。

1.乳头平滑肌瘤　源自乳头的平滑肌细胞(乳头及乳晕处无皮下组织，而主要是平滑肌构成)。一般肿物不超过1cm。发病年龄为20~40岁女性，多数单发，偶尔见多发者。

(1)临床表现：肿物位于乳头内，直径一般不大于1cm。触之较硬，富于弹性，活动性差，时而疼痛，生长缓慢，可有局部压迫症状，如在哺乳期可影响哺乳，肿瘤压迫乳管使乳汁流出不畅。可继发乳腺炎，使乳腺出现红肿、疼痛等炎性表现。

(2)病理改变

1)大体所见：乳头内有平滑肌瘤生长，使其肿胀增粗，触之呈结节状，质地坚实，体积不大，直径一般均小于1.0cm，切面隆起，呈灰红色。如果瘤内含纤维成分增多则呈乳白色，包膜可有可无。

2)镜下所见：平滑肌瘤由分化比较成熟的平滑肌细胞所构成。瘤细胞呈长梭形、胞浆丰富，红染，边界清楚。细胞核呈杆状，两端钝圆，位于细胞中央，少见或不见核分裂。瘤细胞排列成束状或编织状，有时可见瘤细胞呈栅栏状排列，间质为少量的纤维组织。

2.乳腺内平滑肌瘤

(1)临床表现：乳腺内平滑肌瘤罕见，有些特点与乳头平滑肌瘤相似，不同的是它可以发生在乳头以外的乳腺任何部位，呈圆形或椭圆形，有时扁平，直径为0.5~2.5cm，生长缓慢，无疼痛。由于生长部位及来源和结构不同，可分为三型：①浅表型平滑肌瘤：本瘤发生于乳晕区真皮内，与皮下组织无关，皮肤包膜隆起呈结节状，大量分化良好的平滑肌细胞呈编织状排列。②血管型平滑肌瘤：起源于乳腺血管平滑肌细胞，肿瘤边界清楚，有完整包膜，间质略软，大小不超过2.5cm。③腺样型平滑肌瘤：此型肿瘤由平滑肌细胞和上皮细胞构成，肿瘤大小不定，一般直径在3cm以下。

(2)诊断：乳腺内平滑肌瘤少见，早期患者无症状，瘤组织生长缓慢，多见于乳头、乳晕区。1个或数个1~3cm大小的圆形或椭圆形肿块，质地硬韧，有弹性，周界清楚。由于肿瘤呈膨胀性生长，压迫乳腺导管，使乳汁潴留可继发乳腺炎。少数患者主诉乳腺有阵痛。

1)表浅型平滑肌瘤

①肿瘤生长在乳头内，使乳头变粗变硬。

②瘤细胞呈梭形，胞浆丰富而红染，核呈杆棒状，平直而两端钝圆，位于细胞中央。

2)血管型平滑肌瘤

①瘤组织由平滑肌和厚壁的血管构成。

②血管大小不等。

3)腺型平滑肌瘤

①肿瘤较大，直径可达3cm，在乳腺皮下较深处。

②肿瘤由平滑肌和腺胞或腺上皮细胞所构成。

(3)X射线摄片：可见有边界清楚、整齐、锐利、瘤体直径1~3cm的高密度阴影区。

（4）鉴别诊断

1）平滑肌瘤与平滑肌肉瘤相鉴别：①平滑肌肉瘤一般体积较大，无完整包膜，侵犯周围组织，切面呈鱼肉状。②平滑肌肉瘤的瘤细胞间变明显，每高倍视野可见 1 个以上核分裂。平滑肌瘤几乎不见核分裂现象。③平滑肌肉瘤可发生转移，术后易复发。

2）平滑肌瘤与皮肤纤维瘤相鉴别：①皮肤纤维瘤细胞界限不清，常见胶原成纤维细胞。②皮肤纤维瘤细胞核两端尖锐呈枣核状。③Masson 染色，胶原纤维染成绿色，平滑肌细胞呈红色。vangison 染色，纤维组织呈红色，而平滑肌细胞呈黄色。

（5）治疗：乳腺的平滑肌瘤是良性肿瘤，手术切除预后良好。如果瘤体较大，生长迅速，疼痛加剧，说明有恶变的可能，则应及早做乳腺单纯切除或区段切除。平滑肌瘤恶变最重要的指征是瘤细胞的核分裂数量，对决定其良、恶性有极为重要的意义。一般认为高倍视野（×400）能找到一个肯定的病理性核分裂，即可作出低度恶性的诊断；如果查到 5～25 个核分裂，可以认为是中度恶性平滑肌瘤；若 25 个以上核分裂，可定为高度恶性肿瘤。

第三章 胃肠外科

第一节 胃损伤

一、诊断依据

1.临床表现

(1)明确的腹部创伤史。多见穿透性腹部伤(如刀刺伤、枪弹伤)。

(2)腹痛、腹胀。

(3)伤员呕吐时可有血性液体或从胃管内引流出血性胃液。

(4)腹肌紧张,全腹压痛,反跳痛,移动性浊音阳性,肝相对浊音可缩小或消失。肠鸣音减弱或消失。

(5)胃壁血液供应丰富,破裂后容易发生较大量的出血,加之腹膜炎,故出血性、低血容量休克发生率高。

2.辅助检查

(1)腹腔穿刺阳性。

(2)X线检查可见膈下游离气体。

(3)胃管置入胃中可吸出血性液体。

(4)必要时术中自胃管内注入气体或亚甲蓝溶液,有助于术中定位诊断。

二、治疗方法

1.防治休克。

2.抗感染。

3.纠正水、电解质紊乱。

4.手术治疗 一旦确诊,应及时手术治疗,术中注意不要遗漏胃后壁、胃底、贲门部损伤,并探查有无其他合并伤。尽可能做局部清创、缝合,术时注意管腔通畅。幽门部损伤,应做横向缝合,防止术后幽门管狭窄。尽可能不做胃切除术。

(1)单纯胃破裂时,清创止血后,双层缝合裂口是基本治疗方法,一般不做胃切除术。

(2)对完全横断的胃,可行胃切除和胃十二指肠吻合术,也可行胃空肠吻合术。

(3)对前后穿通的胃损伤,应切开胃结肠韧带,观察胃后壁有无损伤,而后行修补术。因火器伤造成的胃损伤,单纯清创的范围是不够的,切除范围应稍大,而后缝合。

(4)关闭腹腔前,应用大量盐水冲洗腹腔。

(5)胃肠减压持续到胃肠功能恢复正常。

(6)术后使用广谱抗生素,输液,必要时输血。直到胃肠功能恢复正常。

三、好转及治愈标准

（一）治愈

经手术后，症状体征消失，伤口愈合，无并发症。

（二）好转

经手术后，症状体征基本消失，伤口感染或窦道形成者。

（三）未愈

手术后遗留腹腔严重感染或胃肠道外瘘，需 2 期手术处理者。

第二节　胃十二指肠溃疡

一、概述

胃十二指肠黏膜的局限性圆形或椭圆形的全层黏膜缺损，称之为胃十二指肠溃疡，近 20 余年来对该病的治疗已发生根本性改变。由于强力胃酸分泌抑制药——质子泵抑制药的出现，对幽门螺杆菌（Hp）在胃十二指肠溃疡致病机制中作用的认识，以及内镜技术的发展等原因，内科治疗的效果大为改观，需要手术处理者减少，基本仅限于并发症的处理，即溃疡穿孔、出血及幽门梗阻；或一些特殊情况如胰源性溃疡、胃溃疡发生恶变等。以往所谓的"难治性"溃疡、巨大溃疡（≥2cm）等作为外科适应证的病例已经越来越少。胃大部切除、各种形式的迷走神经切断术治疗胃十二指肠溃疡也已很少采用，而代之以更加微创、保守而合理的手术方式。

二、病因病理

（一）胃酸

胃酸分泌异常与胃十二指肠溃疡发病关系密切。1910 年，Shmart 提出"无酸无溃疡"的观点，十二指肠溃疡患者的基础和餐后胃酸分泌均高于正常人。胃液酸度过高、胃蛋白酶原激活、黏膜产生自体消化是胃十二指肠溃疡的主要发病机制。

胃酸分泌受迷走神经和促胃液素的调控，即所谓的神经性胃酸分泌和体液性胃酸分泌。①神经性胃酸分泌：迷走神经兴奋时通过两种机制刺激胃酸分泌，一是通过释放乙酰胆碱直接刺激胃壁细胞，二是作用于胃窦部黏膜促其释放促胃液索。所以切除胃窦部不仅可以消除体液性胃酸分泌。也可以降低部分神经性胃酸分泌。对视觉、嗅觉和味觉的刺激、胃的膨胀以及血糖降低到 2.8mmol/L 等都可刺激迷走神经中枢兴奋，引起胃酸分泌的增加。②体液性胃酸分泌：进食后胃窦部黏膜受食物刺激产生促胃液素，促胃液素经血液循环作用于胃壁细胞并促其分泌胃酸。促胃液素的分泌和释放受胃液酸度的调节，pH 降低到 3.5 以下时，促胃液素分泌释放减少；pH 达到 1.5 以下时，则完全不释放。食物进入空肠上段后也可促其释放肠促胃液素刺激胃酸分泌，但这种作用较小。

胃蛋白酶是胃液中的主要作用酶。当胃液 pH＞4.5 时，胃蛋白酶处于非激活状态，而当胃液 pH 达到 1.5～2.5 时，胃蛋白酶消化蛋白质作用最强。

（二）胃黏膜屏障

胃黏膜屏障由胃黏液和黏膜柱状上皮细胞的紧密连接构成。胃黏液除具有润滑作用外，还有中和、缓冲胃酸的作用。胃的黏膜上皮细胞能够阻止 Na^+ 从黏膜细胞内扩散入胃腔以及胃腔内的 H^+ 逆流入黏膜细胞内。非甾体性抗炎药、肾上腺皮质类固醇激素、胆汁酸盐、酒精类均可破坏胃黏膜屏障，造成 H^+ 逆流入黏膜细胞，引起胃黏膜水肿、出血、糜烂，甚至溃疡。机械性损伤、缺血性病变、营养不良等因素都可减弱胃黏膜的屏障功能。

（三）幽门螺杆菌

Hp 与胃十二指肠溃疡形成之间的关系已得到公认。在我国胃十二指肠溃疡患者的检出率分别为 70% 和 90%。Hp 属于革兰阴性杆菌，呈弧形或 S 形。可产生多种酶类，重要的有尿素酶、过氧化氢酶、磷脂酶和蛋白酶。Hp 菌株还能产生细胞空泡毒素和毒素相关蛋白，可能参与损伤胃十二指肠黏膜和黏膜屏障，导致 H^+ 内渗，影响碳酸氢盐、促胃液素及胃酸分泌，改变胃血流等。Hp 被清除后，胃炎和胃十二指肠溃疡易被治愈且复发率低，也能降低胃十二指肠溃疡大出血患者的再出血率。

三、分类

（一）十二指肠溃疡

1. 发病机制　迷走神经张力过高引起胃酸分泌增多是十二指肠溃疡形成的主要原因。十二指肠溃疡患者基础与最大胃酸分泌分别是正常人的 2.2 倍和 1.6 倍。造成胃酸分泌过多的主要原因有：迷走神经过度兴奋、壁细胞较正常人多以及胃排空过快致酸性胃液损伤了十二指肠球部黏膜。临床治疗消化性溃疡的手术均以减少胃酸分泌为主要目的。

Hp 感染与十二指肠溃疡的形成相关。

2. 临床表现　十二指肠溃疡为我国常见病，可见于任何年龄，但多见于中青年男性。临床表现为上腹部或剑突下烧灼样或钝性痛，疼痛多在进食后 3～4h 发作。饥饿痛和夜间痛与基础胃酸分泌量过高有关。服用抗酸药物或进食能使疼痛停止或缓解。体检可有右上腹压痛。十二指肠溃疡为慢性过程，呈反复发作，病史可达几年甚至十几年。腹痛有周期性发作的特点，好发季节为秋冬季，可因不良情绪或解热镇痛药等药物诱发。

3. 辅助检查　X 线钡剂和纤维胃镜检查可帮助确诊。

（1）龛影：龛影为诊断十二指肠球部溃疡的直接征象，多见于球部偏基底部。正位，龛影呈圆形或椭圆形，加压时周围有整齐的环状透亮带，称"日晕征"。切线位，龛影为突出球内壁轮廓外的乳头状影。

（2）"激惹征"：钡剂于壶腹部不能停留，迅速排空，称为"激惹征"。

（3）十二指肠球部畸形：为十二指肠球溃疡常见的重要征象。表现为球部一侧出现指状切迹，后者不恒定，随蠕动而变浅、消失，球外形呈山字形、花瓣形及小球状等畸形。

（4）假性憩室：其形态大小可改变，尚可见黏膜皱襞进入憩室内，而龛影形态不变。

（5）黏膜皱襞改变：黏膜皱襞增粗、平坦或模糊，可呈放射状纠集到龛影边缘。

（6）球后溃疡：球后溃疡较常见，大小不一，多位于肠腔内侧，外侧壁常有痉挛收缩或瘢痕形成，使管腔狭窄，多呈偏心性。凡十二指肠降段上部发现痉挛收缩，应考虑球后溃疡的可能。

4. 治疗　随着消化性溃疡与 Hp 感染有关的发现，绝大多数十二指肠溃疡患者得到了有效的内科治疗,只有在十二指肠溃疡并发各种严重合并症,如急性穿孔、急性大出血和瘢痕性幽门梗阻时才选择手术治疗。经内科治疗无效的十二指肠溃疡,即顽固性溃疡,可根据病情行壁细胞迷走神经切断术。但外科治疗越来越少。

(二)胃溃疡

1. 发病机制 胃溃疡的患者胃酸常正常或低于正常,胃黏膜屏障功能减弱、H^+逆向扩散或胃潴留则是胃溃疡形成的主要原因。

(1)胃潴留:胃内容物的滞留刺激胃窦黏膜分泌促胃液素或胃内的低酸环境减弱了对胃窦黏膜分泌促胃液素的抑制作用,使胃溃疡患者血促胃液素水平较正常人增高,刺激了胃酸的分泌。临床上复合性溃疡的患者95%左右是先有十二指肠溃疡,幽门痉挛或球部狭窄致胃潴留时,胃溃疡就易于发生。

(2)十二指肠液反流:反流液中的胆汁、胰液等既能直接损伤胃黏膜细胞,又能破坏胃黏膜屏障功能,促进H^+的逆向扩散,导致黏膜出血、糜烂与溃疡形成。临床上发现胃溃疡多合并胃窦炎,且越靠近幽门,炎症越重,也说明胃溃疡的发生与十二指肠液反流有关。

(3)壁细胞功能异常:分泌的胃酸直接排入黏膜内,造成了胃黏膜的损伤。

Hp感染与胃溃疡的形成有一定的关系。

2. 分型 虽然胃溃疡可以发生在胃的任何部位,但大部分在小弯切迹处。约60%的为Ⅰ型溃疡,与过多的胃酸分泌无关,相反可能是低胃酸状态。大部分位于胃体与胃窦黏膜过渡区的1.5cm范围之内,与十二指肠、幽门等黏膜异常无关。Ⅱ型胃溃疡(15%)是指溃疡位于胃体和十二指肠溃疡,与高胃酸有关。Ⅲ型溃疡位于幽门前,占20%,与高胃酸有关。Ⅳ型溃疡是高位近贲门溃疡,小于10%,与高胃酸无关。另外,有一些大弯溃疡,但是发生率小于5%(见图3-1)。

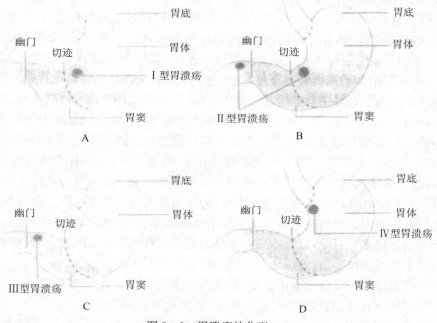

图3-1 胃溃疡的分型

3. 临床表现 胃溃疡发病年龄一般较十二指肠溃疡发病年龄高,在50岁左右,以男性多见。胃溃疡腹痛没有十二指肠溃疡腹痛那样有规律。腹痛多发生在餐后 0.5～1h,持续 1～2h。进食不能缓解疼痛,甚至加剧疼痛。压痛点多在剑突与脐之间的正中线或略偏左。抑酸药物疗效欠佳,不如十二指肠溃疡好,治疗后易复发,原因可能与发病机制不同有关。

胃溃疡常易引起大出血、急性穿孔等并发症。胃溃疡约有 5% 癌变,因此对于年龄较大,典型症状消失,呈不规则持续腹痛或症状日益加重,伴体重减轻、消瘦乏力、贫血等表现的患者,应引起注意。

4.辅助检查　X 线钡剂和纤维胃镜检查确诊。胃溃疡可见于胃的任何部位,但以胃窦部最为多见,约占 90%,大多数胃溃疡位于胃体与胃窦交界处胃窦一侧的小弯侧和近幽门前方。较少见的有高位溃疡、后壁溃疡和复合性溃疡。

(1)龛影为溃疡病的直接征象:切线位,龛影凸出于胃内壁轮廓之处,呈乳头状或半圆形;正位,龛影为圆形或椭圆形,其边缘光滑整齐。

(2)龛影周围黏膜纹:切线位,龛影与胃交界处显示 1～2mm 的透明细线影,见于龛影的上缘或下缘或龛影的整个边缘。

(3)狭颈征:切线位,龛影口部与胃腔交界处有 0.5～1cm 一段狭于龛影的口径,称为狭颈征。

(4)项圈征:在龛影口部有一边缘光滑细线状密度减低区,如颈部戴的项圈称"项圈征"。

(5)龛影周围的"日晕征":正位,龛影周围有宽窄不一致的透亮带,边缘光滑,称"日晕征"。

(6)以龛影为中心的黏膜皱襞纠集:呈放射状分布,其外围逐渐变细消失,为慢性溃疡的另一征象。

(7)溃疡病的其他 X 线征象:①胃大弯侧指状切迹。②胃小弯侧缩短。③胃角切迹增宽。④幽门管狭窄性梗阻,胃内滞留液体。

5.治疗　胃溃疡外科手术绝对适应证有:急性穿孔,形成弥漫性腹膜炎者;急性大出血或反复呕血,有生命危险者;并发幽门梗阻,严重影响进食及营养者;有恶变的可疑者。手术相对适应证:经内科系统治疗 3 个月以上仍不愈合者;经 X 线钡剂或胃镜检查证实溃疡直径超过 2.5cm 或高位溃疡者;曾并发过急性穿孔、急性大出血或溃疡已穿透至胃壁外者。

胃溃疡常用的手术方式是远端胃大部切除术,胃肠道重建以胃十二指肠吻合(Billroth Ⅰ式吻合术)为宜。Ⅰ型胃溃疡通常采用远端胃大部切除术,胃的切除范围在 50% 左右,行胃十二指肠吻合;Ⅱ、Ⅲ型胃溃疡宜采用远端胃大部切除加迷走神经干切断术,Billroth Ⅰ式吻合术吻合,如十二指肠炎症明显或是有严重瘢痕形成,则可行 BillrothⅡ式吻合术胃空肠吻合;Ⅳ型,即高位小弯溃疡处理困难。根据溃疡所在部位的不同,可采用切除溃疡的远端胃大部切除术,可行 BillrothⅡ式吻合术胃空肠吻合;为防止反流性食管炎也可行鲁氏 Y 形胃空肠吻合。溃疡位置过高可以采用旷置溃疡的远端胃大部切除术或近端胃大部切除术治疗。术前或术中应对溃疡做多处活检,以排除恶性溃疡的可能。对溃疡恶变病例,应行胃癌根治术。

(三)胃十二指肠溃疡急性穿孔

急性穿孔是胃十二指肠溃疡的严重并发症,也是外科常见的急腹症之一。起病急、病情重、变化快是其特点,常需紧急处理,若诊治不当,可危及患者生命。

1.病因及发病机制　胃十二指肠溃疡穿孔发生在慢性溃疡的基础上,患者有长期溃疡病史,但在少数情况下,急性溃疡也可以发生穿孔。下列因素可促进穿孔的发生:①精神过度紧张或劳累,增加迷走神经兴奋程度,溃疡加重而穿孔。②饮食过量,胃内压力增加,使溃疡穿孔。③应用非类固醇抗炎药(NSAIDs)和十二指肠溃疡、胃溃疡的穿孔密切相关,现在研究显示,治疗患者时应用这类药物是主要的促进因素。④免疫抑制,尤其在器官移植患者中应用激素治疗。⑤其他因素包括患者年龄增加、慢性阻塞性肺疾病、创伤、大面积烧伤和多器官功能障碍。

2.临床表现

(1)症状:患者以往多有溃疡病症状或肯定溃疡病史,而且近期常有溃疡病活动的症状。可在饮食不当后或在清晨空腹时发作。典型的溃疡急性穿孔表现为骤发腹痛,十分剧烈,如刀割或烧灼样,为持续性,但也可有阵发加重。由于腹痛发作突然而猛烈,患者甚至有一时性昏厥感。疼痛初起部位多在上腹或心窝部,迅即延及全腹面,以上腹为重。由于腹后壁及膈肌腹膜受到刺激,有时可引起肩部或肩胛部牵涉性疼痛,可有恶心感及反射性呕吐,但一般不重。

(2)体征:患者仰卧拒动,急性痛苦病容,由于腹痛严重而致面色苍白、四肢凉、出冷汗、脉率快、呼吸浅。腹式呼吸因腹肌紧张而消失。在发病初期,血压仍正常,腹部有明显腹膜炎体征,全腹压痛明显,上腹更重,腹肌高度强直,即所谓板样强直。肠鸣音消失。如腹腔内有较多游离气体,则叩诊时肝浊音界不清楚或消失。随着腹腔内细菌感染的发展,患者的体温、脉搏、血压、血常规等周身感染中毒症状以及肠麻痹、腹胀、腹腔积液等腹膜炎症也越来越重。

溃疡穿孔后,临床表现的轻重与漏出至游离腹腔内的胃肠内容物的量有直接关系,亦即与穿孔的大小,穿孔时胃内容物的多少(空腹或饱餐后),以及孔洞是否很快被邻近器官或组织粘连堵塞等因素有关。穿孔小或漏出的胃肠内容物少或孔洞很快即被堵塞,则漏出的胃肠液可限于上腹,或顺小肠系膜根部及升结肠旁沟流至右下腹,腹痛程度可以较轻,腹膜刺激征也限于上腹及右侧腹部。

3.辅助检查　如考虑为穿孔,应做必要的实验室检查,检查项目包括血常规、血清电解质和淀粉酶,穿孔时间较长的需检查肾功能、血清肌酐、肺功能并进行动脉血气分析、监测酸碱平衡。常见白细胞升高及核左移,但在免疫抑制和老年患者中有时没有。血清淀粉酶一般是正常的,但有时升高,通常小于正常的 3 倍。肝功能一般是正常的。除非就诊延迟,血清电解质和肾功能是正常的。

胸部 X 线片和立位及卧位腹部 X 线片是必需的。约 70%的患者有腹腔游离气体,因此无游离气体的不能排除穿孔。当疑为穿孔但无气腹者,可做水溶性造影剂上消化道造影检查,确立诊断腹膜炎体征者,这种 X 线造影是不需要的。

诊断性腹腔穿刺在部分患者是有意义的,若抽出液中含有胆汁或食物残渣常提示有消化道穿孔。

4.诊断和鉴别诊断

(1)诊断标准:胃十二指肠溃疡急性穿孔后表现为急剧上腹痛,并迅速扩展为全腹痛,伴有显著的腹膜刺激征,结合 X 线检查发现腹部膈下游离气体,诊断性腹腔穿刺抽出液含有胆汁或食物残渣等特点,正确诊断一般不困难。在既往无典型溃疡病者,位于十二指肠及幽门后壁的溃疡小穿孔,胃后壁溃疡向小网膜腔内穿孔,老年体弱反应性差者的溃疡穿孔及空腹时发生的小穿孔等情况下,症状、体征不太典型,较难诊断。另需注意的是,X 线检查未发现膈下游离气体并不能排除溃疡穿孔的可能,因约有 20%患者穿孔后可以无气腹表现。

(2)鉴别诊断:①急性胰腺炎:溃疡急性穿孔和急性胰腺炎都是上腹部突然受到强烈化学性刺激而引起的急腹症,因而在临床表现上有很多相似之处,在鉴别诊断上可能造成困难。急性胰腺炎的腹痛发作虽然也较突然,但多不如溃疡穿孔者急骤,腹痛开始时有由轻而重的过程,疼痛部位趋向于上腹偏左及背部,腹肌紧张程度也略轻。血清及腹腔渗液的淀粉酶含量在溃疡穿孔时可以有所增高,但其增高的数值尚不足以诊断。急性胰腺炎X线检查无膈下游离气体,B超及CT提示胰腺肿胀。②胆石症、急性胆囊炎:胆绞痛发作以阵发性为主,压痛较局限于右上腹,而且压痛程度也较轻,腹肌紧张远不如溃疡穿孔者显著。腹膜炎体征多局限在右上腹,有时可触及肿大的胆囊,Murphy征阳性,X线检查无膈下游离气体,B超提示有胆囊结石、胆囊炎,如血清胆红素有增高,则可明确诊断。③急性阑尾炎:溃疡穿孔后胃十二指肠内容物可顺升结肠旁沟或小肠系膜根部流至右下腹,引起右下腹腹膜炎症状和体征,易被误诊为急性阑尾炎穿孔。仔细询问病史当能发现急性阑尾炎开始发病时的上腹痛一般不十分剧烈,阑尾穿孔时腹痛的加重也不以上腹为主,腹膜炎体征则右下腹较上腹明显。④胃癌穿孔:胃癌急性穿孔所引起的腹内病理变化与溃疡穿孔相同,因而症状和体征也相似,术前难以鉴别。老年患者,特别是无溃疡病既往史而近期内有胃部不适或消化不良及消瘦、体力差等症状者,当出现溃疡急性穿孔的症状和体征时,应考虑到胃肠穿孔的可能。

5.治疗 对胃十二指肠溃疡急性穿孔的治疗原则首先是终止胃肠内容物继续漏入腹腔,使急性腹膜炎好转,以挽救患者的生命。经常述及的三个高危因素是:①术前存在休克。②穿孔时间超过24h。③伴随严重内科疾病。这三类患者病死率高,可达5%～20%;而无上述高危因素者病死率<1%。故对此三类患者的处理更要积极、慎重。具体治疗方法有三种,即非手术治疗、手术修补穿孔以及急症胃部分切除和迷走神经切断术,现在认为后者(胃部分切除术和迷走神经切断术)不是溃疡病的合理手术方式,已很少采用。术式选择主要依赖于患者一般状况、术中所见、局部解剖和穿孔损伤的严重程度。

(1)非手术治疗:近年来,特别是在我国,对溃疡急性穿孔采用非手术治疗累积了丰富经验,大量临床实践经验表明,连续胃肠吸引减压可以防止胃肠内容物继续漏向腹腔,有利于穿孔自行闭合及急性腹膜炎好转,从而使患者免遭手术痛苦,其病死率与手术缝合穿孔者无显著差别。为了能够得到满意的吸引减压,鼻胃管在胃内的位置要恰当,应处于最低位。非手术疗法的缺点是不能去除已漏入腹腔内的污染物,因此只适用于腹腔污染较轻的患者。其适应证:①患者无明显中毒症状,急性腹膜炎体征较轻,或范围较局限,或已趋向好转,表明漏出的胃肠内容物较少,穿孔已趋于自行闭合。②穿孔是在空腹情况下发生的,估计漏至腹腔内的胃肠内容物有限。③溃疡病本身不是根治性治疗的适应证。④有较重的心肺等重要脏器并存病,致使麻醉及手术有较大风险,但在70岁以上、诊断不能肯定、应用类固醇激素和正在进行溃疡治疗的患者,不能采取非手术治疗方法。

因为手术治疗的效果确切,非手术治疗的风险并不低(腹内感染、脓毒症等),一般认为非手术治疗要极慎重。在非手术治疗期间,需动态观察患者的全身情况和腹部体征,若病情无好转或有所加重,即需及时改用手术治疗。

(2)手术治疗:手术治疗包括单纯穿孔缝合术和彻底性溃疡手术。

1)单纯穿孔缝合术:单纯穿孔缝合术是目前治疗溃疡病穿孔主要的手术方式,只要闭合穿孔不至引起胃出口梗阻,就应首先考虑。缝闭瘘口、中止胃肠内容物继续外漏后,彻底清除腹腔内的污染物及渗出液。术后须经过一时期内科治疗,溃疡可以愈合。缝合术的优点是操作简便,手术时间短,安全性高,一般认为,以下为单纯穿孔缝合术的适应证:穿孔时间超过8h,腹腔内感染及炎症水肿较重,有大量脓性渗出液;以往无溃疡病史或有溃疡病史未经正规内科治疗,无出血、梗阻并发症,特别是十二指肠溃疡;有其他系统器质性疾病而不能耐受彻底性溃疡手术。单纯穿孔缝合术通常采用经腹手术,穿孔以丝线间断横向缝合,再用大网膜覆盖,或以网膜补片修补;也可经腹腔镜行穿孔缝合大网膜覆盖修补。一定吸净腹腔内渗液,特别是膈下及盆腔内。吸除干净后,腹腔引流并非必须。对所有的胃溃疡穿孔患者,需做活检或术中快速病理学检查,若为恶性,应行根治性手术。单纯溃疡穿孔缝合术后仍需内科治疗,Hp感染者需根除 Hp,以减少复发的机会,部分患者因溃疡未愈合仍需行彻底性溃疡手术。

以下情况不宜选择腹腔镜手术:①存在前述高危因素(术前存在休克、穿孔时间>24h 和伴随内科疾病)。②有其他溃疡并发症如出血和梗阻。③较大的穿孔(>10mm)。④腹腔镜实施技术上有困难(上腹部手术史等)。

2)部分胃切除和迷走神经切断术:已经很少采用。

(四)胃十二指肠溃疡大出血

胃十二指肠溃疡患者有大量呕血、柏油样黑粪,引起红细胞、血红蛋白和血细胞比容明显下降,脉率加快,血压下降,出现为休克前期症状或休克状态,称为溃疡大出血,不包括小量出血或仅有大便隐血阳性的患者。胃十二指肠溃疡出血,是上消化道大出血中最常见的原因,占 50%以上。

1.临床表现　胃十二指肠溃疡大出血的临床表现主要取决于出血的量及出血速度。

(1)症状:呕血和柏油样黑粪是胃十二指肠溃疡大出血的常见症状,多数患者只有黑粪而无呕血症状,迅猛的出血则为大量呕血与紫黑血粪。呕血前常有恶心症状,便血前后可有心悸、眼前发黑、乏力、全身疲软,甚至晕厥症状。患者过去多有典型溃疡病史,近期可有服用阿司匹林或 NSAIDs 药物等情况。

(2)体征:一般失血量在 400mL 以上时,有循环系统代偿的现象,如苍白、脉搏增速但仍强有力,血压正常或稍增高。继续失血达 800mL 后即可出现明显休克的体征,如出汗、皮肤凉湿、脉搏快弱、血压降低、呼吸急促等。患者意识清醒,表情焦虑或恐惧。腹部检查常无阳性体征,也可能有腹胀、上腹压痛、肠鸣音亢进等。约半数的患者体温增高。

2.辅助检查　大量出血早期,由于血液浓缩,血常规变化不大,以后红细胞计数、血红蛋白值、血细胞比容均呈进行性下降。

为了正确诊断出血的来源,必须施行上消化道内镜检查。内镜下胃十二指肠溃疡出血病灶特征现多采用 Forrest 分级:FⅠa,可见溃疡病灶处喷血;FⅠb,可见病灶处渗血;FⅡa,病灶处可见裸露血管;FⅡb,病灶处有血凝块附着;FⅢ,溃疡病灶基底仅有白苔而无上述活动性出血征象。根据上述内镜表现,除 FⅢ外,只要有其中一种表现均可确定为此次出血的病因及出血部位。

选择性腹腔动脉或肠系膜上动脉造影也可用于血流动力学稳定的活动性出血患者,可明确病因与出血部位,指导治疗,并可采取栓塞治疗或动脉内注射垂体加压素等介入性止血措施。

3.诊断和鉴别诊断

(1)诊断:有溃疡病史者,发生呕血与黑粪,诊断并不困难。10%~15%的患者出血无溃疡病史,鉴别出血的来源较为困难。大出血时不宜行上消化道钡剂检查,因此,急诊纤维胃镜检查在胃十二指肠溃疡出血的诊断中有重要作用,可迅速明确出血部位和病因,出血 24h 内胃镜检查检出率可达 70%～80%,超过 48h 则检出率下降。

(2)鉴别诊断:胃十二指肠溃疡出血应与应激性溃疡出血、胃癌出血、食管静脉曲张破裂出血、贲门黏膜撕裂综合征和胆管出血相鉴别。

4. 治疗　治疗原则是补充血容量,防止失血性休克,尽快明确出血部位,并采取有效的止血措施,防止再出血。总体上,治疗方式包括非手术及手术治疗。

(1)非手术治疗:主要是针对休克的治疗,主要措施如下:①补充血容量,建立可靠畅通的静脉通道,快速滴注平衡盐液,做输血配型试验。同时严密观察血压、脉搏、尿量和周围循环状况,并判断失血量,指导补液。失血量达全身总血量的 20% 时,应输注羟乙基淀粉、右旋糖酐或其他血浆代用品,用量在 1000mL 左右。出血量较大时可输注浓缩红细胞,也可输全血,并维持血细胞比容不低于 30%。输注液体中晶体与胶体之比以 3∶1 为宜。监测生命体征,测定中心静脉压、尿量,维持循环功能稳定和良好呼吸、肾功能十分重要。②留置鼻胃管,用生理盐水冲洗胃腔,清除血凝块,直至胃液变清,持续低负压吸引,动态观察出血情况。可经胃管注入 200mL 含 8mg 去甲肾上腺素的生理盐水溶液,每 4～6h 1 次。③急诊纤维胃镜检查可明确出血病灶,还可同时施行内镜下电凝、激光灼凝、注射或喷洒药物等局部止血措施。检查前必须纠正患者的低血容量状态。④止血、制酸、生长抑素等药物的应用:经静脉或肌肉注射巴曲酶;静脉给予 H_2 受体拮抗药(西咪替丁等)或质子泵抑制药(奥美拉唑等);静脉应用生长抑素(善宁、奥曲肽等)。

(2)手术治疗:内镜止血的成功率可达 90%,使急诊手术大为减少,且具有创伤小、极少并发穿孔和可重复实施的优点,适用于绝大多数溃疡病出血,特别是高危老年患者。内镜处理后发生再出血时仍建议首选内镜治疗,仅在以下患者考虑手术处理:①难以控制的大出血,出血速度快,短期内发生休克,或较短时间内(6～8h)需要输注较大量血液(＞800mL)方能维持血压和血细胞比容者。②纤维胃镜检查发现动脉搏动性出血,或溃疡底部血管显露再出血危险很大。③年龄在 60 岁以上,有心血管疾病、十二指肠球后溃疡以及有过相应并发症者。④近期发生过类似的大出血或合并穿孔或幽门梗阻。⑤正在进行药物治疗的胃十二指肠溃疡患者发生大出血,表明溃疡侵蚀性大,非手术治疗难以止血。

手术介入的方式,经常采用的有:①单纯止血手术。②部分胃切除术。③选择性迷走神经切断＋胃窦切除或幽门成形术。④介入血管栓塞术。

(五)胃十二指肠溃疡瘢痕性幽门梗阻

胃十二指肠溃疡瘢痕性幽门梗阻是指幽门附近的溃疡瘢痕愈合后,造成胃收缩时胃内容物不能通过,并因此发生呕吐、营养障碍、水电解质紊乱及酸碱平衡失调等一系列改变的情况。

1. 临床表现

(1)症状:多数患者有长时期溃疡症状多次发作的病史。在幽门梗阻发生后,症状的性质和节律逐渐改变。原有的空腹疼痛为上腹部膨胀或沉重感所代替,后又可出现阵发性胃收缩痛,进食后反而加重。患者常自己诱发呕吐以缓解症状。经过一段时期后,呕吐成为突出的症状,为自发性,多在下午或晚间出现,呕吐物量很大,多为积存的食物,甚至有前一两天所进食物,并含大量黏液,且有酸臭味,一般无血液或胆汁,呕吐后上腹膨胀感即显著减轻。在此时期腹痛消失,但全身情况变差,出现消瘦、便秘、尿少、无力、食欲缺乏等症状。

(2)体征:体检时所见为营养不良(皮肤干燥松弛,皮下脂肪消失),上腹隆起,有时可见自左肋下至右上腹的胃蠕动波,手拍上腹部时有振水音。有碱中毒低血钙时,耳前叩指试验和上臂压迫试验可呈阳性。

2.辅助检查　清晨空腹置入胃管,可抽出大量有酸臭味的液体和食物残渣。胃液分析一般为胃酸过多,但在已有长时期幽门梗阻的患者,胃酸常减少。

血液化学检查可发现血清钾、氯化物和血浆蛋白低于正常,非蛋白氮增高,血气分析发现代谢性碱中毒。

X线钡剂检查不仅证明有幽门梗阻存在,并可确定梗阻是否为机械性,以及原发病的性质。

3.诊断及鉴别诊断

(1)诊断:根据长期溃疡病史、特征性呕吐和体征,结合生化及X线钡剂检查即可诊断幽门梗阻。

(2)鉴别诊断:需与痉挛水肿性幽门梗阻、十二指肠壶腹部以下的梗阻性病变、胃窦部与幽门的癌肿、成人幽门肌肥厚症相鉴别。

4.治疗　溃疡病并发瘢痕性幽门梗阻后即需要进行手术治疗,治疗的目的首先是解除梗阻,使食物和胃液能进入小肠,从而矫正水、电解质及酸碱失衡,改善营养。与此同时,减少胃酸以去除胃溃疡的成因。

术式以胃大部切除术为主,也可采用迷走神经切断加胃窦切除术。对胃酸低、溃疡已愈合的患者,特别是老年或全身健康状况差的患者,可以仅做胃空肠吻合术以解除梗阻,或同时加做迷走神经切断术。

四、手术治疗

胃十二指肠溃疡最常用的手术方式包括胃大部切除术及迷走神经切断术两种。

(一)胃大部切除术

胃大部切除术包括胃切除及胃肠道重建两大部分。胃切除可分为全胃切除、近端胃切除和远端胃切除。后者即胃大部切除术,在我国是治疗胃十二指肠溃疡首选术式。

1.切除原则

(1)胃切除的范围:胃切除的范围和表面的解剖一致,远端胃部分切除的范围以切除的百分比表示可分为4类。①胃次全切除,80%的胃切除。②胃部分切除,65%～70%的胃切除。③半胃切除,50%的胃切除。④胃窦切除,30%～40%的胃切除,胃小弯侧进一步向近端切除舌形胃小弯组织3～5cm。胃切除最大,溃疡的复发率低,但术后并发症率高。一般来讲,切除要求高泌酸的十二指肠溃疡与Ⅱ、Ⅲ型胃溃疡切除范围应不少于胃的60%,低泌酸的Ⅰ型胃溃疡则可略小(50%左右)。胃切除范围的解剖标志是从胃小弯胃左动脉第一降支的右侧到胃大弯胃网膜左动脉最下第一个垂直分支左侧的连线,按此连线大致可切除胃的60%。

(2)溃疡病灶的处理:胃溃疡病灶应尽量予以切除,十二指肠溃疡如估计溃疡病灶切除很困难时则应勉强,可改用溃疡旷置术(Bancroft术式)。Billroth Ⅱ式吻合术胃切除后,酸性胃内容物不再接触溃疡病灶,旷置的溃疡可自行愈合。

(3)吻合口的位置与大小:胃切除后,胃空肠吻合可置于横结肠前或横结肠后。食物通过的速度主要取决于吻合口与空肠肠腔的口径,胃空肠吻合口的以 3～4cm(2 横指)为宜,过大易引起倾倒综合征,过小可能增加胃排空障碍。

(4)近端空肠的长度与走向:越靠近十二指肠的空肠,黏膜抗酸能力越强,日后发生吻合口溃疡的可能性越小。在无张力和不成锐角的前提下,吻合口近端空肠段宜短。结肠后术式要求从 Treitz 韧带至吻合口的近端空肠长度为 6～8cm,结肠前术式以 8～10cm 为宜。近端空肠与胃大小弯之间的关系并无固定格式,但要求近端空肠位置应高于远端空肠,以利排空;如果近端空肠与胃大弯吻合,应将远端空肠置于近端空肠前,以防内疝。

2.吻合方式　胃大部切除后胃肠道重建基本方式是胃十二指肠吻合或胃空肠吻合。

(1)Billroth Ⅰ式吻合术胃大部切除术:远端胃大部切除后,将残胃与十二指肠吻合。

(2)Billroth Ⅱ式吻合术胃大部切除术:即切除远端胃后,缝合关闭十二指肠残端,残胃和上端空肠端侧吻合。

(3)胃空肠鲁氏 Y 形吻合:即远端胃大部切除后,缝合关闭十二指肠残端,在距十二指肠悬韧带 10～15cm 处切断空肠,残胃和远端空肠吻合,距此吻合口以下 45～60cm 空肠与空肠近侧断端吻合。

(二)胃迷走神经切断术

迷走神经切断术治疗十二指肠溃疡在国外应用广泛,通过阻断迷走神经对壁细胞的刺激,消除神经性胃酸分泌;消除迷走神经引起的促胃液素分泌,减少体液性胃酸分泌。胃迷走神经切断术按照阻断水平不同,可分以下三种类型。

1.迷走神经干切断术　在食管裂孔水平切断左、右腹腔迷走神经干,又称为全腹腔迷走神经切断术。

2.选择性迷走神经切断术　选择性迷走神经切断术又称为全胃迷走神经切断术,是在迷走神经左干分出肝支、右干分出腹腔支以后再将迷走神经予以切断,切断了到胃的所有迷走神经支配,减少了胃酸的分泌。

上述两种迷走神经切断术,术后均可引起胃蠕动减退,仍需同时加做幽门成形、胃空肠吻合术、胃窦切除等胃引流手术。

3.壁细胞迷走神经切断术　壁细胞迷走神经切断术又称胃近端迷走神经切断术。方法是自幽门上 7cm 起紧贴胃壁小弯切断迷走神经前、后支分布至胃底、胃体的分支,向上延伸至胃食管连接部。保留迷走神经前后干、肝支、腹腔支及分布到胃窦的"鸦爪"神经支。为减少术后溃疡复发,确保迷走神经切断的彻底性,应注意在食管下段切断迷走神经后干于较高处分出的胃支(Grassi 神经)。

(三)手术疗效评定

各种胃切除术与迷走神经切断术的疗效评定,可参照 visick 标准,从优到差分为四级。Ⅰ级:术后恢复良好,无明显症状;Ⅱ级:偶有不适及上腹饱胀、腹泻等轻微症状,饮食调整即可控制,不影响日常生活;Ⅲ级:有轻到中度倾倒综合征,反流性胃炎症状,需要药物治疗,可坚持工作,能正常生活;Ⅳ级:中、重度症状,有明显并发症或溃疡复发,无法正常工作与生活。

五、术后并发症

(一)术后早期并发症

1.术后胃出血　术后胃出血多可采用非手术疗法止血,必要时可做纤维胃镜检查或行选择性血管造影,明确出血部位和原因,还可局部应用血管收缩药或栓塞相关的动脉止血。当非手术疗法不能止血或出血量大时,应手术止血。

2.胃排空障碍　术后拔除胃管后,患者出现上腹持续性饱胀、钝痛,并呕吐带有食物和胆汁的胃液。多数患者经非手术治疗,禁食、胃肠减压、营养支持、给予胃动力促进药等多能好转。

3.胃壁缺血坏死、吻合口破裂或瘘　胃穿孔是发生在壁细胞迷走神经切断术后的严重并发症。由于术中切断了胃小弯侧的血供,可引起小弯胃壁缺血坏死。缺血坏死多局限于小弯黏膜层,局部形成坏死性溃疡的发生率为 20% 左右,溃疡大于 3cm 时可引起出血,导致胃壁全层坏死穿孔者少见。术中缝合胃小弯前后缘浆肌层,可预防此并发症。术后若发现胃小弯有缺血坏死应禁食、严密观察,有穿孔腹膜炎时应再次手术,修补穿孔、引流腹腔。

吻合口破裂或瘘常在术后 1 周左右发生。原因与缝合技术不当、吻合口张力过大、组织血供不足有关,在贫血、水肿、低蛋白血症的患者中更易出现。术后发生吻合口破裂患者有高热、脉速、腹痛以及弥漫性腹膜炎的表现,须立即手术修补、腹腔引流;症状较轻无弥漫性腹膜炎时,可先行禁食、胃肠减压、充分引流、肠外营养、抗感染等综合措施,必要时手术治疗。

4.十二指肠残端破裂　十二指肠残端破裂是发生在 Billroth Ⅱ 式吻合术胃切除术后早期的严重并发症。临床表现为突发上腹部剧痛,发热、腹膜刺激征以及白细胞计数增加,腹腔穿刺可有胆汁样液体。一旦确诊,应立即手术。

5.术后梗阻　术后梗阻包括吻合口梗阻和输入袢、输出袢梗阻,后两者见于 Billroth Ⅱ 式吻合术胃大部切除术后。

(1)输入袢梗阻:有急、慢性两种类型。急性输入袢梗阻多发生于 Billroth Ⅱ 式吻合术结肠前输入段对胃小弯的吻合术式。临床表现为上腹部剧烈疼痛、呕吐伴上腹部压痛,呕吐物量少,多不含胆汁,上腹部有时可扪及包块。急性完全性输入袢梗阻属闭袢性肠梗阻易发生肠绞窄,病情不缓解者应行手术解除梗阻。慢性不全性输入袢梗阻,表现为餐后 0.5h 左右上腹胀痛或绞痛,伴大量呕吐,呕吐物为胆汁,几乎不含食物,呕吐后症状缓解消失。由于消化液潴积在输入袢内,进食时消化液分泌增加,输入袢内压力突增并刺激肠管剧烈收缩,引发喷射样呕吐,也称输入袢综合征。不全性输入袢梗阻,应采用禁食、胃肠减压、营养支持等治疗,若无缓解,可行空肠输出、输入袢间的侧—侧吻合或改行鲁氏 Y 形胃肠吻合解除梗阻。

(2)输出袢梗阻:Billroth Ⅱ 式吻合术胃切除术后吻合口下方输出段肠管因术后粘连、大网膜水肿、炎性肿块压迫形成梗阻,或是结肠后空肠胃吻合,将横结肠系膜裂口固定在小肠侧,引起缩窄或压迫导致梗阻。临床表现为上腹部饱胀,呕吐含胆汁的胃内容物。钡剂检查可以明确梗阻部位。若非手术治疗无效,应手术解除病因。

(3)吻合口梗阻:吻合口太小或是吻合时胃肠壁组织内翻过多而引起,也可因术后吻合口炎症水肿出现暂时性梗阻。吻合口梗阻若经非手术治疗仍无改善,可手术解除梗阻。

(二)远期并发症

1.碱性反流性胃炎　碱性反流性胃炎多在胃切除手术或迷走神经切断加胃引流术后数月至数年发生,由于 Billroth Ⅱ 式水后碱性胆汁、胰液、肠液流入胃中,破坏胃黏膜屏障,导致胃黏膜充血、水肿、糜烂等改变。临床主要表现为上腹或胸骨后烧灼痛、呕吐胆汁样液和体重减轻。抑酸药治疗无效,较为顽固。治疗可服用胃黏膜保护剂、胃动力药及胆汁酸结合药物考来烯胺(消胆胺)。症状严重者可行手术治疗,一般采用改行鲁氏 Y 形胃肠吻合,以减少胆汁反流入胃的机会。

2.倾倒综合征　倾倒综合征系由于胃大部切除术后,原有的控制胃排空的幽门窦、幽门括约肌及十二指肠球部解剖结构不复存在,加上部分患者胃肠吻合口过大(特别是 Billroth Ⅱ式吻合术),导致胃排空过速所产生的一系列综合征。根据进食后出现症状的时间可分为早期与晚期两种类型,部分患者也可同时出现,①早期倾倒综合征:发生在进食后 0.5h 内,患者可出现心悸、心动过速、出汗、无力、面色苍白等一过性血容量不足表现,并有恶心、呕吐、腹部绞痛、腹泻等消化道症状。治疗主要采用饮食调整疗法,即少量多餐,避免过甜食物,减少液体摄入量,并降低渗透浓度常可明显改善。饮食调整后症状不能缓解者,以生长抑素治疗,常可奏效。②晚期倾倒综合征:在餐后 2～4h 出现症状,主要表现为头晕、苍白、出冷汗、脉细弱甚至有晕厥等。采取饮食调整、食物中添加果胶以延缓糖类吸收等措施可缓解症状。严重病例可用生长抑素奥曲肽 0.1mg 皮下注射,每日 3 次,以改善症状。

3.溃疡复发　胃切除术后可形成吻合口溃疡,临床表现为溃疡病症状再现,有腹痛及出血。可采用制酸药、抗 Hp 感染非手术治疗,无效者可再次手术,行迷走神经干切断术或扩大胃切除手术。二次手术有一定难度,应当做好术前评估与准备。为了排除胃泌素瘤引起胰源性溃疡的可能,应测血促胃液素水平。

4.营养性并发症　由于胃大部切除术后,胃容量减少,容易出现饱胀感,使得摄入量不足,引起体重减轻、营养不良。术后饮食调节十分重要,应给予高蛋白、低脂饮食,补充铁剂与足量维生素,通过食物构成的调整结合药物治疗,情况可获改善。胃大部切除术后患者,约1/3术后晚期可有钙、磷代谢紊乱,出现骨质疏松、骨软化。增加钙的摄入,补充维生素 D,可以预防或减轻症状。

5.迷走神经切断术后腹泻　腹泻是迷走神经切断术后的常见并发症,发生率在 5%～40%。以迷走神经干切断术后最为严重多见,壁细胞迷走神经切断术后较少发生。与肠转运时间缩短、肠吸收减少、胆汁酸分泌增加以及刺激肠蠕动的体液因子释放有关。多数患者口服洛哌丁胺(易蒙停)、考来烯胺能有效控制腹泻。

6.残胃癌　胃十二指肠溃疡患者行胃大部切除术后 5 年以上,残余胃发生的原发癌称残胃癌。随访显示发生率在 2%左右,大多在手术后 20～25 年出现。可能与残胃常有萎缩性胃炎有关。患者有上腹疼痛不适、进食后饱胀、消瘦、贫血等症状,胃镜及活检可以确诊。一旦确诊应采用手术治疗。

第三节　胃间质瘤

胃间质瘤(GIST),是消化道最常见的间叶源性肿瘤,其中 60%～70%发生在胃,20%～30%发生在小肠。胃的 GIST 约占胃肿瘤的 3%,可发生于各年龄段,高峰年龄为 50～70 岁,男女发病率相近。

一、临床表现

瘤体小时,通常无症状。常在体检、X 线、胃镜检查、CT 检查或其他手术时偶尔发现。肿瘤大,可出现非特异性症状,与部位有关。患者可有不适、上消化道溃疡和出血;亦可有腹痛、腹块、梗阻、便血或穿孔等。恶性肿瘤可有体重减轻、发热,腹腔播散和肝转移时也可出现相应症状。

二、诊断

钡剂造影胃局部黏膜隆起,呈凸向腔内的类圆形充盈缺损,胃镜下可见黏膜下肿块,顶端可有溃疡。黏膜活检检出率低,超声内镜可以发现直径<2cm 的胃壁肿瘤。CT、MRI 扫描有助于发现胃腔外生长的结节状肿块以及有无肿瘤转移。组织标本的免疫组织化学检测显示 CD117 和 CD34 过度表达,有助于病理学最终确诊。

三、治疗

首选手术切除。术后切缘阳性或高度恶性者应予辅助治疗。复发或转移者,甲磺酸伊马替尼是首选,根据具体情况采取结合手术治疗。

(一)手术治疗

切缘阴性的完整切除为外科治疗标准。切缘 2~3cm 已经足够。其转移方式与上皮来源的癌不同,以腹腔种植和血行转移为主,淋巴结转移的发生率低于 10%,故不主张进行淋巴结清扫。

对临床怀疑为 GIST 者,手术前不做穿刺活检。对于高危患者:肿瘤直径>10cm、腹腔内肿瘤破裂者建议至少服用伊马替尼 1 年。

(二)转移病例

单纯手术治疗复发或转移性肿瘤,绝大多数将复发。伊马替尼结合手术,可使患者获得更长生存时间。对伊马替尼治疗已经达到最大受益者或治疗无效时,建议采用手术治疗。手术可以显著改善肝转移患者的预后,不适于外科手术切除的转移灶可行射频消融或动脉栓塞治疗。

第四节　十二指肠损伤

一、概述

十二指肠损伤少见。除穿透伤外,在腹部挤压伤或碾轧伤时,外力可将其水平段紧压在脊柱上而致伤。十二指肠损伤属腹内脏器的严重伤,诊断和处理上都有许多困难,病死率高。

二、临床表现

1. 外伤史,上腹、下胸或腰背部外伤史。

2. 腹痛或腰背部剧痛,可作有呕吐血液、胃液或胆汁。

3. 腹膜刺激征,腹腔十二指肠损伤时明显,腹膜后十二指肠损伤时不明显,腹膜后破裂,直肠指检骶前可扪及捻发音。因十二指肠除第一部外均处在腹膜后,故十二指肠破裂常造成后腹膜间隙严重感染,疼痛涉及腰背区。当肠溢出液刺激腹膜后睾丸神经和伴随精索动脉的交感神经,可引起睾丸痛和阴茎勃起。

4. 可有内出血或出血性休克表现。

5. 有时因十二指肠壁挫伤、血肿,从受伤到出现明显疼痛,可有一段间隔时间,有些是迟发破裂或穿孔,应予以警惕。

三、辅助检查

1.腹腔穿刺或灌洗术 十指肠损伤腹腔穿刺或灌洗多为阴性,偶可抽出淡黄色胆汁性液体。

2.X线胸腹部平片 若发现左膈下或右肾周围积气、腰大肌阴影消失或模糊、脊柱侧凸,则有助于诊断。消化道钡剂造影检查可发现由于十二指肠壁内血肿所致的高位肠梗阻。值得指出的是,部分病例开腹探查时仍有可能漏诊,造成严重后果,文献报道漏诊率可达25%左右。因此,手术探查时应高度注意以下5点:

(1)凡严重腹部创伤,必须仔细探查腹内各器官,不可因发现一两处损伤而忽略十二指肠和胰腺等深部器官的检查。

(2)十二指肠周围严重水肿或该处浆膜、后腹膜黄绿色染色,则十二指肠后壁或胆总管胰腺段损伤的可能性很大,务必切开十二指肠外缘或十二指肠空肠曲部位的后腹膜,细心检查十二指肠有无损伤。

(3)开腹后发现游离气体或混有胆汁性黄色腹腔液时必,须认真检查胆管和十二指肠。

(4)胰头、腺体部位损伤容易同时损伤十二指肠,应注意探查。

(5)十二指肠附近腹膜后血肿,常为十二指肠或胰腺损伤的征象,亦应按上法探查确诊。

四、治疗

1.防治休克。

2.抗生素治疗。

3.纠正水和电解质紊乱。

4.诊断明确或有探查指征时,应尽快开腹探查。手术原则:仔细探查,以免遗漏腹膜后十二指肠破裂和邻近脏器损伤的诊断。对十二指肠损伤可供选择的术式如下。

(1)十二指肠壁内血肿清除术:适用于不能吸收的十二指肠壁内血肿。具体方法是,切开血肿部位的浆肌层,勿损伤黏膜。清除血块、止血、缝合浆肌层。鼻胃管置入十二指肠,十二指肠旁置双套管引流。

(2)十二指肠破裂缝合术:适用于十二指肠破裂口较小、肠壁无缺损、伤后时间短、水肿轻、缝合后不会狭窄或形成肠瘘者。对破裂口成采用双层缝合,第1层为全层缝合,第2层为浆肌层缝合。胃管置入十二指肠内,十二指肠旁放置双套管引流。胃肠道内外减压,保证缝合口愈合。以下各种术式亦然。

(3)十二指肠吻合术:在十二指肠球部附近的十二指肠断裂,可切除幽门,行胃十二指肠吻合术。对十二指肠3、4段断裂者,清创后游离部分肠段减少张力,行十二指肠近远端吻合术,或十二指肠空肠吻合术。若欲防止术后十二指肠狭窄,还可选用断端关闭、行肠侧侧吻合术。

(4)补片术:若十二指肠破口大,组织破坏严重,清创后十二指肠缺口较大,可选用补片术。一般选用临近的空肠,切断一段带血管蒂,切开肠管,用此修剪后的肠片缝在十二指肠缺损处,空肠行端端吻合术。也有人选用胃壁或回肠做补片术的材料。

(5)十二指肠空肠 Roux－en－Y 吻合术:是补片术的另一种选择。适合于十二指肠有大片缺损或十二指肠断裂者。在屈氏韧带下 20cm 切断空肠,空肠近端像栽葱样与十二指肠行端侧吻合术,近侧空肠断端与空肠行端侧吻合术。

(6)胃大部切除,胃空肠吻合术:适用于十二指肠损伤广泛严重,在修补后为了防止十二指肠下窄或瘘形成,行胃大部切除、十二指肠端缝合关闭、胃空肠吻合术。为了保十二指肠愈合良好,除了放置胃管外还应行十二指肠造瘘管减压和肠外双套管减压。若为十二指肠降部损伤,还应行胆总管引流或胆囊引流。

(7)胰十二指肠切除术:适用于十二指肠和胰头有广泛严重损伤者。这类伤员本身伤情重,加之手术大,术后发生并发的概率高,病死率也高。

(8)十二指肠修补,胃造瘘术:为了保证十二指肠破裂修补后的良好愈合,长时间的胃肠减压是不可避免的。胃造瘘可达到减压目的,也可避免鼻胃管长期放置的痛苦,还可取得患者的配合。为此,胃造瘘术适用于上述各种术式。

5.术后营养维持和对症治疗　禁食及胃肠减压 1~2 周。为保证十二指肠创面的愈合,无论何种修补后,均应安放有效的十二指肠减压装置,包括鼻胃管减压、胃造瘘、十二指肠造瘘插管、经空肠造瘘插管和胆总管插管等。其间应用全静脉胃肠营养、抗生素防治感染及维持水、电解质平衡、严密观察病情变化。

五、预后

(一)治愈

经手术治疗后,症状体征消失,伤口愈合,无并发症。

(二)好转

经手术后,一般情况好转,伤口感染或窦道形成。

(三)未愈

遗留十二指肠瘘、腹腔严重感染等,需 2 期手术处理者。

第五节　小肠损伤

一、诊断依据

小肠在腹腔中分布较广,相对表浅,又无骨骼保护,受伤机会较多。在开放性损伤中,常为多发伤。除由外力引起者外,腹肌的猛力收缩也有引起肠道损伤者。

(一)临床表现

1.明确的腹部创伤史。

2.腹痛、腹胀、恶心、呕吐、发热。

3.腹肌紧张,全腹压痛、反跳痛,有移动性浊音,肠鸣音减弱或消失。

4.严重者可伴有休克表现。

(二)辅助检查

1.腹腔穿刺或灌洗检查　可抽到血性或含肠内容物的液体,或腹腔灌洗液中发现有血液等。

2.腹部 X 线检查可见气腹征,有膈下游离气体。

(三)注意事项

1.对多发性创伤患者由于病情复杂和危重,往往仅注意腹部以外的明显损伤如骨折、颅脑损伤,或合并休克、昏迷、掩盖了腹部损伤的表现。此类患者应在积极抗休克的同时处理其他合并伤,并密切观察腹部体征变化。

2.详细询问受伤经过,如受伤部位、外力大小、方向、伤后患者的反应;进行全面仔细地查体,对腹部压痛部位、范围、肝浊音界的变化、是否有移动性浊音、肠鸣音改变要逐一检查。对一时不能明确诊断者,要特别注意第一印象,动态观察、反复对比,观察期间原则上应留院进行,不应用麻醉止痛药物。

3.正确利用和分析辅助检查。腹腔穿刺术是一简单安全的早期诊断手段之一,阳性率可高达 80%～97%,对一次穿刺阴性者,必要时在不同部位不同时间重复穿刺,或选用腹腔灌洗术,腹部 X 线检查发现气腹征,对诊断空腔脏器破裂是可靠依据之一,但对阴性者亦不能排除空腔脏器破裂的可能,特别是伤后早期或下消化道的破裂更是如此。

4.开腹探查术既是诊断手段,又是治疗手段,对部分患者诊断难以确定而又具备开腹指征者,应积极开腹探查,以便早期明确诊断,同时获得早期治疗。

二、治疗方法

1.防治休克。

2.抗感染。

3.纠正水和电解质紊乱。

4.手术治疗　怀疑或确诊有小肠损伤者应尽早手术,开腹探查,对全部小肠检查一遍,当然也不要遗漏其他内脏伤。小肠外伤的手术方式有:①对单纯的小肠穿孔,进行缝合修补术。②肠切除吻合术;适用于各种类型的小肠断裂和严重挫伤、小肠多处穿孔、肠系膜血管损伤所致的小肠血运障碍、小肠坏死等。

肠系膜断裂出血时,行止血修补术。为了保证手术顺利和防止手术后并发症的发生,应做到以下 6 点。①充分冲洗腹腔,清除腹腔异物是减少术后膈下、肝下、肠间隙、盆腔感染形成脓肿、造成中毒性休克、减少术后肠粘连、防止切口感染等并发症的重要步骤。②肠系膜裂孔应予缝合,以防内疝形成。③胃肠减压持续至胃肠功能恢复正常后。④全身使用广谱抗生素和甲硝唑。⑤注意保持水、电解质和酸碱平衡。⑥给予全胃肠外营养支持,对增强抵抗力、防治腹腔感染、肠内外瘘等具有一定意义。

三、好转及治愈标准

(一)治愈

经手术治疗后,症状体征消失,伤口愈合,无并发症。

(二)好转

经手术治疗后,一般情况好转,伤口感染或窦道形成。

(三)未愈

术后遗留有肠瘘,腹腔严重感染等,需 2 期手术者。

第六节 黑斑息肉病

黑斑息肉病是一种少见的家族性疾病。其特点是口腔黏膜、口唇、双侧手掌和足底有色素沉着以及胃肠有多发息肉。是一种显性遗传病，有很高的外显率，男性和女性都可携带基因。肠息肉和黑斑由单一的多显性基因所引起，临床上仅半数患者有家族史。

一、病理

1. 息肉为错构瘤。
2. 组织学上除正常的肠黏膜腺体外，可见到腺瘤性息肉中所没有的平滑肌成分。
3. 从黏膜肌层分叉如树枝样长入息肉内。
4. 黑斑最常见于唇部、口腔黏膜和手指，足趾、肛周、手掌和足底也可见到。
5. 息肉可发生在胃至直肠的任何部位。以空回肠最多见。

二、临床表现

1. 反复发作腹部绞痛，为肠息肉引起肠套叠所致。
2. 便血，为息肉糜烂引起出血。
3. 部分患者可扪及肿块。
4. 唇、口腔黏膜、手掌、足底多发性黑斑为本病特征。

三、诊断

（一）X线检查
可行胃肠道钡餐或小肠灌钡法证实胃肠道有无息肉。
（二）纤维内镜检查
对结肠直肠或胃息肉可行纤维结肠镜或胃镜检查以了解息肉的大小、分布，数目，并可做病理检查。

四、治疗

（一）观察
由于息肉分布较广泛，难以将息肉全部切除，而且极少癌变，故对没有明显症状的患者可以长期观察。
（二）手术治疗
手术的目的是解除临床症状而不是根治。
1. 手术适应证
（1）肠套叠合并有明显的肠梗阻。
（2）反复出现较大的肠道出血。
（3）发现有个别孤立较大的息肉或多发性息肉密集于某一肠段，且有反复发作腹部剧烈疼痛。

2.手术方式

(1)并发肠套叠急诊手术如无肠坏死可行肠套叠复位术,尽可能做息肉切除,已有肠坏死者则行肠切除吻合术。

(2)出血较大的息肉应予以摘除。

(3)息肉大于2cm者,手术探查,分别切开息肉段肠壁摘除息肉。

(三)内镜治疗

对于胃、大肠的息肉,可用内镜在检查的同时予以摘除或电灼。

(四)黑斑的治疗

唇部黑斑有碍美容,如患者要求手术,可以刮除。其他部位黑斑可以不治。

第七节　肠梗阻

一、概述

肠梗阻是一种常见的外科急腹症,凡肠内容物不能正常运行或通过发生障碍时称为肠梗阻,一旦肠管发生梗阻不但可以引起肠管本身解剖和功能上的改变,并可导致全身性生理紊乱。在临床上以腹痛、呕吐、腹胀及便秘为主要表现。肠梗阻具有病因复杂、病情多变、发展迅速等特点,若处理不当,后果严重。

按病因分为:机械性肠梗阻、动力性肠梗阻、血动性肠梗阻。按梗阻有无血运障碍分为:单纯性肠梗阻、绞窄性肠梗阻。根据梗阻的部位可分为高位和低位肠梗阻两种,根据梗阻的程度可分为完全性和不完全性肠梗阻,按发展过程快慢可分为急性和慢性肠梗阻。若一段肠管两端均受压且不通畅者称闭襻性肠梗阻,闭襻肠管中的气体和液体无法减压,易发生血运障碍。

(一)诊断

1.症状

(1)腹痛:询问腹痛初起的准确时间、腹痛性质、间隔期和持续时间的长短、变化程度与进食和排便的关系、缓解因素、伴发症状等,从中找到确定病因的证据。

(2)腹胀:询问腹胀程度、感觉、位置及变化等。

(3)呕吐:询问呕吐出现的时间、次数、频度、内容物的量和性质,以及呕吐时与吐后的感觉。

(4)排便、排气情况:询问肛门是否停止排便排气、最后一次排便排气的时间及肛门是否有血性或其他色泽粪便排出。

2.体征　早期单纯性肠梗阻一般无明显全身症状,随病情进展可出现口唇干燥、皮肤无弹性、眼窝凹陷、少尿或无尿等脱水表现。发生绞窄时可表现为烦躁不安、发热、脉率快、血压下降、休克等。腹部检查时要显露充分,上自乳头水平,下至股部均应仔细检查。

(1)腹部视诊:可见到腹胀及肠蠕动波。

(2)触诊:单纯性肠梗阻可有轻度压痛,绞窄性肠梗阻可有固定压痛和腹膜刺激征。

(3)叩诊:绞窄性肠梗阻时可出现移动性浊音。

(4)听诊:肠鸣音亢进,可闻及气过水声或金属音,麻痹性肠梗阻时肠鸣音减弱或消失。

应常规进行直肠指检。直肠指检若触及肿块,则可能为直肠肿瘤或低位肠腔外肿瘤甚至为肠套叠,若指套染血,应考虑结肠套叠、肠肿瘤、肠绞窄或肠系膜血管栓塞的可能。

3. 检查　直肠指诊应作为常规检查不能忽略。如触及肿块,可能为直肠肿瘤所引起的结肠梗阻、极度发展的肠套叠的套头或低位肠腔外肿瘤。

实验室检查中,血红蛋白及红细胞压积可因脱水、血液浓缩而升高,白细胞计数和中性粒细胞明显增加,多见于绞窄性肠梗阻。全血二氧化碳结合力和血清 Na^+、K^+、Cl^- 的变化,可反映酸碱失衡和电解质紊乱的状况。呕吐物和粪便检查有大量红细胞或隐血阳性,应考虑肠管有血运障碍。

X 线检查:一般在肠梗阻发生 4～6 小时后,即显示出肠腔内气体;立位或侧卧位透视或拍片,可见多数液平面及气胀肠祥。但无上述征象,也不能完全排除肠梗阻的可能。由于肠梗阻的部位不同,X 线表现也各有其特点。如在高位小肠梗阻时,空肠黏膜环状皱襞可显示出"鱼肋骨刺状",回肠黏膜则无此表现;结肠胀气位于腹部周边,显示结肠袋形。当怀疑肠套叠、乙状结肠扭转或结肠肿瘤时,可行钡剂灌肠以助诊断。在小肠梗阻时,忌用胃肠造影的方法,以免加重病情。在病情严重、低血压、休克患者,有时立位平面相可造成直立性虚脱,值得临床医师注意。

4. 诊断要点

(1)腹痛,呕吐,腹胀,肛门排气和排便停止几大症状和腹部可见肠型或蠕动波,肠鸣音亢进,压痛和腹肌紧张。

(2)机械性肠梗阻具有上述典型临床表现,早期腹胀可不显著。麻痹性肠梗阻无阵发性绞痛等肠蠕动亢进的表现,相反肠蠕动减弱或消失,腹胀显著,而且多继发于腹腔内严重感染、腹膜后出血、腹部大手术后等。

(3)有下列表现者,应考虑绞窄性肠梗阻的可能。①发病急,开始即为持续性剧烈腹痛,或在阵发性加重之间仍有持续性疼痛。有时出现腰背部痛,呕吐出现早、剧烈而频繁。②病情发展迅速,早期出现休克,抗休克治疗症状改善不显著。③明显腹膜刺激征,体温上升、脉率快、白细胞计数增高。④腹胀不对称,腹部有局部隆起或触及有压痛的肿块。⑤呕吐物、胃肠减压抽出液、肛门排出物为血性,或腹腔穿刺抽出血性液体。⑥经积极非手术治疗而症状体征无明显改善。⑦腹部 X 线检查见孤立、突出胀大的肠祥、不因时间而改变位置,或有假肿瘤状阴影;若肠间隙增宽,提示有腹腔积液。

(4)高位小肠梗阻的特点是呕吐发生早且频繁,腹胀不明显。低位小肠梗阻的特点是腹胀明显,呕吐出现晚而次数少,可吐粪便样内容物。

(5)完全性梗阻呕吐频繁,如为低位梗阻腹胀明显,完全停止排气、排便。

5. 鉴别诊断　鉴别诊断主要在于区分肠梗阻的部位、性质与是否存在绞窄病因。疼痛的性质为阵发性伴肠鸣音亢进多提示为机械性梗阻;腹胀明显且肠鸣音减弱提示为麻痹性梗阻;呕吐频繁为高位肠梗阻的表现;病情发展迅速、出现腹膜刺激症状、血流动力学不稳等说明肠绞窄的可能性较大,应引起重视。

(二)治疗

肠梗阻的治疗在于缓解症状,恢复肠道的通畅,包括非手术治疗与手术治疗。值得注意的是对患者生命的威胁主要在于肠梗阻带来的全身病理生理变化。因此不论是否采取手术治疗,首先应给予非手术治疗以纠正肠梗阻带来的全身性病理生理紊乱,为手术治疗创造条件。

1. 非手术治疗　主要包括以下措施。

(1)胃肠减压:肠梗阻诊断明确后,应立刻进行胃肠减,以减轻腹胀。胃管保留在胃内,可吸出由肠管逆流到胃内的液体与气体,更主要是可将吞咽带进的气体抽出,减轻肠管膨胀的程度。腹胀减轻后还有利于改善呼吸和循环功能。应用胃肠减压后 12 小时,重复进行 X 线检查,若小肠内充气减少,结肠充气时,证明肠梗阻有所缓解。

(2)纠正水和电解质平衡:根据肠梗阻的部位、梗阻时间的长短以及实验室检查的结果来补充水和电解质。由于呕吐与胃肠减压所丢失的液体与细胞外液相似,需补充的液体以等渗液为主。绞窄性肠梗阻或晚期的单纯性肠梗阻患者,常有大量血浆和血液的丢失,还需补充血浆和全血。

(3)抗生素:单纯性肠梗阻一般不需使用抗生素。绞窄性肠梗阻时则需使用,可减少细菌繁殖,预防切口及肺部感染。

(4)对症治疗:单纯性肠梗阻患者可经胃管注入石蜡油、花生油或通便泻下的中药,疼痛剧烈患者可应用解痉剂。

2. 手术疗法　绞窄性肠梗阻、肿瘤及先天性肠道畸形引起的肠梗阻,以及非手术治疗无效患者均应手术治疗。手术的原则和目的是:在最短的时间内,以最简单的方法解除梗阻或恢复肠腔的通畅。手术方式的选择应根据病因、病理变化、梗阻部位、梗阻程度和患者全身情况而定。手术可归纳为如下 4 种。

(1)解除引起梗阻的原因:如粘连松解术、肠套叠整复或肠扭转复位术等。

(2)肠切除吻合术:如肠管因肿瘤、炎症性狭窄等,或局部肠袢坏死,应行肠切除吻合术。梗阻原因解除后,判断肠管有无生机至关重要。如果肠壁已呈暗红色,失去光泽和弹性,无蠕动能力,对刺激无收缩反应,肠系膜终末动脉无搏动,则表示已发生肠坏死,应行肠切除。如有可疑,可用 0.5% 普鲁卡因或 0.5% 利多卡因肠系膜根部封闭,温盐水纱布热湿敷,将其放入腹腔 20～30 分钟,若见肠壁颜色和光泽好转,肠系膜终末动脉搏动出现,则说明肠管仍有生机。否则,即表明肠管已坏死。

(3)短路手术:当引起梗阻的原因既不能简单解除,又不能切除时,可行梗阻近端与远端肠袢的短路手术。

(4)肠造口或肠外置术:如患者病情危重,不能耐受复杂手术,可用此类术式解除梗阻。该手术主要适用于低位肠梗阻,如急性结肠梗阻,一般采用梗阻近侧肠造口,以解除梗阻;也适用于麻痹性或痉挛性肠梗阻,蛔虫或粪块堵塞引起的肠梗阻,炎症引起的不完全性肠梗阻,肠套叠早期等。在治疗过程中,应严密观察,如症状、体征不见好转或反而加重,应改为手术治疗。除前述基础疗法外,还包括中药治疗、口服或胃肠道灌注植物油、针刺疗法,以及根据不同病因采用低压空气或钡灌肠,经乙状结肠镜插管,颠簸疗法等各种方法。

二、粘连性肠梗阻

粘连性肠梗阻比较常见,占全部肠梗阻病例的 40%～50%。其中先天性腹腔内粘连(如美克耳憩室的系带、胎粪性腹膜炎)所致者极少,而以后天性腹腔内粘连为最多,好发于腹腔内手术、感染、肿瘤、腹部损伤,腹内出血或异物残留最多见。

（一）临床表现

粘连性肠梗阻大多有腹部手术史，发生时间可以在术后几周到数年之久，有的甚至数十年。可有多次反复发作。大部分粘连性肠梗阻发生在回肠且为单纯性，临床表现同一般小肠梗阻。

（二）诊断要点

①多有腹腔手术、创伤或感染病史。②以往有慢性肠梗阻症状和多次急性发作史。③突发性典型的机械性肠梗阻表现。

值得注意的是，手术后早期（5～7d）即可出现粘连性肠梗阻，应与术后肠麻痹恢复期的肠蠕动功能失调相鉴别。其鉴别要点：①术后肠麻痹是术后的持续表现，多在术后 3～4d 内恢复，当自肛门排气排便后，症状便自行消失。而粘连性肠梗阻则常常先有肛门排便排气后又停止，并伴有绞痛和肠鸣音亢进。②腹部 X 线，肠麻痹时全部肠道均有积气，而粘连性梗阻积气积液仅限于梗阻以上的肠管。

（三）治疗

粘连性肠梗阻应尽量避免反复手术治疗。若是单纯性梗阻，应首先选择基础治疗，如基础治疗无效或怀疑有绞窄时，宜及时做手术探查。

①全面探查，不满足于一处或几处梗阻的发现。②以钝性分离为主，减少损伤。③对于粘连广泛，分离后有较多粗糙面者，可行部分或全部小肠排列术。

手术方式可根据病变情况采用粘连松解或束带切断术，有肠坏死者，应行肠切除吻合术。

（四）注意事项

1. 粘连性肠梗阻　粘连性肠梗阻多数为单纯性肠梗阻，一般采用禁食，胃肠减压，输液，防治感染等非手术方法，尽可能避免手术治疗，以减少手术后再粘连。

2. 腹腔内粘连　腹腔内粘连是浆膜对损伤和炎症正常生理反应，故在腹腔手术中采用一些方法尽可能减少损伤和炎症，以减少粘连性肠梗阻的发生。手术中仔细止血，不做大块结扎，防止浆膜面暴露干燥和异物残留等。

3. 使用抗粘连药物或材料　如胰蛋白酶、右旋糖酐、透明质酸酶等。

4. 加强术后处理，促使肠功能恢复　如早期下床活动，使用促进肠蠕动药物。

三、肠扭转

肠扭转是一段肠襻沿其系膜长轴旋转而造成的闭襻型肠梗阻。由于肠系膜血管受压，因而也属于绞窄性肠梗阻。常常是因为肠襻及其系膜过长，系膜根部附着处过窄或粘连收缩，并因肠内容重量骤增，肠管动力异常，以及突然改变体位等诱发因素而引起。扭转程度轻者在 360°以下，严重的可达 2～3 转。常见的扭转部位有部分小肠、全部小肠和乙状结肠。

（一）临床表现

肠扭转表现为急性机械性肠梗阻，但部位不同，临床特点各异。

1. 小肠扭转　小肠扭转多见于青壮年。常有饱食后剧烈活动等诱因。发生于儿童者多与先天性肠旋转不良等有关。表现为突然发生的剧烈腹部绞痛，阵发性加重，常牵涉腰背部，患者喜蜷曲卧位，不敢仰卧；呕吐频繁，腹胀不显著或某一部位特别明显。腹部有时可扪及扩张肠襻，病情发展迅速，易发生休克。腹部平片可见到闭襻的肠管，空肠、回肠换位或排列成多种形态的小跨度蜷曲肠襻等特有征象。

2.乙状结肠扭转　乙状结肠扭转多见于男性老年人,常有便秘习惯或以往有多次腹痛发作经排便、排气后缓解的病史。临床表现为腹痛、腹胀、呕吐一般不明显。低压灌肠时进入液体量往往不足 500mL。钡剂灌肠造影可明确诊断,在扭转部位钡剂受阻,钡影尖端呈"鸟嘴"状改变。

(二)治疗

肠扭转可在短期内致肠绞窄、坏死,病死率为 15%～40%,应及时手术治疗。

1.扭转复位术　将扭转的肠管复位,并解决引起扭转的解剖学异常。

2.肠切除术　适宜肠坏死的病例。

(三)注意事项

1.肠扭转早期除一般治疗外,可行手术复位。

2.肠扭转是一种闭襻性肠梗阻,易引起绞窄,造成肠坏死、肠穿孔,宜早期手术较为安全。

3.早期乙状结肠扭转可行肛管复位,在乙状结肠镜下插入细肛管,排出扩张肠曲内气体,并保留 3～4d,以利于肠功能恢复。

四、肠套叠

一段肠管套入邻近的肠腔内称为肠套叠。多为近侧端套入远侧端。根据套入部位可分为小肠－小肠型、回肠－结肠型和结肠－结肠型。

临床上将肠套叠分为儿童型和成人型两大类。儿童型肠套叠占儿童肠梗阻的首位,多发生于 2 岁以内的肥胖婴儿,男孩多于女孩,与肠功能失调,蠕动异常有关。成人型肠套叠多为继发性,可继发于肠息肉、肠肿瘤等,两类肠套叠在临床表现及治疗上均有显著不同。

(一)临床表现

儿童型肠套叠,是小儿肠梗阻的常见病因,80%发生于 2 岁以下儿童。最多见的为回肠末端套入结肠。

1.腹痛　患儿常突然发作剧烈的阵发性腹痛,阵发性哭闹,反复发作后出现精神萎靡、嗜睡。如不及时治疗可进一步出现休克。

2.呕吐　早期为胃内容物,继之有胆汁或肠内容物。

3.血便　血便呈果酱样。

4.腹部肿块　大多数患儿可在腹部扪及腊肠样肿块,表面光滑,稍可活动,稍有压痛,位于脐右上方。

成人型肠套叠多表现为慢性反复发作,其发生原因常与肠息肉、肿瘤等病变有关。主要症状是阵发性腹痛,在腹痛发作时约 60%的患者可扪及腹部肿块,并有不完全性肠梗阻表现,但往往可自行缓解。

(二)诊断要点

1.儿童型肠套叠　根据三大典型症状,腹痛、血便和腹部肿块等表现,一般可明确诊断,如有怀疑可做诊断性空气灌肠或钡剂灌肠造影,X 线下可见到套叠的肠管钡影呈"杯口"状,甚至呈"弹簧状"阴影。

2.成人型肠套叠　成人中发现质硬、光滑、稍能推动的腹部肿块,伴有不完全性肠梗阻表现要考虑本病。应做钡灌肠造影或钡剂上消化道造影检查,可明确诊断并了解所发生的原因。

（三）治疗

1.儿童型肠套叠，以非手术疗法为主

（1）空气灌肠：适用于病程在48h以内，腹不胀、腹肌不紧张的回肠－结肠型套叠。应用此法有近90％的患儿可获得复位。方法是将气囊导尿管插入肛门，让气囊充气堵住肛门，然后向肠腔内充气，压力为8～13kPa，在X线透视下，可见到套叠的肠管逐步消失，有空气进入回肠。

（2）手术治疗：适用于空气灌肠复位失败、并发肠穿孔腹膜炎或病程超过48h者。术时注意将套入的肠管轻轻挤出，避免直接牵拉。如肠管已有坏死或手法不能复位宜做肠切除吻合。

2.成人型肠套叠　由于成人肠套叠多属继发，原则上应手术治疗，根据病变情况做相应的手术处理。

（四）注意事项

1.儿童型肠套叠早期可采用非手术疗法，如禁食、输液、控制感染。

2.行空气灌肠疗法时，应在X线透视下严密观察肠套叠复位全过程。术者可用手轻轻按摩套叠部位以利复位。复位后，腹部变软无压痛，肿块消失，小儿常安静入睡。继而可排气排便，便色渐变成正常。

3.行空气灌肠疗法前，需皮下或肌肉注射阿托品0.3～0.5mg，以解除痉挛镇痛；个别异常躁动患儿，可用基础麻醉。

第八节　短肠综合征

短肠综合征系指肠广泛切除后的严重吸收不良（腹泻、脂肪泻、体重减轻、营养不良等）综合征。一般认为小肠切除70％以上，或切除小肠50％且同时切除回盲瓣，或成人保留小肠不足120cm谓之小肠广泛切除。小肠大量切除常见的病因有急性肠扭转、坏死性肠炎、绞窄性疝、肠系膜上动脉栓塞、肠系膜上静脉血栓形成、肿瘤、Crohn病、外伤等。

一、诊断

（一）临床表现

短肠综合征患者的临床表现和严重程度随残留肠管的部位、长度及有无回盲瓣的存留而异，主要有以下几方面表现。

1.严重的腹泻和脂肪泻。

2.水、电解质平衡失调、酸中毒、多种维生素缺乏。

3.严重营养不良、疲乏无力、体重下降、手足搐搦、骨痛、骨软化、紫癜及周围神经病变，乃至精神症状。

4.免疫功能低下。

5.胃酸分泌亢进表现，胃部烧灼感、恶心、呕吐。

6.短肠综合征患者后期可出现泌尿系结石、胆系结石等。

（二）辅助检查

1.血液检查　血液检查可有贫血和血清钾离子、钠离子、钙离子、镁离子、清蛋白、胆固醇等浓度降低,以及凝血酶原时间延长。

2.小肠功能检查 粪脂定量测定、血清胡萝卜素测定、维生素 B_{12} 吸收试验、D—木糖吸收试验等。

3.小肠液细菌培养 一般超过 $1×10^8/L$,为细菌生长过度。

4.胆盐浓度测定 血中结合胆盐浓度下降甚至缺乏。

5.X线小肠钡剂造影 X线小肠钡剂造影可估计和观察剩余小肠的长度及代偿功能。

二、治疗方法

(一)非手术治疗

1.第1期治疗

(1)禁食、全肠外营养治疗,纠治水、电解质和酸碱平衡失调。补充必需的营养物质,使肠道得到充分的休息。

(2)抑制高胃酸分泌:可静脉滴注法莫替丁、奥美拉唑等。用碳酸钙中和胃酸和游离脂肪酸。

(3)抑制肠蠕动、减轻腹泻:可酌情选用洛哌丁胺、思密达、考来烯胺每次 $4\sim5g$,每日3次。

(4)消胆胺:结合胆盐,消除胆盐对结肠的刺激。

2.第2期治疗 为防止肠黏膜萎缩,宜早期开始肠内营养治疗。应给予碳水化合物、高蛋白、低脂肪及含有充分的微量元素和维生素的要素饮食。同时根据口服营养的情况,继续给予静脉营养支持补充。暂禁用乳糖制品。有高草酸尿患者,可限制水果、蔬菜入量。如残肠内有过多细菌生长者,可用氨苄西林、甲硝唑等抗生素治疗。

3.第3期治疗 经口摄入的食物以患者可以耐受的程度进行调整。既要保证热量和营养充分,而又不引起腹泻为原则。饮食以高糖、高蛋白、低脂半流或软食为主。避免高渗饮料,补充矿物质和维生素。患者终身需小心调节饮食并置于医师的监护之下。

(二)手术治疗

术后持续吸收不良而严格非手术治疗效果不佳时,可考虑手术。应当指出,不应在广泛小肠切除的同时做短肠的补救性手术,因对残存小肠的代偿功能难以足够估计,且在肠切除时做这类手术将会抑制小肠的适应性改变。一般宜在前次手术 $6\sim12$ 个月以后再考虑。手术方式分延缓小肠排空、增加吸收面积及小肠移植3类。小肠延长术、肠黏膜替补术等增加吸收面积的术式尚处于研究阶段,小肠移植也远非确切的治疗手段。目前临床多用且有效的为多种延缓小肠排空手术。

1.逆蠕动小肠段间置术 取带蒂残肠末段 10cm,反转后吻合。

2.小肠人工瓣膜成形术 利用肠管自身套叠或制作残端乳头形成一抵挡肠内容通过的瓣膜样结构。

3.顺蠕动结肠段间置术 切取带蒂结肠段 $15\sim20cm$,按顺蠕动方向间置于小肠中。

第四章　肝胆外科

第一节　肝脓肿

一、细菌性肝脓肿

(一)流行病学

细菌性肝脓肿通常指由化脓性细菌引起的感染,故亦称化脓性肝脓肿。本病病原菌可来自胆管疾病(占 16%～40%),门静脉血行感染(占 8%～24%),经肝动脉血行感染报道不一,最多者为 45%,直接感染者少见,隐匿感染占 10%～15%。致病菌以革兰氏阴性菌最多见,其中 2/3 为大肠埃希菌,粪链球菌和变形杆菌次之;革兰氏阳性球菌以金黄色葡萄球菌最常见。临床常见多种细菌的混合感染。细菌性肝脓肿 70%～83% 发生于肝右叶,这与门静脉分支走行有关。左叶者占 10%～16%;左右叶均感染者为 6%～14%。脓肿多为单发且大,多发者较少且小。少数细菌性肝脓肿患者的肺、肾、脑及脾等亦可有小脓肿。尽管目前对本病的认识、诊断和治疗方法都有所改进,但病死率仍为 30%～65%,其中多发性肝脓肿的病死率为 50%～88%,而孤立性肝脓肿的病死率为 12.5%～31%。本病多见于男性,男女比例约为 2∶1。但目前的许多报道指出,本病的性别差异已不明显,这可能与女性胆管疾患发生率较高,而胆源性肝脓肿在化脓性肝脓肿发生中占主导地位有关。本病可发生于任何年龄,但中年以上者约占 70%。

(二)病因

肝由于接受肝动脉和门静脉双重血液供应,并通过胆管与肠道相通,发生感染的机会很多。但是在正常情况下由于肝的血液循环丰富和单核吞噬细胞系统的强大吞噬作用,可以杀伤入侵的细菌并且阻止其生长,不易形成肝脓肿。但是如各种原因导致机体抵抗力下降时,或当某些原因造成胆管梗阻时,入侵的细菌便可以在肝内重新生长引起感染,进一步发展形成脓肿。化脓性肝脓肿是一种继发性病变,病原菌可由下列途径进入肝。

1.胆管系统　这是目前最主要的侵入途径,也是细菌性肝脓肿最常见的原因。当各种原因导致急性梗阻性化脓性胆管炎,细菌可沿胆管逆行上行至肝,形成脓肿。胆管疾病引起的肝脓肿占肝脓肿发病率的 21.6%～51.5%,其中肝胆管结石并发肝脓肿更多见。胆管疾病引起的肝脓肿常为多发性,以肝左叶多见。

2.门静脉系统　腹腔内的感染性疾病,如坏疽性阑尾炎、内痔感染、胰腺脓肿、溃疡性结肠炎及化脓性盆腔炎等均可引起门脉属支的化脓性门静脉炎,脱落的脓毒性栓子进入肝形成肝脓肿。近年来由于抗生素的应用,这种途径的感染已大为减少。

3.肝动脉　体内任何部位的化脓性疾患,如急性上呼吸道感染、亚急性细菌性心内膜炎、骨髓炎和痈等,病原菌由体循环经肝动脉侵入肝。当机体抵抗力低下时,细菌可在肝内繁殖形成多发性肝脓肿,多见于小儿败血症。

4.淋巴系统　与肝相邻部位的感染如化脓性胆囊炎、膈下脓肿、肾周围脓肿、胃及十二指肠穿孔等,病原菌可经淋巴系统进入肝,亦可直接侵及肝。

5.肝外伤后继发感染　开放性肝外伤时,细菌从创口进入肝或随异物直接从外界带入肝引发脓肿。闭合性肝外伤时,特别是中心型肝损伤患者,可在肝内形成血肿,易导致内源性细菌感染。尤其是合并肝内小胆管损伤,则感染的机会更高。

6.医源性感染　近年来,由于临床上开展了许多肝脏手术及侵入性诊疗技术,如肝穿刺活检术、经皮肝穿刺胆管造影术(PTC)、内镜逆行胰胆管造影术(ERCP)等,操作过程中有可能将病原菌带入肝形成肝的化脓性感染。肝脏手术时由于局部止血不彻底或术后引流不畅,形成肝内积血积液时均可引起肝脓肿。

7.其他　有一些原因不明的肝脓肿,如隐源性肝脓肿,可能肝内存在隐匿性病变。当机体抵抗力减弱时,隐匿病灶"复燃",病菌开始在肝内繁殖,导致肝的炎症和脓肿。Ranson 指出,25%隐源性肝脓肿患者伴有糖尿病。

（三）临床表现

细菌性肝脓肿并无典型的临床表现,急性期常被原发性疾病的症状所掩盖,一般起病较急,全身脓毒性反应显著。

1.寒战和高热　多为最早也是最常见的症状。患者在发病初期骤感寒战,继而高热,热型呈弛张型,体温在 38～40℃,最高可达 41℃,伴有大量出汗,脉率增快,一日数次,反复发作。

2.肝区疼痛　由于肝增大和肝被膜急性膨胀,肝区出现持续性钝痛;出现的时间可在其他症状之前或之后,亦可与其他症状同时出现,疼痛剧烈者常提示单发性脓肿;疼痛早期为持续性钝痛,后期可呈剧烈锐痛,随呼吸加重者提示脓肿位于肝膈顶部;疼痛可向右肩部放射,左肝脓肿也可向左肩部放射。

3.乏力、食欲缺乏、恶心和呕吐　由于伴有全身毒性反应及持续消耗,患者可出现乏力、食欲缺乏、恶心、呕吐等消化道症状。少数患者还出现腹泻、腹胀以及顽固性呃逆等症状。

4.体征　肝区压痛和肝增大最常见。右下胸部和肝区叩击痛;若脓肿移行于肝表面,则其相应部位的皮肤呈红肿,且可触及波动性肿块。右上腹肌紧张,右季肋部饱满,肋间水肿并有触痛。左肝脓肿时上述症状出现于剑突下。并发于胆管梗阻的肝脓肿患者常出现黄疸。其他原因的肝脓肿,一旦出现黄疸,表示病情严重,预后不良。少数患者可出现右侧反应性胸膜炎和胸腔积液,可查及肺底呼吸音减弱、啰音和叩诊浊音等。晚期患者可出现腹水,这可能是由于门静脉炎以及周围脓肿的压迫影响门静脉循环及肝受损,长期消耗导致营养性低蛋白血症引起。

（四）诊断

1.病史及体征　在急性肠道或胆管感染的患者中,突然发生寒战、高热、肝区疼痛、压痛和叩击痛等,应高度怀疑本病的可能,做进一步详细检查。

2.实验室检查　白细胞计数明显升高,总数达 $(1\sim2)\times10^{10}$/L 或以上,中性粒细胞在 90%以上,并可出现核左移或中毒颗粒,谷丙转氨酶、碱性磷酸酶升高,其他肝功能检查也可出现异常。

3.B超检查　B超检查是诊断肝脓肿最方便、简单又无痛苦的方法,可显示肝内液性暗区,区内有"絮状回声"并可显示脓肿部位、大小及距体表深度,并用以确定脓腔部位作为穿刺点和进针方向,或为手术引流提供进路。此外,还可供术后动态观察及追踪随访。能分辨肝内直径 2cm 以上的脓肿病灶,可作为首选检查方法,其诊断阳性率可达 96%以上。

4. X 线片和 CT 检查　X 线片检查可见肝阴影增大、右侧膈肌升高和活动受限,肋膈角模糊或胸腔少量积液,右下肺不张或有浸润,以及膈下有液气面等。肝脓肿在 CT 图像上均表现为密度减低区,吸收系数介于肝囊肿和肝肿瘤之间。CT 可直接显示肝脓肿的大小、范围、数目和位置,但费用昂贵。

5. 其他　如放射性核素肝扫描(包括 ECT)、选择性腹腔动脉造影等对肝脓肿的诊断有一定价值。但这些检查复杂费时,因此在急性期患者最好选用操作简便、安全、无创伤性的 B 超检查。

(五)鉴别诊断

1. 阿米巴性肝脓肿　阿米巴性肝脓肿的临床症状和体征与细菌性肝脓肿有许多相似之处,但两者的治疗原则有本质上的差别,前者以抗阿米巴和穿刺抽脓为主,后者以控制感染和手术治疗为主,故在治疗前应明确诊断。阿米巴肝脓肿常有阿米巴肠炎和脓血便的病史,发生肝脓肿后病程较长,全身情况尚可,但贫血较明显。肝显著增大,肋间水肿,局部隆起和压痛较明显。若粪便中找到阿米巴原虫或滋养体,则更有助于诊断。此外,诊断性肝脓肿穿刺液为"巧克力"样,可找到阿米巴滋养体。

2. 胆囊炎、胆石症　此类病有典型的右上部绞痛和反复发作的病史,疼痛放射至右肩或肩胛部,右上腹肌紧张,胆囊区压痛明显或触及增大的胆囊,X 线检查无膈肌抬高,运动正常。B 超检查有助于鉴别诊断。

3. 肝囊肿合并感染　这些患者多数在未合并感染前已明确诊断。对既往未明确诊断的患者合并感染时,需详细询问病史和仔细检查,亦能加以鉴别。

4. 膈下脓肿　膈下脓肿往往有腹膜炎或上腹部手术后感染史,脓毒血症和局部体征较化脓性肝脓肿为轻,主要表现为胸痛,深呼吸时疼痛加重。X 线检查见膈肌抬高、僵硬、运动受限明显,或膈下出现气液平。B 超可发现膈下有液性暗区。但当肝脓肿穿破合并膈下感染者,鉴别诊断就比较困难。

5. 原发性肝癌　巨块型肝癌中心区液化坏死而继发感染时易与肝脓肿相混淆。但肝癌患者的病史、发病过程及体征等均与肝脓肿不同,如能结合病史、B 超和 AFP 检测,一般不难鉴别。

6. 胰腺脓肿　有急性胰腺炎病史,脓肿症状之外尚有胰腺功能不良的表现;肝无增大,无触痛;B 超以及 CT 等影像学检查可辅助诊断并定位。

(六)并发症

细菌性肝脓肿如得不到及时、有效的治疗,脓肿破溃后向各个脏器穿破可引起严重并发症。右肝脓肿可向膈下间隙穿破形成膈下脓肿;亦可再穿破膈肌而形成脓胸;甚至能穿破肺组织至支气管,脓液从气管排出,形成支气管胸膜瘘;如脓肿同时穿破胆管则形成支气管胆瘘。左肝脓肿可穿破入心包,发生心包积脓,严重者可发生心脏压塞。脓肿可向下穿破入腹腔引起腹膜炎。有少数病例,脓肿穿破入胃、大肠,甚至门脉、下腔静脉等;若同时穿破门静脉或胆管,大量血液由胆管排出十二指肠,可表现为上消化道大出血。细菌性肝脓肿一旦出现并发症,病死率成倍增加。

(七)治疗

细菌性肝脓肿是一种继发疾病,如能及早重视治疗原发病灶可起到预防的作用。即便在肝脏感染的早期,如能及时给予大剂量抗生素治疗,加强全身支持疗法,也可防止病情进展。

1. 药物治疗　对急性期,已形成而未局限的肝脓肿或多发性小脓肿,宜采用此法治疗。即在治疗原发病灶的同时,使用大剂量有效抗生素和全身支持治疗,以控制炎症,促使脓肿吸收自愈。全身支持疗法很重要,由于本病的患者中毒症状严重,全身状况较差,故在应用大剂量抗生素的同时应积极补液,纠正水、电解质紊乱,给予维生素 B、维生素 C、维生素 K,反复多次输入少量新鲜血液和血浆以纠正低蛋白血症,改善肝功能和输注免疫球蛋白。目前多主张有计划地联合应用抗生素,如先选用对需氧菌和厌氧菌均有效的药物,待细菌培养和药敏结果再选用敏感抗生素。多数患者可望治愈,部分脓肿可局限化,为进一步治疗提供良好的前提。多发性小脓肿经全身抗生素治疗不能控制时,可考虑在肝动脉或门静脉内置管滴注抗生素。

2. B 超引导下经皮穿刺抽脓或置管引流术　适用于单个较大的脓肿,在 B 超引导下以粗针穿刺脓腔,抽吸脓液后反复注入生理盐水冲洗,直至抽出液体清亮,拔出穿刺针。亦可在反复冲洗吸净脓液后,置入引流管,以备术后冲洗引流之用,至脓腔直径小于 1.5cm 时拔除。这种方法简便,创伤小,疗效亦满意。特别适用于年老体虚及危重患者。操作时应注意:①选择脓肿距体表最近点穿刺,同时避开胆囊、胸腔或大血管。②穿刺的方向对准脓腔的最大径。③多发性脓肿应分别定位穿刺。但是这种方法并不能完全替代手术,因为脓液黏稠,会造成引流不畅,引流管过粗易导致组织或脓腔壁出血,对多分隔脓腔引流不彻底,不能同时处理原发病灶,厚壁脓肿经抽脓或引流后,脓壁不易塌陷。

3. 手术疗法

(1)脓肿切开引流术:适用于脓肿较大或经非手术疗法治疗后全身中毒症状仍然较重或出现并发症者,如脓肿穿入腹腔引起腹膜炎或穿入胆管等。常用的手术途径有以下几种。①经腹腔切开引流术,取右肋缘下斜切口,进入腹腔后,明确脓肿部位,用湿盐水垫保护手术野四周以免脓液污染腹腔。先试穿刺抽得脓液后,沿针头方向用直血管钳插入脓腔,排出脓液,再用手指伸进脓腔,轻轻分离腔内隔组织,用生理盐水反复冲洗脓腔。吸净后,脓腔内放置双套管负压吸引。脓腔内及引流管周围用大网膜覆盖,引流管自腹壁戳口引出。脓液送细菌培养。这种入路的优点是病灶定位准确,引流充分,可同时探查并处理原发病灶,是目前临床最常用的手术方式。②腹膜外脓肿切开引流术,位于肝右前叶和左外叶的肝脓肿,与前腹膜已发生紧密粘连,可采用前侧腹膜外入路引流脓液。方法是做右肋缘下斜切口或右腹直肌切口,在腹膜外间隙,用手指推开肌层直达脓肿部位。此处腹膜有明显的水肿,穿刺抽出脓液后处理方法同上。③后侧脓肿切开引流术:适用于肝右叶膈顶部或后侧脓肿。患者左侧卧位,左侧腰部垫一沙袋。沿右侧第 12 肋稍偏外侧做一切口,切除一段肋骨,在第 1 腰椎棘突水平的肋骨床区做一横切口,显露膈肌,有时需将膈肌切开到达肾后脂肪囊区。用手指沿肾后脂肪囊向上分离,显露肾上极与肝下面的腹膜后间隙直达脓肿。将穿刺针沿手指方向刺入脓腔,抽得脓液后,用长弯血管钳顺穿刺方向插入脓腔,排出脓液。用手指扩大引流口,冲洗脓液后,置入双套管或多孔乳胶管引流,切口部分缝合。

(2)肝叶切除术适用于:①病期长的慢性厚壁脓肿,切开引流后脓肿壁不塌陷,长期留有死腔,伤口经久不愈合者。②肝脓肿切开引流后,留有窦道长期不愈者。③合并某肝段胆管结石,因肝内反复感染、组织破坏、萎缩,失去正常生理功能者。④肝左外叶内多发脓肿致使肝组织严重破坏者。肝叶切除治疗肝脓肿应注意术中避免炎性感染扩散到术野或腹腔，特别对肝断面的处理要细致妥善，术野的引流要通畅，一旦局部感染，将导致肝断面的胆瘘、出血等并发症。肝脓肿急诊切除肝叶，有使炎症扩散的危险，应严格掌握手术指征。

（八）预后

本病的预后与年龄、身体素质、原发病、脓肿数目、治疗及时与合理以及有无并发症等密切相关。有人报道多发性肝脓肿的病死率明显高于单发性肝脓肿。年龄超过 50 岁者的病死率为 79％，而 50 岁以下则为 53％。手术病死率为 10％～33％。全身情况较差，肝明显损害及合并严重并发症者预后较差。

二、阿米巴性肝脓肿

（一）流行病学

阿米巴性肝脓肿是肠阿米巴病最多见的主要并发症。本病常见于热带与亚热带地区。好发于 20～50 岁的中青年男性，男女比例约为 10∶1。脓肿以肝右后叶最多见，占 90％以上，左叶不到 10％，左右叶并发者亦不罕见。脓肿单腔者为多。国内临床资料统计，肠阿米巴病并发肝脓肿者占 1.8％～20％，最高者可达 67％。综合国内外报道 4819 例中，男性为 90.1％，女性为 9.9％。农村高于城市。

（二）病因

阿米巴性肝脓肿是由溶组织阿米巴原虫所引起；有的在阿米巴痢疾期间形成，有的发生于痢疾之后数周或数月。据统计，60％发生在阿米巴痢疾后 4～12 周，但也有在长达 20～30 年或之后发病者。溶组织阿米巴是人体唯一的致病型阿米巴，在其生活史中主要有滋养体型和虫卵型。前者为溶组织阿米巴的致病型，寄生于肠壁组织和肠腔内，通常可在急性阿米巴痢疾的粪便中查到，在体外自然环境中极易破坏死亡，不易引起传染；虫卵仅在肠腔内形成，可随粪便排出，对外界抵抗力较强，在潮湿低温环境中可存活 12 天，在水中可存活 9～30 天，在低温条件下其寿命可为 6～7 周。虽然没有侵袭力，但为重要的传染源。当人吞食阿米巴虫卵污染的食物或饮水后，在小肠下段，由于碱性肠液的作用，阿米巴原虫脱卵而出并大量繁殖成为滋养体，滋养体侵犯结肠黏膜形成溃疡，常见于盲肠、升结肠等处，少数侵犯乙状结肠和直肠。寄生于结肠黏膜的阿米巴原虫，分泌溶组织酶，消化溶解肠壁上的小静脉，阿米巴滋养体侵入静脉，随门静脉血流进入肝；也可穿过肠壁直接或经淋巴管到达肝内。进入肝的阿米巴原虫大多数被肝内单核－吞噬细胞消灭；仅当侵入的原虫数目多、毒力强而机体抵抗力降低时，其存活的原虫即可繁殖，引起肝组织充血炎症，继而原虫阻塞门静脉末梢，造成肝组织局部缺血坏死；又因原虫产生溶组织酶，破坏静脉壁，溶解肝组织而形成脓肿。

（三）临床表现

本病的发展过程一般比较缓慢，急性阿米巴肝炎期较短暂，如不能及时治疗，继之为较长时期的慢性期。其发病可在肠阿米巴病数周至数年之后，甚至可长达 30 年后才出现阿米巴性肝脓肿。

1.急性肝炎期　在肠阿米巴病过程中，出现肝区疼痛、肝增大、压痛明显，伴有体温升高（持续在 38～39℃），脉速、大量出汗等症状亦可出现。此期如能及时、有效治疗，炎症可得到控制,避免脓肿形成。

2.肝脓肿期　临床表现取决于脓肿的大小、位置、病程长短及有无并发症等。但大多数患者起病比较缓慢,病程较长,此期间主要表现为发热、肝区疼痛及肝增大等。

(1)发热:大多起病缓慢,持续发热(38～39℃),常以弛张热或间歇热为主;在慢性肝脓肿患者体温可正常或仅为低热;如继发细菌感染或其他并发症时,体温可高达 40℃以上;常伴有畏寒、寒战或多汗。体温大多晨起低,在午后上升,夜间热退时有大汗淋漓;患者多有食欲缺乏、腹胀、恶心、呕吐,甚至腹泻、痢疾等症状;体重减轻、虚弱乏力、消瘦、精神不振、贫血等亦常见。

(2)肝区疼病:常为持续性疼痛,偶有刺痛或剧烈疼痛;疼痛可随深呼吸、咳嗽及体位变化而加剧。疼痛部位因脓肿部位而异,当脓肿位于右膈顶部时,疼痛可放射至右肩胛或右腰背部;也可因压迫或炎症刺激右膈肌及右下肺而导致右下肺肺炎、胸膜炎,产生气急、咳嗽、肺底湿啰音等。如脓肿位于肝的下部,可出现上腹部疼痛症状。

(3)局部水肿和压痛:较大的脓肿可出现右下胸、上腹部膨隆,肋间饱满,局部皮肤水肿发亮,肋间隙因皮肤水肿而消失或增宽,局部压痛或叩痛明显。右上腹部可有压痛、肌紧张,有时可扪及增大的肝脏或肿块。

(4)肝增大:肝往往呈弥漫性增大,病变所在部位有明显的局限性压痛及叩击痛。右肋缘下常可扪及增大的肝,下缘钝圆有充实感,质中坚,触痛明显,且多伴有腹肌紧张。部分患者的肝有局限性波动感,少数患者可出现胸腔积液。

(5)慢性病例:慢性期疾病可迁延数月甚至 1～2 年。患者呈消瘦、贫血和营养性不良性水肿甚至胸腔积液和腹水;如不继发细菌性感染,发热反应可不明显。上腹部可扪及增大坚硬的包块。少数患者由于巨大的肝脓肿压迫胆管或肝细胞损害而出现黄疸。

(四)并发症

1.继发细菌感染　多见于慢性病例,致病菌以金黄色葡萄球菌和大肠埃希菌多见。患者表现为症状明显加重,体温上升至 40℃以上,呈弛张热,白细胞计数升高,以中性粒细胞为主,抽出的脓液为黄色或黄绿色,有臭味,光镜下可见大量脓细胞。但用抗生素治疗难以奏效。

2.脓肿穿破　巨大脓肿或表面脓肿易向邻近组织或器官穿破。向上穿破膈下间隙形成膈下脓肿;穿破膈肌形成脓胸或肺脓肿;也有穿破支气管形成肝-支气管瘘,常突然咳出大量棕色痰,伴胸痛、气促,胸部 X 线检查可无异常,脓液自气管咳出后,增大的肝可缩小;肝右叶脓肿可穿破至心包,呈化脓性心包炎表现,严重时引起心脏压塞;穿破胃时,患者可呕吐出血液及褐色物;肝右下叶脓肿可与结肠粘连并穿入结肠,表现为突然排除大量棕褐色黏稠脓液,腹痛轻,无里急后重症状,肝迅速缩小,X 线显示肝脓肿区有积气影;穿破至腹腔引起弥漫性腹膜炎。Warling 等报道 1122 例阿米巴性肝脓肿,破溃 293 例,其中穿入胸腔 29%、肺 27%、心包 15.3%、腹腔 11.9%、胃 3%、结肠 2.3%、下腔静脉 2.3%、其他 9.25%。国内资料显示,发生破溃的 276 例中,破入胸腔 37.6%、肺 27.5%、支气管 10.5%、腹腔 16.6%、其他 7.6%。

3.阿米巴原虫血行播散　阿米巴原虫经肝静脉、下腔静脉到肺,也可经肠道下至静脉或淋巴道入肺,双肺呈多发性小脓肿。在肝或肺脓肿的基础上易经血液循环至脑,形成阿米巴性脑脓肿,其病死率极高,

（五）辅助检查

1. 实验室检查

（1）血液常规检查：急性期白细胞总数可达（10～20）×10^9/L，中性粒细胞在80％以上，明显升高者应怀疑合并有细菌感染。慢性期白细胞升高不明显。病程长者贫血较明显，血沉可增快。

（2）肝功能检查：肝功能多数在正常范围内，偶见谷丙转氨酶、碱性磷酸酶升高，清蛋白下降。少数患者血清胆红素可升高。

（3）粪便检查：仅供参考，因为阿米巴包囊或原虫阳性率不高，仅少数患者的新鲜粪便中可找到阿米巴原虫，国内报道阳性率约为14％。

（4）血清补体结合试验：对诊断阿米巴病有较大价值。有报道结肠阿米巴期的阳性率为15.5％，阿米巴肝炎期为83％，肝脓肿期可为92％～98％，且可发现隐匿性阿米巴肝病，治疗后即可转阴。但由于在流行区内无症状的带虫者和非阿米巴感染的患者也可为阳性，故诊断时应结合具体患者进行分析。

2. 超声检查　B超检查对肝脓肿的诊断有肯定的价值，准确率在90％以上，能显示肝脓性暗区。同时B超定位有助于确定穿刺或手术引流部位。

3. X线检查　由于阿米巴性肝脓肿多位于肝右叶膈面，故在X线透视下可见到肝阴影增大，右膈肌抬高，运动受限或横膈呈半球形隆起等征象。有时还可见胸膜反应或积液，肺底有云雾状阴影等。此外，如在X线片上见到脓腔内有液气面，则对诊断有重要意义。

4. CT　可见脓肿部位呈低密度区，造影强化后脓肿周围呈环形密度增高带影，脓腔内可有气液平面。囊肿的密度与脓肿相似，但边缘光滑，周边无充血带；肝肿瘤的CT值明显高于肝脓肿。

5. 放射性核素肝扫描　可发现肝内有占位性病变，即放射性缺损区，但直径小于2cm的脓肿或多发性小脓肿易被漏诊或误诊，因此仅对定位诊断有帮助。

6. 诊断性穿刺抽脓　这是确诊阿米巴肝脓肿的主要证据，可在B超引导下进行。典型的脓液呈巧克力色或咖啡色，黏稠无臭味。脓液中查滋养体的阳性率很低（为3％～4％），若将脓液按每毫升加入链激酶10U，在37℃条件下孵育30min后检查，可提高阳性率。从脓肿壁刮下的组织中，几乎都可找到活动的阿米巴原虫。

7. 诊断性治疗　如上述检查方法未能确定诊断，可试用抗阿米巴药物治疗。如果治疗后体温下降，肿块缩小，诊断即可确立。

（六）诊断及鉴别诊断

对中年男性有长期不规则发热、出汗、食欲缺乏、体质虚弱、贫血、肝区疼痛、肝增大并有压痛或叩击痛，特别是伴有痢疾史时，应疑为阿米巴性肝脓肿。但缺乏痢疾史，也不能排除本病的可能性，因为40％阿米巴肝脓肿患者可无阿米巴痢疾史，应结合各种检查结果进行分析。应与以下疾病相鉴别。

1. 原发性肝癌　同样有发热、右上腹痛和肝肿大等，但原发性肝癌常有传染性肝炎病史，并且合并肝硬化占80％以上，肝质地较坚硬，并有结节。结合B超检查、放射性核素肝扫描、CT、肝动脉造影及AFP检查等，不难鉴别。

2.细菌性肝脓肿 细菌性肝脓肿病程急骤,脓肿以多发性为主,且全身脓毒血症明显,一般不难鉴别(表4—1)。

表4—1 细菌性肝脓肿与阿米巴性肝脓肿的鉴别

	细菌性肝脓肿	阿米巴性肝脓肿
病史	常先有腹内或其他部位化脓性疾病,但近半数不明	40%～50%有阿米巴痢疾或"腹泻"史
发病时间	与原发病相连续或隔数日至10天	与阿米巴痢疾相隔1～2周,数月至数年
病程	发病急并突然,脓毒症状重,衰竭发生较快	发病较缓,症状较轻,病程较长
肝	肝增大一般不明显,触痛较轻,一般无局部隆起,脓肿多发者多	增大与触痛明显,脓肿多为单发且大,常有局部隆起
血液检查	白细胞和中性粒细胞计数显著增高,少数血细菌培养阳性	血细胞计数增高不明显,血细菌培养阴性,阿米巴病血清试验阳性
粪便检查	无溶组织阿米巴包囊或滋养体	部分患者可查到溶组织内阿米巴滋养体
胆汁	无阿米巴滋养体	多数可查到阿米巴滋养体
肝穿刺	黄白或灰白色脓液能查到致病菌,肝组织为化脓性病变	棕褐色脓液可查到阿米巴滋养体,无细菌,肝组织可有阿米巴滋养体
试验治疗	抗阿米巴药无效	抗阿米巴药有效

3.膈下脓肿 常继发于腹腔继发性感染,如溃疡病穿孔、阑尾炎穿孔或腹腔手术之后。本病全身症状明显,但腹部体征轻;X线检查肝向下推移,横膈普遍抬高和活动受限,但无局限性隆起,可见膈下发现液气面;B超提示膈下液性暗区而肝内则无液性区;放射性核素肝扫描不显示肝内有缺损区;MRI检查在冠状切面上能显示位于膈下与肝间隙内有液性区,而肝内正常。

4.胰腺脓肿 本病早期为急性胰腺炎症状。脓毒症状之外可有胰腺功能不良,如糖尿、粪便中有未分解的脂肪和未消化的肌纤维。肝增大亦甚轻,无触痛。胰腺脓肿时膨胀的胃挡在病变部前面。B超扫描无异常所见,CT可帮助定位。

(七)治疗

本病的病程长,患者的全身情况较差,常有贫血和营养不良,故应加强营养和支持疗法,给予高糖类、高蛋白、高维生素和低脂肪饮食,必要时可补充血浆及蛋白,同时给予抗生素治疗,最主要的是应用抗阿米巴药物,并辅以穿刺排脓,必要时采用外科治疗。

1.药物治疗

(1)甲硝唑(灭滴灵):为首选治疗药物,视病情可给予口服或静脉滴注,该药疗效好、毒性小、疗程短,除妊娠早期均可适用,治愈率70%～100%。

(2)依米丁(吐根碱):由于该药毒性大,目前已很少使用。对阿米巴滋养体有较强的杀灭作用,可根治肠内阿米巴慢性感染。本品毒性大,可引起心肌损害、血压下降、心律失常等。此外,还有胃肠道反应、肌无力、神经闪痛、吞咽和呼吸肌麻痹。故在应用期间,每天测量血压。若发现血压下降应停药。

(3)氯喹:本品对阿米巴滋养体有杀灭作用。口服后肝内浓度高于血液200～700倍,毒性小、疗效佳,适用于阿米巴性肝炎和肝脓肿。成人口服第1、2天每天0.6g,以后每天服0.3g,3～4周为1个疗程,偶有胃肠道反应、头痛和皮肤瘙痒。

2.穿刺抽脓 经药物治疗症状无明显改善者,或脓腔大或合并细菌感染病情严重者,应在抗阿米巴药物应用的同时,进行穿刺抽脓。穿刺应在 B 超检查定位引导下和局部麻醉后进行,取距脓腔最近部位进针,严格无菌操作。每次尽量吸尽脓液,每隔 3～5 天重复穿刺,穿刺术后应卧床休息。如合并细菌感染,穿刺抽脓后可于脓腔内注入抗生素。近年来也加用脓腔内放置塑料管引流,收到良好疗效。患者体温正常,脓腔缩小为 5～10mL 后,可停止穿刺抽脓。

3. 手术治疗　常用术式有 2 种。

(1)切开引流术:下列情况可考虑该术式。①经抗阿米巴药物治疗及穿刺抽脓后症状无改善者。②脓肿伴有细菌感染,经综合治疗后感染不能控制者。③脓肿穿破至胸腔或腹腔,并发脓胸或腹膜炎者。④脓肿深在或由于位置不好不宜穿刺排脓治疗者。⑤左外叶肝脓肿,抗阿米巴药物治疗不见效,穿刺易损伤腹腔脏器或污染腹腔者。在切开排脓后,脓腔内放置多孔乳胶引流管或双套管持续负压吸引。引流管一般在无脓液引出后拔除。

(2)肝叶切除术:对慢性厚壁脓肿,引流后腔壁不易塌陷者,遗留难以愈合的死腔和窦道者,可考虑做肝叶切除术。手术应与抗阿米巴药物治疗同时进行,术后继续抗阿米巴药物治疗。

(八)预后

本病预后与病变的程度、脓肿大小、有无继发细菌感染或脓肿穿破以及治疗方法等密切相关。根据国内报道,抗阿米巴药物治疗加穿刺抽脓,病死率为 7.1%,但在兼有严重并发症时,病死率可增加 1 倍多。本病是可以预防的,主要在于防止阿米巴痢疾的感染。只要加强粪便管理,注意卫生,对阿米巴痢疾进行彻底治疗,阿米巴肝脓肿是可以预防的;即使进展到阿米巴肝炎期,如能早期诊断、及时彻底治疗,也可预防肝脓肿的形成。

第二节　肝囊肿

一、病因与病理

肝囊肿临床上较为常见,分先天性与后天性两大类,后天性多为创伤、炎症或肿瘤性因素所致,以寄生虫性如肝包虫感染所致最多见。先天性肝囊肿又称真性囊肿,最为多见,其发生原因不明,可由先天性因素所致,可能与肝内迷走胆管与淋巴管在胚胎期的发育障碍,或局部淋巴管因炎性上皮增生阻塞,导致管腔内分泌物滞留所致。可单发,亦可多发,女性多于男性,从统计学资料来看,多发性肝囊肿多有家族遗传因素。

肝囊肿多根据形态学或病因学进行分类,Debakey 根据病因将肝囊肿分为先天性和后天性两大类,其中先天性肝囊肿又可分为原发性肝实质肝囊肿和原发性胆管性肝囊肿,前者又可分为孤立性和多发性肝囊肿;后者则可分为局限性肝内主要胆管扩张和 Caroli 病。后天性肝囊肿可分为外伤性、炎症性和肿瘤性,炎症性肝囊肿可由胆管炎性或结石滞留引起,也可与肝包囊病有关。肿瘤性肝囊肿则可分为皮样囊肿、囊腺瘤或恶性肿瘤引起的继发性囊肿。

孤立性肝囊肿多发生于肝右叶,囊肿直径一般从数毫米至 30cm 不等,囊内容物多为清晰、水样黄色液体,呈中性或碱性反应,含液量一般在 500mL 以上,囊液含有清蛋白、黏蛋白、胆固醇、白细胞、酪氨酸等,少数与胆管相通者可含有胆汁,若囊内出血可呈咖啡样。囊壁表面平滑反光,呈乳白色或灰蓝色,部分菲薄透明,可见血管走行。囊肿包膜通常较完整,囊壁组织学可分三层:①纤维结缔组织内层:往往衬以柱状或立方上皮细胞。②致密结缔组织中层:以致密结缔组织成分为主,细胞少。③外层为中等致密的结缔组织,内有大量的血管、胆管通过,并有肝细胞,偶可见肌肉组织成分。

多发性肝囊肿分两种情况,一种为散在的肝实质内很小的囊肿,另一种为多囊肝,累及整个肝脏,肝脏被无数大小不等的囊肿占据。显微镜下囊肿上皮可变性扁平或缺如;外层为胶原组织,囊壁之间可见为数较多的小胆管和肝细胞。多数情况下合并多囊肾、多囊脾,有的还可能同时合并其他脏器的先天性畸形。

二、临床表现

由于肝囊肿生长缓慢,多数囊肿较小且囊内压低,临床上可无任何症状。但随着病变的持续发展,囊肿逐渐增大,可出现邻近脏器压迫症状,如上腹饱胀不适,甚至隐痛、恶心、呕吐等,少数患者因囊肿破裂或囊内出血而出现急性腹痛。晚期可引起肝功能损害而出现腹水、黄疸、肝肿大及食管静脉曲张等表现,囊肿伴有继发感染时可出现畏寒、发热等症状。体检可发现上腹部包块,肝肿大,可随呼吸上下移动、表面光滑的囊性肿物以及脾肿大、腹水及黄疸等相应体征。

肝囊肿巨大时 X 线平片可有膈肌抬高,胃肠受压移位等征象。

B 超检查见肝内一个或多个圆形、椭圆形无回声暗区,大小不等,囊壁菲薄,边缘光滑整齐,后方有增强效应,囊肿内如合并出血、感染,则液性暗区内可见细小点状回声漂浮,部分多房性囊肿可见分隔状光带。

CT 表现为外形光滑、境界清楚、密度均匀一致。平扫 CT 值在 $0\sim20Hu$,增强扫描注射造影剂后囊肿的 CT 值不变,周围正常肝组织强化后使对比更清楚。

MRI 图像 T_1 加权呈极低信号,强度均匀,边界清楚;质子加权多数呈等信号,少数可呈略低信号;T_2 加权均呈高信号,边界清楚;增强后 T_1 加权囊肿不强化。

三、诊断

肝囊肿诊断多不困难,结合患者体征及 B 超、CT 等影像学检查资料多可做出明确诊断,但如要对囊肿的病因做出明确判断,需密切结合病史,应注意与下列疾病相鉴别:①肝包虫囊肿:有疫区居住史,嗜伊红细胞增多,Casoni 试验阳性,超声检查可在囊内显示少数漂浮移动点或多房性、较小囊状集合体图像。②肝脓肿:有炎症史,肝区有明显压痛、叩击痛,B 超检查在未液化的声像图上,多呈密集的点状、线状回声,脓肿液化时无回声区与肝囊肿相似,但肝脓肿呈不规则的透声区,无回声区内见杂乱强回声,长期慢性的肝脓肿,内层常有肉芽增生,回声极不规则,壁厚,有时可见伴声影的钙化强回声。③巨大肝癌中心液化:有肝硬化史以及进行性恶病质,B 超、CT 均可见肿瘤轮廓,病灶内为不规则液性占位。

四、治疗

对体检偶尔发现的小而无症状的肝囊肿可定期观察,无须特殊治疗,但需警惕其发生恶变。对于囊肿近期生长迅速,疑有恶变倾向者,宜及早手术治疗。

(一)孤立性肝囊肿的治疗

1.B 超引导下囊肿穿刺抽液术　适用于浅表的肝囊肿,或患者体质差,不能耐受手术,囊肿巨大有压迫症状者。抽液可缓解症状,但穿刺抽液后往往复发,需反复抽液,有继发出血和细菌感染的可能。近年有报道经穿刺抽液后向囊内注入无水酒精或其他硬化剂的治疗方法,但远期效果尚不肯定,有待进一步观察。

2.囊肿开窗术或次全切除术 适用于巨大的肝表面孤立性囊肿,在囊壁最菲薄、浅表的地方切除1/3左右的囊壁,充分引流囊液。

3.囊肿或肝叶切除术 囊肿在肝脏的周边部位或大部分突出肝外或带蒂悬垂者,可行囊肿切除。若术中发现肝囊肿较大或多个囊肿集中某叶或囊肿合并感染及出血,可行肝叶切除。此外,对疑有恶变的囊性病变,如肿瘤囊液为血性或黏液性或囊壁厚薄不一,有乳头状赘生物时,可即时送病理活检,一旦明确,则行完整肝叶切除。

4.囊肿内引流 术中探查如发现有胆汁成分则提示囊肿与肝内胆管相通,可行囊肿空肠Roux—en—Y吻合术。

(二)多发性肝囊肿的治疗

多发性肝囊肿一般不宜手术治疗,若因某个大囊肿或几处较大囊肿引起症状时,可考虑行一处或多处开窗术,晚期合并肝功能损害,有多囊肾、多囊膜等,可行肝移植或肝、肾、膜多脏器联合移植。

第三节 急性梗阻性化脓性胆管炎

急性胆管炎是细菌感染引起的胆管系统的急性炎症,大多发生在胆管梗阻的基础上。如胆管梗阻尚未解除,感染尚未遏制,病情将继续发展,则可引起急性梗阻性化脓性胆管炎(AOSC)或急性重症胆管炎(ACST)。急性梗阻性化脓性胆管炎为胆管外科常见的危重症,因其发病急剧,变化快,病情复杂而凶险,如诊治延误将导致严重后果。

一、病因

急性梗阻性化脓性胆管炎,是在胆管急性完全性梗阻基础上,继发严重的化脓性感染所致。造成梗阻的原因包括胆管结石、蛔虫、肿瘤和炎性狭窄等,其中最主要的原因是胆管结石。致病菌主要为大肠杆菌、变形杆菌、产气杆菌、绿脓杆菌等革兰氏阴性杆菌和厌氧类杆菌等。如为混合感染则病情更为严重。

二、病理

由于胆管完全梗阻和严重感染,致使胆管显著扩张,管壁充血水肿、增厚,黏膜形成溃疡。胆管内充满脓性胆汁,致使管腔内压力升高,随着管腔内压力进一步增高,含有大量细菌的脓性胆汁逆行进入肝脏,则形成胆源性肝脓肿;脓性胆汁中的细菌及其毒素经肝血窦逆行扩散进入血液循环,可导致革兰染色阴性杆菌脓毒症、感染性休克及多器官功能不全综合征,死亡率极高。

三、临床表现

大多数患者有胆管疾病发作史或胆管手术史。本病除具有一般胆管感染的夏柯三联征外,还可出现休克和中枢神经系统受抑制的征象,即瑞罗茨五联征。表现为突发性剑突下或右上腹部持续性疼痛、阵发性加剧，继而出现寒战、高热、恶心、呕吐。病情发展极为迅速，多数患者的黄疸明显，但也有部分患者在黄疸尚未出现前已发生意识淡漠，嗜睡、昏迷等症状。如病情持续发展，则可出现全身发绀，血压下降等休克表现，严重者可并发多器官功能不全综合征。

体格检查：患者的体温高达 40℃ 以上，但也有体温低于正常者，脉率达 120～140 次/min，血压及脉压差降低，呼吸急促。右上腹和剑突下有压痛和肌紧张，肝脏肿大，肝区叩痛，有时可扪及肿大而有触痛的胆囊。

辅助检查：化验检查白细胞总数和中性粒细胞计数均明显增高，并有中毒颗粒，血小板计数降低；凝血酶原时间延长；肝功能有不同程度的损害。B 超检查为首选而简便的方法，可及时了解胆管梗阻的部位和病变性质，以及肝内外胆管扩张等情况；如病情允许，也可行 CT 检查；但在急性感染期禁忌作胆管造影检查。

四、诊断

根据病史和典型的五联征表现，结合实验室及影像学检查多可作出诊断。对于不具备典型五联征者，当其体温持续在 39℃ 以上，脉搏大于 120 次/min，白细胞计数大于 20×10^9/L，血小板计数降低时，也应警惕急性梗阻性化脓性胆管炎。

五、治疗

治疗原则为紧急手术解除胆管梗阻并减压引流。对于病情较轻者也可酌情选用非手术治疗，待病情缓解后行择期手术。

（一）非手术治疗

既可作为急救治疗的重要手段，也是术前准备的主要内容。主要包括：

①迅速补充血容量，纠正水、电解质和酸碱平衡失调。②尽快纠正休克，使用肾上腺皮质激素，维生素 B、C、K，必要时使用血管活性药。③改善通气功能，纠正低血氧症，有利于改善和恢复各重要脏器的功能。④使用足量有效的抗生素控制感染，选用对革兰氏染色阴性、阳性细菌和厌氧菌均有效的广谱抗生素或联合用药，然后再根据治疗效果，并结合血、胆汁细菌培养及药物敏感试验结果调整用药。⑤对症治疗：包括物理降温及药物退热，间歇吸氧，全身支持疗法等。非手术治疗一般不宜超过 6h。对于病情轻，经上述治疗而病情明显好转者，可在严密观察下继续治疗。如病情严重或治疗后病情继续恶化者，应紧急手术治疗。

（二）手术治疗

手术应力求简单有效，以挽救生命为主。通常采用的是切开胆总管减压 T 管引流术。如患者的全身和局部情况允许，应力争解除梗阻因素。否则宜待二期手术再作彻底处理。多发性肝脓肿是本病严重而常见的并发症，及时发现和正确处理也是本病治疗的重要环节。

（三）其他方法胆管置管引流术

对于病情特别危重的患者，可采用经皮肝穿刺胆管引流术（PTCD），或经内镜鼻胆管引流术（ENAD），待病情稳定之后再行择期手术。如经 PTCD 或 ENAD 治疗后，病情未见好转或继续恶化者，应及时中转手术治疗。

第四节　原发性硬化性胆管炎

原发性硬化性胆管炎(primary sclerosing cholangitis,PSC)又称狭窄性胆管炎,是一种特发性淤胆性疾病,病因不明,以肝内、外胆管的弥漫性非细菌性发炎、慢性纤维化增厚、狭窄和闭塞为其病理特征。临床上较少见,以慢性淤胆为特征。它不同于胆管结石、肿瘤或胆管损伤后继发成硬化性胆管炎(或称为继发性胆管狭窄)。原发性硬化性胆管炎一般无胆石,亦无胆管手术史。目前认为感染(细菌和病毒)、缺血、毒素、自身免疫功能异常以及某些先天性遗传因素是本症可能的发病因素。受累的肝外胆管的外径变化不明显,但其内径可<2mm,肝内胆管也可产生类似变化。临床表现多样,或毫无症状,仅肝功能检查显示淤胆,或主要表现为逐渐出现的梗阻性黄疸和皮肤瘙痒,过程缓慢。最终可发生胆汁性肝硬化和门静脉高压症。血清总胆红素很少超过 171μmol/L(10mg/dL),ALP、ALT 值轻度增高,血清铜及铜蓝蛋白增高,抗核抗体和平滑肌抗体可为阳性,抗线粒体抗体为阴性。MRCP 或 ERCP 检查具有诊断意义。手术探查时见到胆管呈硬索状改变,胆管壁应活检以排除胆管癌存在,但最终诊断还必须经过至少 5 年时间的随访,如无胆管恶性肿瘤出现,才能最后确诊。由于胆管癌与原发性硬化性胆管炎鉴别诊断困难,即使活检无癌肿,有时也难以完全除外胆管癌。在梗阻性黄疸患者,特别是伴有溃疡性结肠炎者,要考虑本病的可能性。目前尚缺乏特效的治疗方法,无症状时无须治疗。报道的有关治疗包括药物治疗、并发症的治疗及肝移植。各种免疫抑制剂(包括环孢素 A 和 FK-506)、广谱抗生素、考来烯胺(消胆胺)、激素联合应用能控制胆管急性炎症的发作和瘙痒。熊去氧胆酸可改善患者的症状和肝功能。外科治疗的目的是引流胆汁,使胆管减压,以减轻肝脏损害。引流管最好留置 1 年以上,也有人主张长期置留,甚至终生保留。近年来,有采用经内镜或经皮肝穿刺途径作胆管气囊扩张术或放置内支撑管。晚期患者是肝移植的适应证,其疗效满意。

第五节　胆囊结石

胆囊结石是影响人类健康的常见病、多发病,其发病率呈逐年上升趋势,本病多见于成年人,女多于男。男女之比约 1∶3,但随着年龄增长其性别差异减小。

一、临床表现

其症状出现与否取决于结石的大小、部位,以及有无梗阻及感染等。约有 20%~40%的胆囊结石患者可终身无症状,即所谓静止性胆囊结石。当结石嵌顿于胆囊壶腹部或颈部时则引起急性胆囊炎,胆绞痛为其典型症状。表现为右上腹阵发性绞痛,并向右肩背部放射,多伴有恶心、呕吐。检查时右上腹有压痛和肌紧张,有时可扪及肿大的胆囊,Murphy 征阳性。常于夜间发作,饱餐、进食油腻食物常为诱因。

若结石长期嵌顿于胆囊颈部,而又未引起继发感染者,则导致胆囊积液,胆囊内充满无色透明胆汁,故称之为白胆汁;较小结石可排入胆总管而成为继发性胆管结石,也可排入十二指肠,如结石阻塞胆总管可引起急性重症胆管炎,如结石嵌顿于壶腹部亦可引起胆源性胰腺炎;

持续嵌顿及压迫胆囊壶腹部和颈部的较大结石,可导致肝总管狭窄或胆囊胆管瘘,以及反复发作的胆囊、胆管炎和梗阻性黄疸,故称 Mirizzi 综合征;结石和炎症长期刺激则可诱发胆囊癌变。

二、诊断

临床病史和体格检查可为诊断提供重要线索,但确诊还有赖于影像学检查。B 型超声波检查是诊断胆囊结石的重要首选方法,正确诊断率在 96% 以上。口服法胆囊造影可了解胆囊收缩及排空情况,对诊断有一定的帮助。CT、MRI 虽可显示胆囊结石,但价格昂贵,不宜常规采用。

三、治疗

胆囊结石的治疗原则是切除病变的胆囊。手术时机应根据病情缓急和患者的全身情况而定。对所谓静止性胆囊结石,可暂不手术,但应定时复查。

(一)手术治疗

胆囊切除术是治疗胆囊结石的根本有效方法。对有症状的胆囊良性病变,只要无手术禁忌证,应及时手术治疗。手术方法可分为两类:

1. 传统胆囊切除术　将有结石的胆囊切除,为治疗胆囊炎胆结石的经典术式。在胆囊切除的同时如有下列情况之一者,应同时进行胆总管探查术:①胆囊结石合并既往或(和)现在有梗阻性黄疸者。②影像学检查发现胆总管结石或扩张者。③术中扪及胆总管内有结石、蛔虫或其他异物者。④术中发现胆管壁增厚,管腔扩张>1.5cm 者。⑤胆管穿刺抽出脓性胆汁或胆汁内有泥沙样颗粒。⑥胰腺有慢性炎变且不能排除胆管内病变者。

2. 电视腹腔镜胆囊切除术　近年来广泛用于临床的新技术。该手术具有创伤小、手术时间短、痛苦小、恢复快、术后基本无切口瘢痕等特点。

(二)体外震波碎石治疗

适用于胆囊内胆固醇结石,直径>3cm,且胆囊的收缩排空功能良好。但治疗后部分患者可发生急性胆囊炎,或结石碎粒进入胆总管而引起胆绞痛和急性胆管炎,故有放弃趋势。

(三)药物治疗

对于年老体弱,或伴有心、肝、肺、肾等严重器质性疾病不能耐受手术者,可考虑溶石,排石等中西药物治疗。特别是中医中药治疗对缓解症状,防止复发也有一定作用。溶石药物主要有熊去氧胆酸和鹅去氧胆酸等,该类药物仅对胆固醇结石有一定效果。但服药时间长,毒性反应大,且停药后结石易于复发,故而不宜常规应用。

第六节　肝内胆管结石

肝内胆管结石又称肝胆管结石,原发于肝内胆管,多为胆色素性结石,是我国常见而难治的胆管疾病。

一、病因病理

肝内胆管结石可弥漫于整个肝内胆管系统,也可局限于某肝叶或肝段的胆管内。由于肝左叶肝管较长呈水平方向行走,与肝总管成锐角,不利于胆汁的引流,故左叶结石多于右叶。其发病原因复杂,主要与肝内感染、胆汁淤积、胆管蛔虫等因素有关。

肝内胆管结石引起肝内胆管炎症,反复炎症导致狭窄,狭窄部位以上的胆管扩张,呈囊状。结石长时间堵塞肝段、肝叶胆管,使该区域细胞坏死、纤维增生、肝组织萎缩。长期的胆管结石或炎症可诱发胆管癌。

二、临床表现

肝内胆管如不合并肝外胆管结石,可多年无症状或仅有肝区和胸背部胀痛不适。若合并肝外胆管结石时,其临床表现与肝外胆管结石相似。如发生梗阻和合并细菌感染,可表现为胆管炎症状,主要为寒战、发热,体检有上腹压痛、肝大、肝区叩击痛等,严重者出现急性梗阻性化脓性胆管炎的表现。除双侧胆管均有梗阻或发生胆汁性肝硬化晚期,肝内胆管结石一般不出现黄疸。肝内胆管结石合并感染容易引起多发肝脓肿,脓肿穿破膈肌可发生胆管支气管瘘。广泛的肝内结石、反复胆管炎易引发胆汁性肝硬化,晚期可继发门静脉高压。对病史较长,年龄较大,近期内频繁发作胆管炎,伴进行性黄疸、腹痛及发热难以控制者,应怀疑合并肝胆管癌的可能。

三、诊断

除病史及临床表现外,主要依靠影像学检查,如 B 超、CT、PTC、MRCP 等,均能有助于肝内胆管结石的诊断和鉴别诊断,并能准确定位,指导治疗。

四、治疗

肝内胆管结石主要采用手术治疗。治疗原则为尽可能取净结石,解除胆管狭窄及梗阻、去除结石部位和感染病灶、恢复和建立通畅的胆汁引流、防止结石的复发。手术方法包括:

(一)胆管切开取石

是最基本的方法,应争取切开狭窄的部位。沿胆总管纵行向上作肝总管及左右肝管的 Y 形切开,显露 1~2 级肝管,直视下取出结石。或者在手术中行 B 超检查协助定位,按照位置取出结石。术中胆管镜检查并取石是达到取净胆管内结石的最有效方法。

(二)胆肠吻合术

高位肝管切开取石后,多需做各种胆管空肠吻合内引流术,以预防狭窄、利于残留结石的排出及预防结石复发。但胆肠吻合手术决不能代替对胆管狭窄、结石等病灶的有效手术处理。

(三)肝切除术

局限于肝段、肝叶的结石,在确定没有其他部位结石的基础上,尤其是合并纤维化、萎缩和丧失功能时,可考虑做肝段、肝叶切除手术。不仅去除了结石的再生源地,并可防止病变肝段的癌变。

(四)残留结石的处理

术后结石残留较常见,可通过 T 管窦道插入纤维胆管镜取出残留结石;结石过大可采用激光等其他方法将结石碎裂后取出,经 T 管注入溶石药物也有一定疗效。

第七节　肝外胆管结石

肝外胆管结石较常见,其中绝大多数为原发性肝外胆管结石。继发性肝外胆管结石常由肝内胆管结石下降引起,少部分来自胆囊结石。肝外胆管结石可位于肝总管或胆总管,但大多数位于胆总管下端。结石嵌顿时可引起胆管梗阻,并发感染可导致急性梗阻性化脓性胆管炎,严重时危及患者生命;结石嵌顿于胆总管壶腹部则可引起胆源性胰腺炎;结石梗阻并发感染可导致胆源性肝脓肿、胆管出血,以及胆汁性肝硬化。

一、临床表现

主要取决于有无梗阻和感染,一般静止期可无症状。如若结石阻塞胆管并发急性化脓性胆管炎时,其典型的表现为夏柯三联征,即腹痛、寒战高热、黄疸。

（一）腹痛

绝大多数患者表现为剑突下和右上腹阵发性剧烈绞痛,或是持续性疼痛阵发性加剧,常向右肩背部放射,伴有恶心、呕吐,进食油腻食物和体位改变常为诱发或加重的因素。

（二）寒战高热

约有 2/3 的患者在胆绞痛发作之后出现寒战高热。一般表现为弛张热,体温可高达 39～40℃。这是由于胆管内压升高,胆管感染的细菌及其毒素经肝血窦逆行扩散进入体循环,引起全身性感染所致。

（三）黄疸

在胆绞痛和寒战高热后 1～2 天出现梗阻性黄疸。如梗阻为不完全性或间歇性,黄疸程度较轻且呈波动性;如梗阻完全且合并感染时则黄疸明显,并呈进行性加深;如胆囊已被切除或有严重病变,常于梗阻后 8～24h 内发生黄疸。黄疸时常有尿色加深,粪色变浅,有的可出现皮肤瘙痒。

体格检查:剑突下和右上腹有深压痛,感染严重者则出现右上腹肌紧张、肝区叩击痛,有时可扪及肿大而具有压痛的胆囊。

实验室检查:白细胞计数和中性粒细胞升高;血清胆红素升高,尿胆红素增加而尿胆原降低或消失,粪中尿胆原降低;血清转氨酶、转肽酶、碱性磷酸酶等均升高。

影像学检查:B 超为首选的检查方法,可发现胆管内结石及胆管扩张,但对胆管下端病变显示较差。必要时可采用 PTC、ERCP、CT、MRI 等检查可进一步明确诊断。

二、诊断

根据病史及典型的夏柯三联征,多可作出诊断,如能结合实验室检查和影像学检查则可确定诊断。

三、治疗

肝外胆管结石以手术治疗为主,并可酌情采用中西医结合治疗。手术的原则:①术中尽可能取尽结石。②解除胆管狭窄及梗阻,去除感染病灶。③确保术后胆汁引流通畅,防止结石再发。

（一）手术治疗

手术时机和手术方法应根据病情和术中探查发现来决定。通常对于症状较轻、初次发作、胆管不完全性梗阻者，可采用非手术治疗，待病情好转或急性发作后行择期手术；对于反复发作或复发性结石患者，也可在发作的间歇期行择期手术；但当结石完全梗阻合并急性重症胆管炎时，则应果断地施行急诊手术。常用手术方法为：

1. 胆总管切开取石 T 管引流术　适应于单纯胆管结石，胆管无狭窄或其他病变。如伴胆囊结石和炎症，可同时切除胆囊。有条件者可采用术中胆管造影、B 超检查或胆管镜检查以防止结石残留。手术时应将 T 管妥善固定、防止压迫和脱落。术后每日观察胆汁的引流量、色泽和性状。T 管引流胆汁量平均每日为 200～400mL，如超过此量则提示胆总管下端有梗阻。如胆汁正常且流量逐日减少，说明胆总管下端通畅。一般于术后 12 天左右，可先行试夹管 1～2 天，如患者无腹痛、发热等不适可经 T 管胆管造影，如无异常发现，于造影 24h 后，可夹管 2～3 天，仍无症状可予拔管。如造影发现结石残留，则需保留 T 管 6 周以上待窦道形成坚固，再拔除 T 管经窦道行纤维胆管镜取石。

2. 胆肠内引流术　其适应证为：①胆管明显扩张，下端有炎性狭窄等器质性病变，且用一般手术方法难以解除者，但胆总管上段必须通畅无狭窄。②泥沙样结石难以取尽，以及结石残留或复发者。常用术式有胆管空肠 Roux－en－Y 吻合术，间置空肠胆管十二指肠吻合术（JICD）等。行胆肠内引流术时，无论胆囊有无病变均应同时切除。

3. 内镜下括约肌切开取石术　适用于结石嵌顿于壶腹部以及胆总管下端的良性狭窄。但若胆管内结石多于 5 枚，结石＞1cm，或狭窄段过长，该手术疗效不佳。

（二）非手术治疗

该疗法不仅是急性胆管炎发作期重要的治疗方法，也是手术前准备的主要措施。主要包括：①禁食和补液，在纠正水电解质和酸碱平衡失调的同时补充热能。②应用足量有效的抗生素，尽快控制感染。③解痉止痛，对症治疗。④补充维生素 K，纠正凝血功能障碍。⑤全身支持，酌情给予输血或血液制品，支链氨基酸等，增强患者的抗病能力。

第五章　泌尿外科

第一节　泌尿系统损伤

一、肾损伤

（一）肾脏损伤的分类与发生机制

1. 病因与分类

（1）闭合性损伤：造成肾脏闭合性损伤的外力因素可以是直接外力，也可以是间接外力。直接外力引起的闭合性损伤往往是钝性外力直接撞击腹部、腰部或背部造成的肾实质损伤。由交通事故、体育活动撞击或暴力冲突等产生的外力挤压肾脏，并导致肾脏与脊柱、肋骨相撞引起肾实质损伤或裂伤。

间接外力引起的闭合性损伤主要是指身体剧烈运动或体位变化导致的肾实质损伤。机动车突然减速、高处坠落等可以诱发瞬间的肾脏过度活动，进而导致肾实质裂伤、肾血管内膜撕脱或肾盂输尿管连接部断裂等。由于轻微外力引起肾损伤的患者往往提示其肾脏可能存在某种先天性或病理性改变如肾盂输尿管连接部狭窄导致的肾积水、肾肿瘤等。

（2）开放性损伤：开放性肾脏损伤主要以刀刺伤、枪击伤多见。刀刺伤引起的肾损伤往往为肾脏贯通伤，严重时可以同时穿透肾实质、集合系统及肾血管。此外，肾损伤的程度与刀具或匕首的长短、粗细、刺入部位和深度密切相关。枪击伤引起的肾脏贯通伤通常伴有延迟性出血、尿外渗、感染及脓肿形成等表现。这是由于子弹穿过肾脏可产生放射性或爆炸性能量，其气流冲击作用使软组织呈洞状损坏，其组织破坏程度与发射子弹的速度相关，并易出现延迟性组织坏死。

（3）医源性损伤：医源性损伤是指在疾病诊断或治疗过程中发生的肾损伤。如体外冲击波碎石、肾盂输尿管镜、经皮肾镜以及腹腔镜检查或治疗时造成的损伤。常见的医源性肾损伤是肾血管损伤引起的大量出血、肾实质损伤引起的肾周血肿、肾裂伤以及肾脏集合系统损伤引起的尿外渗等。

（4）自发性肾破裂：自发性肾破裂是指在无明显外伤情况下突然发生的肾实质、集合系统或肾血管的损伤，临床较罕见。自发性肾破裂的发生往往由肾脏本身病变所致，如巨大肾错构瘤或肾癌、肾动脉瘤、肾积水以及肾囊肿等疾患引起。

2. 发病机制　肾损伤的发生机制和肾损伤的分类密切相关。

对于闭合性肾损伤的患者来讲，直接外力和间接外力引起损伤的机制也有所不同。直接外力引起的闭合性肾损伤是由于肾脏局部承受的压力突然增加导致肾脏移位并撞击邻近骨骼，或肾被膜破裂而产生。间接外力引起的闭合性肾损伤主要是由于肾脏随呼吸正常活动的范围突然加大导致肾脏过度活动而产生。

显而易见，开放性肾损伤的发生就是肾脏直接受到外界创伤的结果。一般认为贯通性肾损伤约80%同时合并多处脏器的损伤。肾损伤的发生机制也与是否发生泌尿系以外的脏器损伤相关,腹部贯通伤涉及肾脏的占6%～17%。文献报道贯通性肾损伤合并胸腔或腹腔脏器损伤的比例高达85%～95%。而贯通性肾损伤的发生与体表受伤的部位相关。当刀刺进入部位在腋前线或腋后线时,肾损伤同时合并其他脏器损伤的仅占12%。

肾蒂血管损伤的发生主要见于开放性肾损伤的患者,但是也有20%左右闭合性肾损伤的患者可以表现为肾血管损伤。国内外的文献报道显示在肾蒂血管损伤的患者中,肾动脉、肾静脉均损伤者占47%,肾静脉损伤者占34%,而肾动脉损伤者仅占19%。

(二)肾脏损伤的诊断与分级

1. 诊断　在肾损伤的诊断中最主要的一项内容就是创伤或外伤史的了解,同时配合全面的体格检查和各种辅助检查对患者进行全面的评估,获得明确的诊断。

(1)创伤史:创伤史的了解应该首先考虑患者的受伤程度和病情的危急状况,尽可能在较短的时间内了解外伤或创伤现场的情况,有无体表创伤的发生,体表创伤的部位,深度和利器的种类。无论损伤是来自钝器直接暴力或刀刺贯通伤,根据体表解剖特点,如果受伤部位是从后背、侧腰部、上腹部或下胸部,均可能导致肾损伤。贯通伤的利器或子弹类型等也是询问并记录的重要内容,这不仅可评估损伤程度,也有助于考虑对失去血供组织清创术的范围。如因机动车交通事故所致,需了解机动车车速、伤者是司机、乘客或是行人。高处坠落伤应了解坠落高度及坠落现场地面情况。无论是机动车或高处坠落突然减速致伤,虽然未出现血尿也不能忽略有肾损伤的可能,必须进一步检查以明确有无肾损伤和是否需要外科治疗。

(2)临床表现:患者受到各种创伤后的临床表现非常复杂,同时临床表现会随时发生变化,因此在了解创伤史的同时应该掌握其临床表现的特征,做到不延误治疗时机的目的。

1)休克:患者受到各种创伤后发生的休克分为创伤性休克和失血性休克。创伤性休克是由于创伤后腹腔神经丛受到创伤引起的强烈刺激,导致血管张力下降和心排出量下降出现暂时性血压下降所致,一般情况下经输液治疗后可以获得恢复。而失血性休克是因为肾损伤伴随的大量出血和血容量的减少导致血压下降,需要及时输血补充患者的血容量,并同时采用各种方法止血,迅速达到救治目的。

2)血尿:尽管血尿被认为是肾损伤最常见,也是最重要的临床表现,但是我们不能忽略的是有5%～10%肾损伤的患者可以暂时没有血尿的表现。出现肉眼血尿通常预示患者有较严重的肾损伤,但是血尿的严重程度并不完全和损伤机制及肾损伤的程度相关。某些重度肾损伤如肾血管断裂、肾盂输尿管连接部破裂、输尿管断裂或血块阻塞输尿管,可能表现为镜下血尿,甚至无血尿。而在受到创伤前明确有肾脏疾病的患者如肾肿瘤、肾血管畸形、肾囊肿等,有时较轻的创伤也会出现不同程度的血尿。

3)疼痛:疼痛往往是患者受到外伤之后的第一个症状。一般情况下,疼痛部位和程度与受创伤的部位和程度是一致的。疼痛症状可以由肾被膜下出血导致的张力增加引起,表现为腹部或伤侧腰部的剧烈胀痛等疼痛症状。输尿管血块梗阻引起的疼痛常表现为钝痛。血块在输尿管内移动可导致痉挛,出现肾绞痛症状。肾损伤后出现的肾周血肿和尿外渗通常伴随明显的进行性的局部胀痛,在部分患者可以触及腰部或侧腹部肿块。

如果肾损伤引起的出血仅局限于腹膜后,疼痛症状以腰肌紧张、僵直以及较剧烈的疼痛为主。如果腹膜后血肿或尿液刺激腹膜或后腹膜破裂,血肿进入腹膜腔就会出现明显的腹痛和腹膜刺激征。同时合并腹腔脏器损伤的患者也会表现为明显的腹膜刺激征,但是应该注意的是出现腹膜刺激征并非一定有腹腔脏器损伤。在我国一项 250 例肾损伤中有腰痛症状者占 96%，有腹膜刺激者占 30%，而合并有腹腔脏器损伤者仅占 8.8%。

4）多脏器损伤：肾损伤合并其他脏器损伤的发生率和创伤部位与创伤程度有关。与肾损伤同时出现的合并伤主要涉及与肾相邻的脏器如肝、脾、胰腺、胸腔、腔静脉、主动脉、胃肠道、骨骼及神经系统等。有合并伤的肾损伤患者其临床表现更为复杂。合并腹腔内脏器损伤者主要表现为急腹症及腹胀等症状。合并胸腔脏器损伤者多表现为呼吸循环系统症状。合并大血管损伤的患者可以表现为失血性休克，合并不同部位骨折及神经系统损伤的患者也会出现相应的临床表现。国内近期多篇报道肾损伤合并其他脏器损伤占 14%～41%，而国外报道明显高于国内，闭合性损伤合并其他脏器损伤者 44%～100%。贯通性肾损伤合并腹腔胸腔脏器损伤者 80%～95%，其中枪伤全部合并其他脏器损伤。

（3）体格检查：对所有创伤患者首先应该积极监测各项生命体征的变化。定时监测患者的血压、脉搏、呼吸及意识等。如果患者的收缩压<12.0kPa(90mmHg)应该考虑有发生休克的可能。在进行全面体格检查时，注意观察创伤的部位和创伤程度。如果受伤部位在下胸部、上腹部、腰部并伴随有血尿等症状时，应考虑有肾损伤的可能。腰部或腹部触及肿块表明有严重肾损伤和腹膜后出血的可能。对于体表或体内有利器残留的患者，应该观察利器扎入体内的深度，是否伴随有出血或尿液样体液的流出，以及利器是否随呼吸移动等特征。因肾损伤同时合并腹部脏器损伤发生率高达 80%，临床检查时要除外是否合并腹部脏器损伤。对于已经明确有腹部脏器损伤的患者，应该注意有无同时发生肾损伤的可能。

（4）尿液检查与分析：对于疑有肾损伤的患者应尽早获取尿液标本进行检测，判断有无血尿的发生。血尿的判断分为肉眼血尿和镜下血尿两种，出现肉眼血尿的患者同时还应该通过血尿的状况，如有无血块等初步判断出血量的多少以及是否需要留置尿管进行膀胱冲洗等。尿液标本收取过程中应该特别注意收集伤后第一次尿液进行检测，因为有些伤者在受伤后第一次排尿为血尿，而之后的几次排尿由于输尿管血块堵塞的原因出现暂时性血尿消失的现象。

（5）影像学检查：影像学检查包括腹部平片、静脉尿路造影、计算机断层扫描（CT）、肾动脉造影、超声检查、磁共振成像（MRI）及逆行造影等各种类型检查手段。

1）B超：由于B超检查的普及以及快捷方便的特点，对于怀疑有肾损伤，尤其是闭合性损伤的患者应该尽早进行B超检查。必要时可以反复进行B超检查进行动态对比，目的就是对肾损伤获得早期诊断。由于方便可靠的特点，在肾损伤的影像学检查中B超检查被认为是首选检查手段。

B超检查可以判断肾脏体积或大小的变化，有无严重肾实质损伤的存在，肾血管的血流是否正常等，同时也能够对肾脏有无积水，肿瘤占位等病变做出判断。对造影剂过敏、不能接受X线检查的患者（如妊娠妇女）及有群体伤员时可以作为一种筛查性手段。

2）腹部平片与静脉尿路造影：腹部平片应包括双肾区、双侧输尿管及膀胱区。在获得腹部平片后应该首先观察骨骼系统有无异常、伤侧膈肌是否增高等泌尿系之外的变化，及时判断有无多脏器损伤的可能。对于开放性肾损伤的患者，通过腹部平片还可以了解体内有无金属利器，断裂刀具以及子弹或碎弹片的残留。

静脉尿路造影通常采用大剂量造影剂快速静脉推入后连续观察的手段。当静脉尿路造影显示患肾不显影表明功能严重受损,可能为肾损伤严重或肾动脉栓塞,而肾动脉栓塞的可能性约占50%。

　　3)CT:CT对肾周血肿及尿外渗范围的判断能力均优于静脉尿路造影。采用增强扫描可观察肾实质缺损部位、程度,辨别有无肾动脉或分支的损伤和栓塞。采用螺旋CT可更清晰地显示复杂肾损伤的生理解剖学图像。CT应包括全腹及盆腔,必要时口服对比剂或灌肠以排除胃肠道的破裂,达到了解腹膜内脏器有无合并伤的目的,为重度肾损伤患者是否能采用非手术治疗提供更多信息,避免过多开放手术导致肾切除的风险,尤其是孤立肾及双肾损伤患者。

　　CT平扫对创伤部位、深度、肾血管损伤,有无尿外渗及肾功能的判断效果差,常需增强扫描补充。临床经验认为无论是闭合性还是贯通性损伤常常以CT作为首选,减少过多地搬动患者,并能为医生对病情判断提供更快更有价值的信息。

　　2.分级　　肾损伤的分级在肾损伤的诊断与治疗中意义重大,对肾损伤严重程度的正确评估是制订合理的进一步检查和处理措施的基础。而根据肾损伤的分级判断患者能否进行进一步检查,选择何种治疗手段,最大限度地达到救治患者及保护患肾的目的。

　　最初肾损伤按其损伤机制进行分类,即分为闭合性损伤及贯通性损伤,其中包括医源性损伤及自发性肾破裂等。肾创伤有多种分类,而其中被广泛接受和使用的分类(表5-1)是美国创伤外科协会提出的。

表5-1　美国创伤外科协会肾创伤分级

级别	分型	临床表现
Ⅰ	挫伤	肉眼或镜下血尿,其他泌尿系统检查正常
	血肿	无肾实质裂伤的包膜下血肿
Ⅱ	血肿	腹膜后肾周血肿
	撕裂伤	<1cm的肾皮质裂伤,无尿外渗
Ⅲ	撕裂伤	>1cm的肾皮质裂伤,无尿外渗及集合系统裂伤
Ⅳ	撕裂伤	肾皮质、髓质及集合系统全层裂伤
	血管	肾动脉或静脉主干损伤,伴出血
Ⅴ	撕裂伤	肾碎裂
	血管	肾蒂撕脱伤,肾无血供

　　为了临床诊治的方便,有学者提出肾损伤只分轻度和重度。轻度损伤为肾挫伤、被膜下少量血肿、肾浅表裂伤。重度损伤为肾深层实质裂伤、裂伤深达髓质及集合系统、肾血管肾蒂损伤、肾破碎、肾周大量血肿。并认为轻度损伤占70%,破碎肾和肾蒂损伤占10%～15%。也有学者将肾损伤分为轻度、中度、重度。轻度为肾挫伤和小裂伤占70%,中度为较大裂伤,约占20%,重度为破碎伤及肾蒂损伤,约占10%。

　　然而,这些分级及分类方法只是根据肾脏本身的损伤程度限定的,并不完全反映伤者的整体状况。创伤患者的特点和整体状况密切相关,如肾损伤常常同时合并多脏器的损伤。然而,目前关注更多的问题是对肾损伤的评估应该建立在对患者全身状况正确评估的基础上,尤其是合并多脏器损伤的患者,在进一步的临床检查和治疗过程中常常需要多个科室医师的密切配合。因此,不论何种肾损伤的分级方法都不能替代对患者全身状况的评估。

（三）肾脏损伤的治疗

在肾损伤的临床治疗中，如何选择手术时机和手术方法一直都是泌尿外科医师关注的问题。在决定治疗方式之前，更重要的一点就是需要判断患者是否具有手术适应证。而手术适应证的判断主要是根据患者的创伤史、损伤的种类与程度、送入急诊室后的临床表现及全面检查的结果决定。

1. 急诊救治　实际上，对送入急诊室的创伤患者来讲，临床治疗和检查是同步进行的。通过对血压、脉搏、呼吸及体温等生命体征的监测，需要立即决定患者是否需要输血、输液或复苏处理。在询问创伤史的同时，完成各项常规检查。根据创伤的分类即闭合性或开放性损伤，初步判断患者是单纯肾损伤还是多脏器损伤。对于仅怀疑为单纯肾损伤的患者，应该根据患者有无血尿以及血尿常规检查和 B 超等辅助检查的结果决定患者进一步的治疗计划。如果是多脏器损伤需要与相关科室的医师取得联系，共同决定下一步临床检查的内容和救治方案。

2. 保守治疗　肾脏闭合性损伤的患者 90% 以上可以通过保守治疗获得治疗效果。近年来随着影像技术的进展与普及，尤其是 CT 检查，对闭合性肾损伤患者肾脏损伤的程度能够获得明确的判断，手术探查发生率明显下降。手术探查往往会出现难以控制的出血而导致患肾切除，因此，需要严格把握手术探查的适应证。一般认为接受保守治疗的患者应该具备以下条件：①各项生命体征平稳。②闭合性损伤。③影像学检查结果显示肾损伤分期为Ⅰ、Ⅱ期的轻度损伤。④无多脏器损伤的发生。

在保守治疗期间应密切观察各项生命体征是否平稳，采取输液，必要时输血补充血容量和维持水电解质平衡等支持疗法，并给以抗生素预防感染。注意血尿的轻重腹部肿块扩展及血红蛋白、红细胞压积的改变。患者尿量减少，要注意患者有无休克或伤后休克期过长发生急性肾衰可能。患者有先天性畸形或伤前有病理性肾病如先天性孤立肾，对侧肾有病理性肾功能丧失而发生肾血管栓塞，尿路血块梗阻等均可导致尿量减少或无尿。必要时进行影像学检查或复查，随时对肾损伤是否出现进展或并发症进行临床判断和救治。在观察期间病情有恶化趋势时应及时处理或手术探查。

接受保守治疗的患者需要绝对卧床 2 周以上，直到尿液变清，并限制活动至镜下血尿消失。因伤后损伤组织脆弱，或局部血肿，尿外渗易发生感染，因此往往在伤后 1～3 周内因活动不当常可导致继发出血。

3. 介入治疗　随着血管外科介入治疗的发展，越来越多的肾损伤患者可以通过介入治疗获得明确的效果。当肾损伤合并出血但血流动力学平稳，由于其他损伤不适宜开腹探查或延迟性再出血，术后肾动静脉瘘及肾动脉分支损伤，均可采用选择性动脉插管技术，在动脉造影的同时栓塞出血的肾动脉。由于介入治疗失败后还存在外科治疗的可能，因此对暂时不具备外科治疗适应证，同时存在出血风险的患者可以考虑进行血管造影及介入治疗。目前介入治疗可以达到超选择性血管栓塞的效果，对止血以及保护肾功能都具有临床意义。介入治疗尤其适用于对侧肾缺如，或对侧肾功能不全的肾损伤患者。肾损伤患者介入治疗后需要卧床休养和观察，在此期间一旦病情发生变化需要外科治疗时应该积极准备下一步外科治疗的实施。

4. 外科治疗　对于肾损伤患者，在决定外科治疗时应该考虑的几个问题是该患者是否需要手术治疗,手术治疗的目的是外科探查还是目标明确的肾修补术。在外科治疗之前一定要明确对侧肾脏的状况,同时要告知患者及其家属伤侧肾脏有切除的可能。因为不论是手术探查还是肾修补术,手术前都很难判断伤侧肾脏的具体情况,必要时术者需要术中和向患者家属交代病情,决定手术方式。

(1)外科探查:外科探查主要见于下列几种状况。

1)难以控制的出血:由于肾外伤导致大量的持续性显性出血或全身支持疗法不能矫正休克状态的患者,应立即手术止血挽救生命。可以在手术中进行静脉尿路造影了解双肾功能。

2)腹部多脏器损伤:腹部脏器损伤是手术适应证。肾损伤往往伴有腹部多脏器损伤。腹部多脏器损伤采用CT、超声波等综合诊断后可以进行手术,同时探查肾脏损伤状况。

3)大量尿外渗:尿外渗是由于肾损伤导致肾脏集合系统包括肾盂、输尿管连接部损伤断裂所致。少量的尿外渗大部分可以自然愈合,大量的尿外渗可形成尿性囊肿,若继发感染后导致脓肿及肾出血。肾损伤后出现大量尿外渗的患者,应该积极进行手术探查尽早修补集合系统的损伤。

(2)外科探查原则

1)外科探查前或打开腹膜后血肿前未作影像学检查者应手术中行大剂量静脉尿路造影,了解肾损伤严重程度及对侧肾功能。对侧肾脏有病理性改变及先天阙如者应尽力保留伤肾。对侧肾功能正常者原则上也需尽力保留,不能轻易切除伤肾。

2)在打开后腹膜清除肾周血肿暴露肾脏前必须控制肾脏的血液循环,以避免出现难以控制的出血而导致生命危险及患肾切除。

3)探查时肾血管控制温缺血时间不应超过60min,如超时需用无菌冰降温并给予肌苷以保护肾功能的恢复。

4)暴露整个肾脏并仔细检查肾实质、肾盂、输尿管及肾血管,并评估损伤程度,注意有无失去活力组织及尿外渗。

5)需彻底清创,尤其是因枪伤所致的肾损伤。清除因子弹爆炸效应出现的组织缺血坏死,可减少术后感染、出血及高血压等并发症。

6)腹膜后留置导管引流。因肾损伤常累及集合系统,术后尿外渗及渗血可经引流管导出,避免术后尿性囊肿及感染等并发症。

(3)外科探查手术入路

1)急性肾创伤的手术探查最好采取经腹途径,以便探查腹腔脏器和肠管。通常取剑突下至耻骨的腹正中切口,此入路能在打开肾周筋膜清理血肿前较易游离并控制双肾的动脉及静脉。

2)迅速进入腹腔,在出血不严重时探查腹腔脏器并可修补。在探查肾脏之前,如有必要,应先对大血管、肝脏、脾脏、胰腺和肠管创伤进行探查及处理。当出血证实主要来自肾脏应尽快暴露肾血管及肾脏控制出血。

3)由于腹膜后有大量血肿使正常解剖关系破坏变形,需仔细辨别标志。可提起小肠暴露后腹膜,在肠系膜下动脉、主动脉前壁向下剪开后腹膜。血肿过大难以辨认主动脉时可以肠系膜静脉作为标志,祛除血肿找到主动脉前壁向下剪开后腹膜。

4)从左肾静脉与下腔静脉连接处提起左肾静脉较易暴露双侧肾动脉和腹主动脉。游离双肾的动脉静脉,注意约 25％患者双侧有多个肾动脉而 15％患者有多个肾静脉,多个肾静脉者约 80％发生在右侧肾脏。

5)将游离的肾脏血管分别用橡皮带提起或用无损伤血管钳夹住。确保肾血管已得到控制后,提起伤肾侧结肠,剪开侧腹膜并打开肾周筋膜清理肾周血肿并完全暴露肾脏,观察肾脏损伤程度及范围。也可分别从升结肠或降结肠外侧腹膜处剪开上至肝区或脾区,将结肠推向中线,暴露肾脏血管。

(4)肾修补缝合术和肾部分切除术:当肾裂伤比较局限时可行肾脏修补缝合术控制出血。在肾上极或下极有严重裂伤也可采用肾部分切除术。在控制肾血管及暴露肾脏之后,剥离肾包膜并尽可能保留肾包膜,锐性清除破碎及无活力组织。肾创伤断面有撕裂肾盏或肾盂及较大血管可用蚊式钳夹住并以 4－0 可吸收铬制线间断缝扎关闭破碎集合系统及止血。再以 2－0 铬制缝线通过肾包膜贯穿褥式缝合裂开肾实质,以游离的包膜遮盖肾裂伤处,避免术后出血。结扎缝线时应松紧适度,于裂伤及缝线处置垫备好的脂肪或可吸收的明胶海绵,避免结扎缝线用力过度,撕裂肾实质。包膜短缺也可用带蒂网膜或邻近裂伤处腹膜遮盖创面并缝合止血。网膜中间切开勿损伤主要血管。将其网膜片由外侧裹向前方,可用 1－0 可吸收肠线绑扎数道避免大网膜滑脱。开放肾循环观察无出血后,冲洗伤口并腹膜后留置引流管一根,缝合伤口。大网膜包裹伤肾,取材方便,能增加伤肾血供,可促进其恢复。

肾脏损伤后的修复技术可影响损伤的愈合。过多的缝合肾实质可能导致局部压迫性坏死,破坏肾实质的结构。因此尽可能缝合肾包膜而少缝肾实质。包膜不够时可用腹膜或大网膜移植皮片或特殊结构网套(聚乙醇酸网)包绕肾脏。应用该网套 60d 可完全吸收。肾被膜重建完整而用肠线缝合 3 个月仍有肠线残留且伴炎性反应。因此采用合成缝线较铬制肠线更佳。

(5)肾切除术:术中发生难以控制的出血,肾蒂损伤,集合系统断裂无法修复与吻合,或肾栓塞时间过长,功能难以恢复时,在对侧肾功能良好的情况下可考虑肾切除术。以肾蒂钳双重钳夹肾蒂,剪断肾蒂血管,用 10 号丝线双重结扎及缝扎肾蒂血管,钳夹及剪断上段输尿管,以 7 号丝线结扎输尿管远端。切除伤肾后清除血肿并冲洗肾窝,如止血充分可不置引流管。如放置引流可于术后 1～3d 去除。

(6)肾切除术的适应证:肾创伤修补术受很多因素影响。体温低、凝血功能差的病情不稳定患者,如果对侧肾脏功能良好则不应冒险进行肾修补术。如前所述,24h 内有计划的紧急处理(包扎伤口、控制出血和纠正代谢和凝血异常)为治疗提供了选择机会。对于广泛肾创伤,如行肾修补术危及患者生命时,应立即采取完整肾切除术。Nash 和同伴回顾由于肾创伤行肾切除术的病例时发现,77％的肾切除是因为肾实质、血管创伤和严重的复合伤,其余的23％是在肾修补术中因血流动力学不稳定而被迫施行肾切除术。

(7)肾损伤外科治疗术后观察要点

1)注意观察生命体征,包括血压、脉搏、体温、尿量、尿颜色、伤口出血、血红蛋白、血细胞比容等变化,必要时可用止血药物。

2)保持卧床 2 周以上,直到尿液变清。

3)引流管无血性液体或尿外渗等分泌物排出可于术后 5～10d 祛除。

4)采用抗感染治疗一个月。

5)定期检测肾功能及影像学检查。

6)观察可能发生的并发症如延迟性出血,局部血肿,尿性囊肿,脓肿形成及高血压等,必要时应用超声及 CT 检查。根据不同情况选用穿刺引流,选择性肾动脉栓塞或再次手术肾切除等方法治疗。

5.医源性损伤的救治　在医源性损伤的救治过程中,及时明确诊断非常重要。由于医源性损伤主要是由于各种腔镜操作不当引起,因此规范化的腔镜操作是预防医源性损伤的唯一途径。一旦发生医源性损伤,应该及时进行治疗,以免延误最佳治疗时机。

(1)肾血管损伤引起的大量出血:腔镜操作引起肾血管或腔静脉损伤并继发的大量出血往往来势迅猛,突然之间腔镜的视野全部被出血掩盖。这时就需要迅速判断可能的出血部位。经过迅速的腔内处理仍然达不到止血效果时应该及时改开放手术,在清晰的视野下完成损伤血管的修复手术。腹腔镜操作引起肾静脉或腔静脉损伤的另一个特点是由于气腹的高压状态,即使发生了损伤也有可能无明显的出血。当解除或降低气腹压力后,才能表现出明显的出血。对于这类状况最好的处理也是及时发现出血,可以在降低气腹压力后再次观察,或及时观察引流管的引流液,一旦确认有活动性出血应该积极处理。

(2)肾周血肿、肾裂伤或尿外渗:腔镜操作引起的肾周血肿、肾裂伤或尿外渗一般通过手术中的缝合处理都能够达到救治的目的,但是需要引起重视的是手术后应该按照肾外伤的处理原则观察引流液的状况、必要的卧床休息和追加的抗感染治疗。

(四)肾脏损伤的并发症

1.尿外渗和尿性囊肿　国外报道闭合性肾损伤尿外渗发生率为 2%～18%,而贯通伤为11%～26%。未处理的尿外渗一般伤后 2～5d 可在腹膜后脂肪组织蓄积,随着尿液蓄积增多,周围组织纤维化反应,形成纤维包膜或囊壁而成尿性囊肿。尿性囊肿可在伤后数周内形成,也可在数年后形成,尿外渗或尿性囊肿的出现表明肾的集合系统损伤,也可能因血块、输尿管壁及周围血肿压迫导致尿液引流不畅而外渗。持久的尿外渗可以导致尿囊肿、肾周感染和肾功能受损。这些患者应早期给予全身抗生素治疗,同时严密观察病情。在多数情况下,尿外渗会自然消退。如果尿外渗持续存在,那么置入输尿管支架常常可以解决问题。尿性囊肿可采用在超声或 CT 引导下的穿刺引流,将 22 号穿刺针,经腰部皮肤进入囊腔,抽取液体标本做常规检查、培养,用扩张器逐个扩张通道至使 F12～F16 导管等进入囊内,排空渗出的尿液。长期引流尿液不能减少或消失,应考虑损伤严重或远端输尿管有狭窄或梗阻因素。尿性囊肿长期刺激和梗阻可使肾周组织纤维化,影响肾脏功能,当肾已失去功能,破坏严重,在对侧肾功能良好情况下可考虑肾切除术。

2.延迟性出血　迟发的肾脏出血在创伤后数周内都有可能发生,但通常不会超过 3 周。最基本的处理方法为绝对卧床和补液。迟发性出血的处理应该根据患者全身状况,出血严重程度及影像学检查结果而定,大量出血危及生命应急诊手术。如果表现为持续性的出血,可以进行血管造影确定出血部位后栓塞相应的血管。

3.肾周脓肿　肾创伤后肾周脓肿极少发生,但持续性的尿外渗和尿囊肿是其典型的前兆。肾周脓肿可有急性及慢性表现两种。急性表现可在伤后 5～7d 出现高热、腰背疼痛、叩击痛,甚至腹胀、肠梗阻症状。慢性特点仅表现为低烧、盗汗、食欲下降、体重下降,出现感染迹象时应特别注意有可能发生继发性出血。其诊断主要根据超声与 CT 检查。

早期可以经皮穿刺引流,必要时切开引流。应注意肾周脓肿往往是多房性,当引流不畅时,应手术将其间隔破坏,保证引流通畅,或切除已破坏的肾脏。根据感染细菌类型及敏感性选用相应抗生素控制感染。

4. 肾性高血压　创伤后早期发生高血压很少有报道,多数患者出现肾损伤后高血压一般在伤后 1 年内。然而临床发现有早在伤后 1d 内就有高血压表现,也有在 20 年后才出现高血压。创伤后发生肾性高血压的机制为:①肾血管外伤直接导致血管狭窄或阻塞。②尿外渗压迫肾实质。③创伤后发生的肾动静脉瘘。在以上因素的作用下,肾素血管紧张素系统由于部分肾缺血而受到刺激,进而引起高血压。

二、输尿管损伤

(一)病因

输尿管是位于腹膜后间隙的细长管状器官,位置较深,有一定的活动范围,一般不易受外力损伤。输尿管损伤多为医源性。

1. 外伤损伤

(1)开放性损伤:外界暴力所致输尿管损伤率约为 4%,主要是由刀伤、枪伤、刃器刺割伤引起。损伤不仅可以直接造成输尿管的穿孔、割裂或切断,而且继发感染,导致输尿管狭窄或漏尿。

(2)闭合性损伤:多发生于车祸、高处坠落及极度减速事件中,损伤常造成胸腰椎错位、腰部骨折等。损伤机制有两方面:一方面由于腰椎的过度侧弯或伸展直接造成输尿管的撕脱或断裂;另一方面由于肾脏有一定的活动余地,可以向上移位,而相对固定的输尿管则被强制牵拉,造成输尿管的断裂,最常见的就是肾盂输尿管连接处断裂。

2. 手术损伤　医源性损伤是输尿管损伤最常见的原因,常见于外科、妇产科的腹膜后手术或盆腔手术,如子宫切除术、卵巢切除术、剖宫产、髂血管手术、结肠或直肠的肿瘤切除术等。临床上尤以子宫切除术和直肠癌根治术损伤输尿管最为常见。

3. 器械损伤　随着腔内泌尿外科的发展及输尿管镜技术的不断进步,输尿管镜引起输尿管损伤率也由 7% 下降至 1%~5%。

(1)输尿管插管损伤:在逆行肾盂造影、PCNL 术前准备、留置肾盂尿标本等检查或操作时需行输尿管插管,若输尿管导管选择不当、操作不熟练会引起输尿管损伤,尤其是在狭窄段和交界段。轻者黏膜充血水肿,重者撕裂穿孔。

(2)输尿管镜检查损伤:输尿管扭曲成角或连接、交界处处于弯曲时,行硬性输尿管镜检查,如果操作不当或输尿管镜型号选择不当,就会损伤输尿管,形成假道或穿孔,甚至输尿管完全断裂。

(3)输尿管碎石损伤:无论是选择取石钳、套石篮还是输尿管镜下钬激光碎石,较大的结石长期嵌顿刺激,结石周围黏膜水肿,甚至形成息肉,对于这种情况如果强制通过输尿管镜或导丝可能损伤输尿管。

(4)其他碎石损伤:腔镜下使用激光或体外冲击波碎石治疗输尿管结石,可能会发生不同程度的管壁损伤。

4. 放疗损伤　宫颈癌、前列腺癌等放疗后,输尿管管壁易水肿、出血、坏死,进而形成纤维瘢痕或尿瘘。

（二）临床表现

输尿管损伤的临床表现复杂多样，有可能出现较晚，也有可能不典型或者被其他脏器损伤所掩盖。常见的临床表现如下。

1.尿外渗　开放性手术所致输尿管穿孔、断裂，或其他原因引起输尿管全层坏死、断离者，都会有尿液从伤口中流出。尿液流入腹腔会引起腹膜炎，出现腹膜刺激征；流入后腹膜，则引起腹部、腰部或直肠周围肿胀、疼痛，甚至形成积液或尿性囊肿。

2.血尿　血尿在部分输尿管损伤中会出现，可表现为镜下或肉眼血尿，具体情况要视输尿管损伤类型而定。输尿管完全离断时，可以表现为无血尿。

3.尿瘘　溢尿的瘘口一周左右就会形成瘘管。瘘管形成后常难以完全愈合，尿液不断流出，常见的尿瘘有输尿管皮肤瘘、输尿管腹膜瘘和输尿管阴道瘘等。

4.感染症状　输尿管损伤后，自身炎症反应、尿外渗及尿液聚集等很快引起机体炎症反应，轻者局部疼痛、发热、脓肿形成，重者发生败血症或休克。

5.无尿　如果双侧输尿管完全断裂或被误扎，伤后或术后就会导致无尿，但也要与严重外伤后所致休克、急性肾衰竭引起的无尿相鉴别。

6.梗阻症状　放射性或腔内器械操作等所致输尿管损伤，由于长期炎症、水肿、粘连等，晚期会出现受损段输尿管狭窄甚至完全闭合，进而引起患侧上尿路梗阻，表现为输尿管扩张、肾积水、腰痛、肾衰竭等。

7.合并伤表现　表现为受损器官的相应症状，严重外伤者会有休克表现。

（三）诊断

1.病史　外伤、腹盆腔手术及腔内泌尿外科器械操作后，如果出现伤口内流出尿液或一侧持续性腹痛、腹胀等症状时，均应警惕输尿管损伤的可能性。

2.辅助检查

（1）静脉尿路造影：部分输尿管损伤可以通过静脉尿路造影显示。

1）输尿管误扎：误扎的输尿管可能完全梗阻或者通过率极低，因而造影剂排泄障碍，出现输尿管不显影或造影剂排泄受阻。

2）输尿管扭曲：输尿管可以表现为单纯弯曲，也可以表现为弯曲处合并狭窄引起完全或不完全梗阻。前者造影剂可以显示扭曲部位，后者表现为病变上方输尿管扩张，造影剂排泄受阻。

3）输尿管穿孔、撕脱、完全断裂：表现为造影剂外渗。

（2）逆行肾盂造影：表现为在受损段输尿管插管比较困难，通过受阻。造影剂无法显示，自破裂处流入周围组织。该检查可以明确损伤部位，了解有无尿外渗及外渗范围，需要时可以直接留置导管引流尿液。

（3）膀胱镜检查：膀胱镜不仅可以直视下了解输尿管开口损伤情况，观察有无水肿、黏膜充血，而且可以观察输尿管口有无喷尿或喷血尿，判断中上段输尿管损伤、梗阻的情况。

（4）CT：可以良好显示输尿管的梗阻、尿外渗范围、尿瘘及肾积水等，尤其配合增强影像可以进一步提高诊断准确率。

（5）B超：B超简易方便，可以初步了解患侧肾脏、输尿管梗阻情况，同时发现尿外渗。

(6)放射性核素肾图:对了解患侧肾功能及病变段以上尿路梗阻情况有帮助。

3. 术中辨别　手术中,如果高度怀疑输尿管损伤时,可以应用亚甲蓝注射来定位诊断。方法是将 1~2mL 亚甲蓝从肾盂注入,仔细观察输尿管外是否有蓝色液体出现。注射时不宜太多太快,因为过多亚甲蓝可以直接溢出或污染周围组织,影响判断。

(四)治疗

输尿管损伤的处理既要考虑输尿管损伤的部位、程度、时间及肾脏膀胱情况,又要考虑患者的全身情况,了解有无严重合并伤及休克。

1. 急诊处理

(1)首先抗休克治疗,积极处理引起输尿管损伤的病因。

(2)术中发现的新鲜无感染输尿管伤口,应一期修复。

(3)如果输尿管损伤 24h 以上,组织发生水肿或伤口有污染,一期修复困难时,可以先行肾脏造瘘术,引流外渗尿液,避免继发感染,待情况好转后再修复输尿管。

2. 手术治疗

(1)输尿管支架置放术:对于输尿管小穿孔、部分断裂或误扎松解者,可放置双 J 管或输尿管导管,保留 2 周以上,一般能愈合。

(2)肾造瘘术:对于输尿管损伤所致完全梗阻不能解除时,可以肾脏造瘘引流尿液,待情况好转后再修复输尿管。

(3)输尿管成形术:对于完全断裂、坏死、缺损的输尿管损伤者,或保守治疗失败者,应尽早手术修复损伤的输尿管,恢复尿液引流通畅,保护肾功能。同时,彻底引流外渗尿液,防止感染或形成尿液囊肿。手术中可以通过向肾盂注时亚甲蓝,观察术野蓝色液体流出,来寻找断裂的输尿管口。输尿管吻合时需要仔细分离输尿管并尽可能多保留其外膜,以保证营养与存活。

1)输尿管一肾盂吻合术:上段近肾盂处输尿管或肾盂输尿管连接处撕脱断裂者可以行输尿管肾盂吻合术,但要保证无张力。若吻合处狭窄明显时,可以留置双 J 管做支架,2 周后取出。近年来,腹腔镜下输尿管一肾盂吻合术取得了成功,将是一个新的治疗方式。

2)输尿管一输尿管吻合术:若输尿管损伤范围在 2cm 以内,则可以行输尿管端端吻合术。输尿管一定要游离充分,保证无张力的吻合。双 J 管留置 2 周。

3)输尿管一膀胱吻合术:输尿管下段的损伤,如果损伤长度在 3cm 之内,尽量选择输尿管一膀胱吻合术。该手术并发症少,但要保证无张力及抗反流。双 J 管留置时间依具体情况而定。

4)交叉输尿管一输尿管端侧吻合术:如果一侧输尿管中端或下端损伤超过 1/2,端端吻合张力过大或长度不足时,可以将损伤侧输尿管游离,跨越脊柱后与对侧输尿管行端侧吻合术。尽管该手术成功率高,但也有学者认为不适合泌尿系肿瘤和结石的患者,以免累及对侧正常输尿管,提倡输尿管替代术或自体肾脏移植术。

5)输尿管替代术:如果输尿管损伤较长,一侧或双侧病变较重,无法或不适宜行上述各种术式时,可以选择输尿管替代术。常见的替代物为回肠,也有报道应用阑尾替代输尿管取得手术成功者。近年来,组织工程学材料的不断研制与使用,极大地方便并降低了该手术的难度。

（4）放疗性输尿管损伤：长期放疗往往会使输尿管形成狭窄性瘢痕，输尿管周围也会纤维化或硬化，且范围较大，一般手术修补输尿管困难，且患者身体情况较差时，宜尽早行尿流改道术。

（5）自体肾脏移植术：当输尿管广泛损伤，长度明显不足以完成以上手术时，可以将肾脏移植到髂窝中，以缩短距离。手术要将肾脏缝在腰肌上，注意保护输尿管营养血管及外膜。不过需要注意的是，有 8％的自体移植肾者术后出现移植肾无功能。

（6）肾脏切除术：损伤侧输尿管所致肾脏严重积水或感染，肾功能严重受损或肾脏萎缩者，如对侧肾脏正常，则可施行肾脏切除术。另外，内脏严重损伤且累及肾脏无法修复者，或长期输尿管瘘存在无法重建者，也可以行肾脏切除术。

三、膀胱损伤

（一）病因

膀胱位于盆腔深部，耻骨联合后方，周围有骨盆保护，通常很少发生损伤。究其受伤原因大体分为以下三种。

1. 外伤性　最常见的原因为各种因素引起的骨盆骨折，如车祸、高处坠落等；其次为膀胱在充盈状态下突然遭到外来打击，如下腹部遭受撞击、摔倒等；少见原因尚有火器、利刃所致串通伤等。

2. 医源性　最常见于妇产科、下腹部手术，以及某些泌尿外科手术，如 TURBT、TURP及输尿管镜检查等均可导致膀胱损伤。尤其是近年来随着腹腔镜手术的日益开展，医源性损伤更加不容忽视。

3. 自身疾病　比较少见，可由意识障碍引起，如醉酒或精神疾病；病理性膀胱如肿瘤、结核等可致自发性破裂。

（二）临床表现

无论何种原因，膀胱损伤病理上大体分为挫伤及破裂两类。前者伤及膀胱黏膜或肌层，后者根据破裂部位分为腹膜外形、腹膜内型及两者兼有的混合型，从而有不同的临床表现。轻微损伤仅出现血尿、耻骨上或下腹部疼痛等；损伤重者可出现血尿、无尿、排尿困难、腹膜炎等。

1. 血尿　可表现为肉眼或镜下血尿，其中肉眼血尿最具有提示意义。有时伴有血凝块，大量血尿者少见。

2. 疼痛　多为下腹部或耻骨后的疼痛，伴有骨盆骨折时，疼痛较剧。腹膜外破裂者，疼痛主要位于盆腔及下腹部，可有放射痛，如放射至会阴部、下肢等。膀胱破裂至腹腔者，表现为腹膜炎的症状及体征：全腹疼痛、压痛及反跳痛、腹肌紧张、肠鸣音减弱或消失等。

3. 无尿或排尿困难　膀胱发生破裂，尿液外渗，表现为无尿或尿量减少，部分患者表现为排尿困难，与疼痛、恐惧或卧床排尿不习惯等有关。

4. 休克　常见于严重损伤者。由创伤及大出血所致，如腹膜炎或骨盆骨折。

（三）诊断

膀胱损伤的病理类型关系到治疗效果，因而应尽量做出准确诊断。和其他疾病一样，需结合病史（如外伤、手术史等）及症状、体征，以及辅助检查，综合分析，做出诊断。膀胱损伤常被腹部、骨盆外伤引起的症状干扰或被其所掩盖。当患者诉耻骨上或下腹部疼痛,排尿困难,结合外伤、手术史,耻骨上区触疼,腹肌紧张,以及肠鸣音减弱等,应考虑膀胱损伤的可能。

1. 导尿检查 一旦怀疑膀胱损伤,即应马上给予导尿,如尿液清亮,可初步排除膀胱损伤;如尿液很少或无尿,应行注水试验:向膀胱内注入 200～300mL 生理盐水,稍待片刻后抽出,如出入量相差很大,提示膀胱破裂。该方法尽管简便,但准确性差,易受干扰。

2. 膀胱造影 膀胱造影是诊断膀胱破裂最有价值的方法,尤其是对于骨盆骨折合并肉眼血尿的患者。导尿成功后,经尿管注入稀释后的造影剂(如 15%～30% 的复方泛影葡胺),分别行前后位及左右斜位摄片,将造影前后 X 线片比较,观察有无造影剂外溢及其部位。腹膜内破裂者,造影剂溢出至肠系膜间相对较低的位置或到达膈肌下方;腹膜外破裂者可见造影剂积聚在膀胱颈周围。亦有人采用膀胱注气造影法,向膀胱内注气,观察气腹症,以帮助诊断。需要指出的是,由于 10%～29% 的患者常同时出现膀胱和尿道损伤,故在发现血尿或导尿困难时,尚应行逆行尿道造影,以排除尿道损伤。

3. CT 及 MRI 临床应用价值低于膀胱造影,不推荐使用。但患者合并其他伤需行 CT 或 MRI 检查,有时可发现膀胱破口或难以解释的腹部积液,应想到膀胱破裂的可能。

4. 静脉尿路造影 在考虑合并有肾脏或输尿管损伤时,行 IVU 检查,同时观察膀胱区有无造影剂外溢,可辅助诊断。

(四)治疗

除积极处理原发病及危及生命的并发症外,对于膀胱损伤,应根据不同的病理损伤类型,采用不同的治疗方法。

1. 膀胱挫伤 一般仅需保守治疗,卧床休息,多饮水,视病情持续导尿数天,预防性应用抗生素。

2. 腹膜外膀胱破裂 钝性暴力所致下腹部闭合性损伤,如患者情况较好,不伴有并发症,可仅予以尿管引流。主张采用大口径尿管(22Fr),以确保充分引流。2 周后拔除尿管,但拔除尿管前推荐行膀胱造影。同时应用抗生素持续至尿管拔除后 3d。

以下情况应考虑行膀胱修补术:①钝性暴力所致腹膜外破裂,有发生膀胱瘘、伤口不愈合、菌血症的潜在可能性时。②因其他脏器损伤行手术探查时,如怀疑膀胱损伤,应同时探查膀胱,发现破裂,予以修补。③骨盆骨折在行内固定时,应对破裂的膀胱同时修补,防止尿外渗,从而减少内固定器械发生感染的机会。而对于膀胱周围血肿,除非手术必需,否则不予处理。

3. 腹膜内膀胱破裂 腹膜内膀胱破裂其裂口往往比膀胱造影所见要大得多,往往难于自行愈合,因而一旦怀疑腹膜内破裂,即应马上手术探查,同时检查有无其他脏器损伤。术中发现破裂,应用可吸收线分层修补,并在膀胱周围放置引流管。根据情况决定是单纯行留置导尿,还是加行耻骨上膀胱高位造瘘,但最近观点认为后者并不优于单独留置导尿。术后应用抗生素。有时,膀胱造影提示膀胱裂口很小,或患者病情不允许,可暂时行尿管引流,根据病情决定下一步是否行手术探查或修补。

以下两点需注意:①术中在修补膀胱裂口前,应检查输尿管有无损伤,通过观察输尿管口喷尿情况,静脉注射亚甲蓝或试行逆行插管来判定。输尿管壁内段或邻近管口的损伤,放置双 J 管或行膀胱输尿管再植术。②术中如发现直肠或阴道损伤,应将损伤的肠壁或阴道壁游离,重叠缝合加以修补,同时在膀胱与损伤部位之间填塞有活力的邻近组织,或者在修补的膀胱壁处注入生物胶,尽量减少膀胱直肠(阴道)瘘的发生;但结肠或直肠损伤时,如粪便污染较重,应改行结肠造瘘,二期修补。

4. 膀胱串通伤　应马上手术探查,目的有二:①观察有无腹内脏器损伤。②观察有无泌尿系损伤。发现膀胱破裂,分层修补;同时观察有无三角区、膀胱颈部或输尿管损伤,视损伤情况做对应处理。当并发直肠或阴道损伤时,处理同上。

对于膀胱周围的血肿,应予以清除。留置的引流管需在腹壁另外戳洞引出。术后应用抗生素。

四、尿道损伤

尿道损伤多见于 15～25 岁青壮年,90％以上是骨盆骨折或骑跨伤等闭合性损伤引起,开放性贯通伤罕见,偶可遇到开放性枪伤损伤尿道。骨盆骨折引起的尿道损伤常伴有膀胱、脾、肝或肠道等器官的损伤,合并伤时死亡率可高达 30％。尿道损伤的初步处理取决于尿道损伤的程度、部位、患者的血流动力学是否稳定和相关的损伤情况。近年经尿道手术,特别是根治性前列腺切除的增加,使医源性尿道损伤有增加趋势。

(一)后尿道损伤

1. 病因

(1)尿道外暴力闭合性损:此类损伤最多见,主要是骨盆骨折。约 4％～14％骨盆骨折伴有后尿道损伤,80％～90％后尿道损伤伴有骨盆骨折。后尿道损伤中 65％是完全断裂,另外10％～17％后尿道损伤患者同时有膀胱损伤。骨盆骨折的常见原因是交通事故、高处坠落和挤压伤,损伤部位在后尿道,常伴其他脏器的严重创伤。不稳定骨盆骨折比稳定骨盆骨折损伤后尿道多,坐骨耻骨支的蝶形骨折伴骶髂关节骨折或分离时后尿道损伤的机会最大,其次为坐骨耻骨支的蝶形骨折、Malgaigne's 骨折、同侧坐骨耻骨支骨折和单支坐骨或耻骨支骨折。后尿道有两处较为固定,一是膜部尿道通过尿生殖膈固定于坐骨耻骨支,另一是前列腺部尿道通过耻骨前列腺韧带固定于耻骨联合。骨盆骨折时,骨盆变形,前列腺移位,前列腺从尿生殖膈处被撕离时,膜部尿道被牵拉伸长,耻骨前列腺韧带撕裂时更甚,最终使尿道前列腺部和膜部交界处部分或全部撕断,全部撕断后前列腺向上方移位,尿道外括约肌机制可能受损,尿生殖膈也撕裂时可伤及球部尿道,前列腺背侧静脉丛撕裂时引起严重的盆腔内血肿使前列腺向上和背侧推移,活动度较大的膀胱和前列腺之间的牵拉可引起膀胱颈损伤,骨盆骨折碎片刺破尿道很少见。另一种观点认为尿道球部和膜部交界处较为薄弱,损伤往往发生于此处,尿道的前列腺部、膜部和外括约肌为一个解剖单位,骨盆骨折时此解剖单位移位,牵拉膜部尿道,而球部尿道相对固定于会阴筋膜上,使尿道的膜部和球部交界处撕裂,严重时损伤延伸到球部尿道。另外高达 85％的尿道损伤患者行尿道成形手术后尿道外括约肌保存完好也支持后一种观点。

膀胱颈部、前列腺部尿道损伤通常仅发生于儿童,而且儿童发生坐骨耻骨支蝶形骨折、Malgaigne's 骨折和坐骨耻骨支的蝶形骨折伴骶髂关节骨折比成人多见。骨折儿童骨盆骨折时损伤尿道机制有两种可能:一种是活动的膀胱和相对固定的前列腺之间的牵拉而损伤膀胱颈部和尿道;另一种是儿童前列腺未发育,前列腺部尿道短,与成人一样的机制撕裂损伤膜部尿道时蔓延到前列腺部尿道和膀胱颈部。尿道损伤离膀胱颈部越近,发生创伤性尿道狭窄、勃起功能障碍和尿失禁的机会越大。

骨盆骨折损伤女性尿道极少见,约占骨盆骨折的1%以下。女性尿道短,活动度大,无耻骨韧带的固定,不易受伤。女性尿道损伤大部分是尿道前壁的部分纵行裂伤,完全裂伤常位于近膀胱颈部的近端尿道,常伴阴道和(或)直肠撕裂伤,所以女性尿道损伤患者应常规作阴道与直肠检查。女性尿道损伤机制通常由骨盆骨折碎片刺伤引起,而非男性那样的牵拉撕裂伤。

(2)尿道内暴力损伤:多为医源性损伤,由于经尿道手术或操作的增多,近年此类损伤有增加趋势。大部分是尿道内的器械操作损伤,保留导尿时导尿管气囊段未插到膀胱就充盈气囊或气囊未抽尽就强行拔出气囊导尿管,或经尿道前列腺或膀胱肿瘤切除等操作和输尿管镜检查通过尿道时和尿道内时,或尖锐湿疣电灼时,均有可能发生尿道损伤,有的尿道损伤当时未发现,过一段时间后直接表现为尿道狭窄,尿道内异物也会引起尿道黏膜损伤。

(3)尿道外暴力开放性损伤:枪伤和刺伤等穿透性损伤引起,但少见,偶可见于牲畜咬伤、牛角刺伤,往往伤情重,合并伤多,治疗较为困难。妇科或会阴手术有损伤尿道的可能,近年有报道经阴道无张力尿道中段悬吊术患者在术中或术后损伤尿道。长时难产尿道和膀胱颈部也有可能受压引起缺血性尿道和膀胱颈部损伤。

(4)非暴力性尿道损伤:较为少见,常见原因有化学药物烧伤、热灼伤、放射线损伤等。体外循环的心脏手术患者有出现尿道缺血和发生尿道狭窄的可能,胰腺或胰肾联合移植胰液从尿液引流者由于胰酶的作用有出现尿道黏膜损伤甚至尿道断裂的报道。

2.病理分类

(1)按损伤部位:包括膜部尿道损伤和前列腺部尿道损伤。可分为四型。

Ⅰ型:后尿道受盆腔内血肿压迫与牵拉伸长,但黏膜完整。

Ⅱ型:后尿道损伤指泌尿生殖膈上方前列腺和(或)膜部尿道撕裂伤。

Ⅲ型:后尿道完全裂伤伴有尿生殖膈的损伤。

Ⅳ型:膀胱颈损伤累及后尿道。

(2)按损伤程度

1)尿道挫伤:仅为尿道黏膜损伤,局部肿胀和淤血。

2)尿道破裂:尿道部分全层裂伤,尚有部分尿道连续性未完全破坏。

3)尿道断裂:尿道伤处完全断离,连续性丧失,其发病率约为全部尿道损伤的40%～70%。

(3)病理分期

1)损伤期:伤后72h之内的闭合性尿道损伤为损伤期。此期的病理生理改变是出血和创伤性休克,尿道组织破坏和缺损,尿道失去完整性和连续性,引起排尿困难和尿潴留,血液和尿液经损伤处外渗到尿道周围组织,此期行尿道修补术或恢复尿道连续性的手术效果较为满意。限制血尿外渗部位和蔓延的筋膜有:①阴茎筋膜(Buck 筋膜)。②会阴浅筋膜(Colles 筋膜）。③腹壁浅筋膜深层（Scarpa 筋膜）。④尿生殖膈（三角韧带）。⑤膀胱直肠筋膜（Denon-villiers 筋膜）。会阴浅筋膜向前与腹壁浅筋膜的深层会合。会阴浅筋膜与尿生殖膈之间的间隙称会阴浅袋。阴茎部尿道破裂或断裂若阴茎筋膜完整，血尿外渗仅局限在阴茎部，出现阴茎肿胀出现紫褐色，若阴茎筋膜破裂则血尿外渗范围与球部尿道破裂时相同。球部尿道损伤伴阴茎筋膜破裂后血尿外渗先到会阴浅袋内并可向腹壁浅筋膜的深层之下发展，形成下腹部肿胀。后尿道损伤若位于前列腺尖部或前列腺部尿道而尿生殖膈完整时，血尿外渗于前列腺和膀胱周围疏松结缔组织内，向前上可发展到下腹部腹膜外组织，向后上可达腹膜后组织，膜部尿道损伤时若尿生殖膈上下筋膜完整，血尿外渗位于尿道膜部及周围，若尿生殖膈完整仅有尿生殖膈上筋膜破裂，血尿外渗至前列腺膀胱周围，若尿生殖膈及其上下筋膜都破裂，血尿外渗还可渗到会阴浅袋。

2）炎症期：闭合性尿道损伤后 72h 到 3 周，开放性尿道损伤有时虽未达 72h，有明显感染迹象者也称炎症期。创伤性炎症反应达到高峰，可伴细菌感染，全身病理生理变化以中毒和感染为主，可出现高热和血白细胞升高。损伤局部血管扩张，渗透性增加，组织水肿，白细胞浸润，尿外渗未引流可能出现化学性蜂窝织炎，创伤性组织液化坏死等。临床上以控制感染为主，尿外渗引流和膀胱造瘘使尿液改道，不宜进行尿道有关的手术或尿道内操作。

3）狭窄期：尿道损伤 3 周后损伤部位炎症逐渐消退，纤维组织增生，瘢痕形成，导致尿道狭窄，称创伤性尿道狭窄。尿道破裂或断裂未经适当早期处理，均出现不同程度的尿道狭窄，引起尿道梗阻，时间久者出现上尿路积水、尿路感染和结石形成，一般在 3 个月后局部炎症反应基本消退，可进行恢复尿道连续性的尿道修复成形手术。

3. 临床表现

（1）休克：骨盆骨折后尿道损伤常合并其他内脏损伤发生休克。休克主要原因为严重出血及广泛损伤。骨盆骨折、后尿道损伤、前列腺静脉丛撕裂及盆腔内血管损伤等，均可导致大量出血。内出血可在膀胱周围及后腹膜形成巨大血肿。凡外伤患者都应密切注意生命体征，包括神志、皮肤黏膜指甲色泽等外周血管充盈情况，观察患者血压、脉搏、呼吸和尿量等，密切注意有无休克发生。

（2）尿道滴血及血尿：为后尿道损伤最常见症状。尿道滴血及血尿程度与后尿道损伤严重程度不相一致，有时尿道部分断裂时血尿比完全断裂还要严重。后尿道损伤多表现为尿初及终末血尿，或尿终末滴血，尿道滴血或血尿常在导尿失败或因排尿困难而用力排尿而加重，后尿道断裂伤可因排尿困难和外括约肌痉挛而不表现为尿道滴血或血尿。

（3）疼痛：后尿道损伤疼痛可放射至肛门周围、耻骨区及下腹部，直肠指检有明显压痛，骨盆骨折者有骨盆叩压痛及牵引痛，站立或抬举下肢时疼痛加重，耻骨联合骨折者耻骨联合处变软，有明显压痛、肿胀。

（4）排尿困难及尿潴留：轻度挫伤可无排尿困难，严重挫伤或尿道破裂者，因局部水肿或外括约肌痉挛而发生排尿困难，有时在数次排尿后出现完全尿潴留，尿道断裂伤因尿道已完全失去连续性而完全不能排尿，膀胱充盈，有强烈尿意，下腹部膨隆。

（5）血肿及淤斑：伤处皮下见淤斑。后尿道损伤血肿一般位于耻骨后膀胱及前列腺周围，严重者引起下腹部腹膜外血肿而隆起，有尿生殖膈破裂者血肿可蔓延至坐骨直肠窝甚至会阴部。

(6)尿外渗:尿外渗的程度取决于尿道损伤的程度及伤后是否频繁排尿。伤前膀胱充盈者尿道破裂或断裂且伤后频繁排尿者尿外渗出现较早且较广泛。一般伤后尿道外括约肌痉挛,数小时内不发生尿外渗,多在12h后仍未解除尿潴留者才出现尿外渗。盆腔内尿外渗可出现直肠刺激症状和下腹部腹膜刺激症状。尿外渗未及时处理或继发感染,导致局部组织坏死、化脓,出现全身中毒症状甚至全身感染,局部坏死后可能出现尿瘘。

4.诊断　后尿道损伤的诊断应根据外伤史、受伤时的体位、暴力性质、临床表现、尿外渗及血肿部位、直肠指检、导尿检查、尿道造影或其他X线检查等明确诊断,确定尿道损伤的部位、程度和其他合并伤等。

(1)外伤史和临床表现:尿道内操作或检查后出现尿道出血、排尿困难,骨盆骨折后有排尿困难、尿潴留、尿道外口滴血者首先要想到尿道损伤。伤后时间较长者耻骨上能触到膨胀的膀胱。骨盆骨折患者都应怀疑有后尿道损伤,有下列情况者要高度怀疑有后尿道损伤:尿道外口滴血,排尿困难或不能排尿,膀胱区充盈,血尿外渗常在耻骨膀胱周围,体表青紫肿胀可不明显,有时见会阴部典型的蝶形肿胀。

(2)直肠指诊:直肠指诊在尿道损伤的诊断中具有重要意义,可以判断前列腺的移位、盆腔血肿等。后尿道损伤时前列腺位置升高,但在盆腔血肿时可难以判定,骨折导致耻骨或坐骨支移位,有时在直肠指诊时可触及,尿外渗和血肿引起的肿胀可能掩盖前列腺的正常位置,因此直肠指诊的更主要意义是作为一种筛查有无直肠损伤的手段,指套有血迹提示有直肠损伤。

(3)尿道造影:怀疑后尿道损伤时逆行尿道造影是首选的诊断方法。逆行尿道造影可以清晰和确切地显示后尿道损伤部位、程度和各种可能的并发症,是一种最为可靠的诊断方法。摄片时应首先摄取骨盆平片,了解是否有骨盆骨折及是否为稳定骨折,有无骨折碎片和异物残留,12~14号Foley尿管气囊置于舟状窝并注水1~3mL,然后患者置25°~35°斜位,应用水溶性造影剂,在荧光透视下用60%碘剂20~30mL注入尿道,在尿道充盈状态下行连续动态摄片,无法进行实时动态摄片时应进行分次摄片,每次注入60%碘剂10mL,在急症抢救室也能进行。同时行耻骨上膀胱造影和逆行尿道造影可精确了解尿道损伤的位置、严重性和长度,若进行延迟修补术,应在伤后1周内进行,若进行晚期修复手术应在伤后3个月以上进行。

(4)导尿检查:后尿道挫伤或较小的破裂患者有可能置入导尿管,但要有经验的泌尿外科专科医师进行,仔细轻柔地试放导尿管,如果置入尿管较为困难,应该马上终止,在确定已放入膀胱前不能充盈气囊,一旦置入不可轻易拔出,导尿管至少留置7~14d,拔除导尿管后常规做一次膀胱尿道造影。能顺利置入导尿管者,拔管后仍有出现尿道狭窄的可能,要密切随访,轻度的狭窄可以通过定期尿道扩张达到治疗目的。另有许多学者认为诊断性导尿有可能使部分尿道裂伤成为完全裂伤,加重出血并诱发感染,还有可能使导尿管从断裂处穿出,而误认为放入膀胱并充盈气囊导致进一步加重损伤,因此在诊断不明时不宜采用。

(5)超声检查:超声在尿道损伤的急症诊治工作中不是常规检查方法,仅用于评价盆腔内血肿范围、膀胱的位置高低和膀胱是否充盈等情况。特别在进行耻骨上膀胱穿刺造瘘前,了解膀胱充盈度和位置有较大价值。近年报道超声在了解尿道周围和尿道海绵体纤维化方面有潜在优势。

(6)膀胱尿道镜检查:膀胱尿道镜检查是诊断后尿道损伤最为直观的方法,单纯的急症诊断性膀胱尿道镜检查尽量不做,应由经验丰富的泌尿外科医师进行,同时做好窥镜下尿道会师术的准备,用比膀胱镜细的输尿管镜检查尿道更有优势。女性尿道短不适合尿道造影检查,尿道镜检查是诊断女性尿道损伤的有效方法。后期进行后尿道修复性成形手术前,怀疑有膀胱颈部功能异常时,可通过膀胱造瘘口检查膀胱颈部和后尿道,有很大价值,通过膀胱造瘘口仔细观察膀胱颈部的完整性和功能,但有时膀胱颈部的外形完整性与功能不一定完全一致。

(7)CT 和 MRI 检查:在诊断尿道损伤本身的意义不大,但可详细了解骨盆骨折、阴茎海绵体、膀胱、肾脏及其他腹内脏器的损伤。

5.治疗　后尿道损伤的治疗应根据患者的全身情况,受伤时间,尿道损伤的部位、严重程度以及合并伤的情况等,综合考虑制订治疗方案,对威胁生命的严重出血和脏器损伤应先于尿道损伤予以处理。

(1)全身治疗

1)防治休克:及时建立输液通道、纠正低血容量,补充全血和其他血液代用品,受伤早期休克主要是严重创伤出血或其他内脏损伤。

2)防治感染:全身应用抗菌药物,时间长者根据尿及分泌物培养结果选用最有效的抗菌药物。

3)预防创伤后并发症:预防肺部感染、肺不张,保持大便通畅,避免腹压升高引起继发性出血,对于骨盆骨折或其他肢体骨折卧床较久的患者,注意改变体位,避免发生压疮和泌尿系结石。

(2)损伤尿道的局部治疗:原则是恢复尿道的连续性,引流膀胱尿液,引流尿外渗。在损伤期内的患者应设法积极恢复尿道连续性。后尿道破裂或断裂应根据伤情及医疗条件,有可能时争取解剖复位。炎症期(闭合性尿道损伤 72h 后和开放性尿道损伤 48h 后)的患者仅行耻骨上膀胱造瘘和尿外渗切开引流,待炎症消退后再行尿道手术。

1)尿道灼伤的治疗:当腐蚀性或强烈刺激性化学物质进入尿道时,有剧烈疼痛应立即停止注入,嘱患者排尿以排出残留在尿道内的化学物质,并用等渗盐水低压灌注尿道进行冲洗。给予强效止痛剂,避免留置导尿,排尿困难者行耻骨上膀胱造瘘引流尿液。如无继发感染,2周后开始定期尿道扩张,防治尿道狭窄,狭窄严重尿道扩张治疗失败者行手术治疗。

2)尿道挫伤的治疗:轻微挫伤,出血不多排尿通畅者密切观察。出血较多者,局部加压与冷敷,排尿困难或尿潴留者保留导尿 3～7d。

3)后尿道破裂的治疗:试插导尿管成功者留置 2～4 周,不能插入导尿管者行耻骨上膀胱造瘘,2～3 周后试排尿和行排泄性膀胱尿道造影,若排尿通畅无尿外渗可拔除膀胱造瘘管,尿道会师术也可以用于治疗后尿道破裂,尿道会师法置一 18～20 号气囊导尿管,气囊充水 25～30mL,稍加牵引,使前列腺向尿生殖膈靠拢,一般牵引 5～7d。导尿管留置 3～4 周。以后根据排尿情况进行尿道扩张。

4)后尿道断裂的治疗:这类患者多系骨盆骨折引起,一般伤情重,休克发病率高,且尿道完全断离,有分离和移位,使其处理比其他尿道损伤复杂得多。目前对后尿道断裂伤的局部治疗有三种观点。①耻骨上膀胱穿刺或开放造瘘术,3~6个月后行后尿道修复成形术。②尿道会师术。③急症后尿道吻合术。

所有尿道外伤的最初处理是患者的复苏,先处理可能危及患者生命的其他损伤,后尿道损伤更是如此,因为后尿道损伤往往伴有骨盆骨折、腹内脏器损伤和肢体骨折等。尿道损伤急症处理的第二步是分流膀胱内尿液。从尿道破裂口外渗的血液和尿液可能引起炎症反应,有发展成脓肿的可能,外伤受损的筋膜层次决定了可能发生感染的范围,感染可能发生于腹腔、胸部、会阴部和股内侧等,这些感染可能导致尿瘘、尿道周围憩室,甚至少见的坏死性筋膜炎,早期诊断尿道损伤、及时的尿液改道引流和适当应用抗生素降低了这些并发症发生的可能性。及时的分流膀胱内尿液可防止更多的尿液外渗到尿道周围组织中,并可准确记录尿液排出量。耻骨上膀胱穿刺造瘘是尿液改道引流的简单方法,大部分泌尿外科医师和专业外科医师都熟悉其操作技术,若耻骨上膀胱是否充盈不能扪清,膀胱穿刺造瘘术可在B超引导下进行,开放性耻骨上膀胱造瘘术只在膀胱空虚、合并有膀胱破裂或膀胱颈部损伤时进行,开放手术时应避免进入耻骨后膀胱前间隙,从膀胱顶部切开膀胱,在膀胱腔内探查有无膀胱或膀胱颈部裂伤,若有也应从膀胱内部用可吸收线加以修补,4周后先行排尿性膀胱尿道顺行造影,若尿道通畅可试夹管,排尿正常可安全拔除造瘘管。否则3个月后行后尿道瘢痕切除成形术。

伤后3~6个月的后尿道瘢痕切除再吻合手术采用经会阴的倒"人"字形切口,损伤部位确定后切除瘢痕和血供不良组织,游离远近端尿道,在骨盆骨折后尿道断裂断端完全分离情况下,前列腺远侧血肿肌化瘢痕远端的球部尿道游离到阴茎根部可获得4~5cm的尿道长度,足够有2~2.5cm长瘢痕的尿道行瘢痕切除,两断端劈开或作斜面的无张力吻合。后尿道断裂前列腺移位位置高造成前列腺远端断端与球部尿道断端距离大于2~3cm者,或由于外伤或以前手术造成粘连球部尿道不能游离延长进行无张力断端吻合时,可考虑球部尿道改道,从一侧阴茎脚上方或切除耻骨支,通常耻骨联合下方耻骨部分切除足以使后尿道两断端无张力吻合,极少数情况下可用耻骨联合全切除,极少见的耻骨骨髓炎是耻骨部分切除的反指征。90%以上的后尿道断裂,特别是膀胱颈部功能正常者经会阴径路足以完成手术,不必联合经腹径路。经会阴后尿道瘢痕切除两断端再吻合的后尿道成形修复手术效果良好,术后10年发生再狭窄的概率约12%。

后尿道修复成形手术的原则是:①瘢痕切除彻底。②黏膜对黏膜缝合。③吻合口血供良好。④缝合处组织健康不被缝线切割。⑤熟练的手术技巧。

处理可能伴有外括约肌机制受损的后尿道断裂缺损要保护膀胱颈部功能,对伤后3个月以上的后尿道损伤经会阴一期后尿道成形修复术是推荐的首选方法,此时尿道损伤外其他器官的合并损伤,包括皮肤、软组织损伤和血肿已愈合和吸收,至于受伤到后尿道决定性成形修复手术要间隔多长时间目前还有争议。绝大多数前列腺远端后尿道断裂导致的尿道断离瘢痕较短,可以通过经会阴切口一期瘢痕切除再吻合术,若有广泛的血肿纤维化和膀胱颈部的结构和功能受损就不适合行经会阴瘢痕切除再吻合术。

尿道会师术可以早期恢复尿道连续性,可通过牵引固定前列腺位置缩短尿道分离长度。主要有两种牵引方法,一是气囊尿管与躯体纵轴45°,300～750g重量牵引5～7d;另一是前列腺被膜或前列腺尖部缝线牵引固定于会阴部。但该手术术后尿道狭窄和阳痿发生率高,国外较少采用。

内镜窥视下尿道内会师术运用导丝引导置入导尿管治疗后尿道断裂成为一种新的手术方式,后尿道断裂甚至前尿道断裂都可试用,内镜下会师可能减少缺损的距离,一般用输尿管镜可以直接在断裂处找到近端,先放入导丝或输尿管导管,然后沿导丝或输尿管导管置入F18～F20号三腔导尿管,如在断裂处找不到尿道近端,行耻骨上膀胱穿刺造瘘置入软性膀胱镜或输尿管镜,从后尿道插入导丝或输尿管导管引导尿道内置入的膀胱镜或输尿管镜进入膀胱,或直接拉出导丝或输尿管导管引导置入导尿管。内镜窥视下尿道内会师术须经验丰富的泌尿外科专科医师进行,否则有潜在的并发症,远期通畅率比急症膀胱造瘘3个月以后再行后尿道成形修复手术低,尿道会师术后总的术后勃起功能障碍、再狭窄和尿失禁发病率分别约35%、60%和5%。耻骨上膀胱造瘘待3个月后再行后尿道修复成形术仍是大部分泌尿外科医师治疗后尿道断裂的首选方法。

后尿道损伤的急症开放性吻合手术,术后狭窄、再缩窄、尿失禁和勃起功能障碍发病率高,损伤时尿道周围组织血肿和水肿,组织结构层次不清,判别困难,尿道断端游离困难影响两断端的正确对位。Webster总结15组病例共301例行急症手术,术后尿道狭窄发病率69%,勃起功能障碍44%,尿失禁20%。

目前认为,急症后尿道吻合术仅在下列情况下进行:①有开放性伤口。②合并有骨盆内血管损伤需开放手术。③合并的骨折或骨折引起的出血等情况需手术处理者。④合并有膀胱破裂。⑤合并直肠损伤。

(二)前尿道损伤

1. 病因

(1)尿道外暴力闭合性损伤:此类损伤最多见,主要原因是会阴部骑跨伤,损伤前尿道的尿道球部。典型的会阴部骑跨伤多发生于高处跌落或摔倒时,会阴部骑跨于硬物上,或会阴部踢伤、会阴部直接钝性打击伤,球部尿道被挤压在硬物与耻骨下缘之间,造成球部尿道损伤,少数伤及球膜部尿道。阴茎折断伤者有10%～20%合并有尿道损伤,阴茎折断伤发生在勃起状态时,在性生活时突发阴茎海绵体破裂,可能同时有前尿道损伤。

(2)尿道内暴力损伤:多为医源性损伤,由于经尿道手术或操作的增多,近年此类损伤有增加趋势。前后尿道均有可能被损伤,大部分是尿道内的器械操作损伤,保留导尿时导尿管的压迫、感染和化学刺激,导尿管气囊段未插到膀胱而充盈气囊或气囊未抽尽强行拔出气囊导尿管、经尿道前列腺或膀胱肿瘤切除等操作和输尿管镜检查通过尿道时和尿道内尖锐湿疣电灼有时会发生前尿道损伤,有的前尿道损伤当时未发现,过一段时间后直接表现为前尿道狭窄,尿道外口附近的尖锐湿疣电灼易引起尿道外口狭窄。尿道内异物摩擦也会引起尿道黏膜损伤。

(3)尿道外暴力开放性损伤:枪伤和刺伤等穿透性损伤引起,但少见,偶可见于牲畜咬伤、牛角刺伤,往往伤情重,合并伤多,治疗较为困难。儿童包皮环切术后有少数出现尿瘘和尿道外口损伤。阴茎部没有感觉的截瘫患者使用阴茎夹时间过长可能引起阴茎和尿道的缺血坏死性损伤。

（4）非暴力性尿道损伤：较为少见，常见原因有化学药物烧伤、热灼伤等。体外循环的心脏手术患者有出现尿道缺血，此后可能出现长段尿道狭窄。胰腺或胰肾联合移植胰液从尿液引流者由于胰酶的作用有出现尿道黏膜损伤甚至前尿道断裂的报道。

2.病理

（1）按损伤部位：包括球部尿道损伤、阴茎部尿道损伤和尿道外口损伤。球部尿道起于尿生殖膈，止于阴茎悬韧带，位于会阴部比较固定，是前尿道易损伤的部位，常由骑跨伤引起损伤。阴茎部尿道是全尿道最为活动的部分，较不易发生损伤，尿道外口损伤常由于尿道外口附近的手术引起。

（2）按损伤程度

1）尿道挫伤：仅为尿道黏膜或尿道深入海绵体部分损伤，局部肿胀和淤血。

2）尿道破裂：尿道部分全层裂伤，尚有部分尿道连续性未完全破坏。

3）尿道断裂：尿道伤处完全断离，连续性丧失，其发病率约为全部尿道损伤的 40%～70%。

（3）病理分期：分为损伤期、炎症期和狭窄期，详见后尿道损伤。

3.临床表现　阴茎或会阴部的损伤都要怀疑有前尿道损伤的可能，如果阴茎或会阴部没有淤斑或青肿，尿道外口也无滴血，插入导尿管保留导尿作为进一步排除前尿道损伤的方法，常是诊治急症患者的重要措施。

（1）尿道滴血及血尿：为前尿道损伤最常见症状，75%以上的前尿道损伤有尿道外口滴血。前尿道损伤患者在不排尿时即有血液从尿道口滴出或溢出，或出现尿初血尿，特别是伤后第一次排尿见初血尿强烈提示有前尿道损伤的可能。尿道黏膜的挫裂伤可出现较大量的血尿，尿道完全断裂有时反而可仅见到少量血尿。

（2）疼痛：前尿道损伤者，局部有疼痛及压痛，排尿时疼痛加重向阴茎头及会阴部放射。

（3）排尿困难及尿潴留：轻度挫伤可无排尿困难，严重挫伤或尿道破裂者，因局部水肿或外括约肌痉挛而发生排尿困难和尿痛，有时在数次排尿后出现完全尿潴留，尿道断裂伤因尿道已完全失去连续性而完全不能排尿，膀胱充盈，有强烈尿意，下腹部膨隆。

（4）血肿及淤斑：伤处皮下见淤斑。会阴部骑跨伤患者血肿可积聚于会阴及阴囊部，会阴阴囊肿胀及青紫。阴茎折断伤引起的前尿道损伤患者出现袖套状阴茎肿胀说明 Buck 筋膜完整，若出现会阴部蝶形肿胀说明 Buck 筋膜已破裂，血肿被 Colles 筋膜所局限。

（5）尿外渗：尿外渗的程度取决于尿道损伤的程度及伤后是否频繁排尿。伤前膀胱充盈者尿道破裂或断裂且伤后频繁排尿者尿外渗出现较早且较广泛。一般伤后尿道外括约肌痉挛，数小时内不发生尿外渗，多在 12h 后仍未解除尿潴留者才出现尿外渗。尿外渗未及时处理或继发感染，导致局部组织坏死、化脓，出现全身中毒症状甚至全身感染，局部坏死后可能出现尿瘘。

（6）休克：前尿道损伤一般不出现休克，合并有其他内脏损伤或尿道口滴血和血尿重而时间长者也应观察患者血压、脉搏、呼吸和尿量等，密切注意有无休克发生。

4. 诊断　前尿道损伤的诊断应根据外伤史、受伤时的体位、暴力性质等病史；尿道外口滴血、血尿、局部疼痛和排尿困难等临床症状；阴茎和会阴尿外渗及血肿等体征，结合尿道造影或其他 X 线检查等明确诊断。

（1）外伤史和临床表现：会阴部骑跨伤、尿道内操作或检查后出现尿道出血、排尿困难者首先要想到尿道损伤。伤后时间较长者耻骨上能触到膨胀的膀胱。会阴部骑跨伤者绝大部分为尿道球部，一般临床症状较轻，伤员都可持重及步行，很少发生休克，可表现为尿道外口滴血，不能排尿，尿外渗和血肿引起的阴茎或会阴肿胀，Buck 筋膜完整时仅表现为阴茎肿胀，Buck 筋膜破裂后 Colles 筋膜作为尿外渗或血肿的限制组织，形成会阴阴囊血肿，有时见会阴部典型的蝶形肿胀。女性尿道损伤罕见，但骨盆骨折患者出现小阴唇青肿者应注意有尿道损伤的可能。

（2）尿道造影：怀疑前尿道损伤时逆行尿道造影是首选的诊断方法。逆行尿道造影可以清晰和确切地显示尿道损伤部位、程度、长度和各种可能的并发症，是一种最为可靠的诊断方法。摄片时首先摄取骨盆平片后，45°斜位，应用水溶性造影剂，在尿道充盈状态下行连续动态摄片，无法进行实时动态摄片时应进行分次摄片，每次注入 60％碘剂 10～20mL，在急症抢救室也能进行。临床上诊断有前尿道损伤的患者若逆行尿道造影正常可诊断为前尿道挫伤，有尿外渗同时有造影剂进入膀胱者为前尿道部分裂伤，有尿外渗但造影剂不能进入膀胱者可诊断为前尿道完全断裂。

（3）导尿检查：尿道挫伤或较小的破裂患者有可能置入导尿管，但要有经验的泌尿外科专科医师进行，仔细轻柔地试放导尿管，如果置入尿管较为困难，应该马上终止，在确定已放入膀胱前不能充盈气囊，一旦置入不可轻易拔出，导尿管至少留置 7～14d，拔除导尿管后常规做一次膀胱尿道造影。拔管后仍有出现尿道狭窄的可能，要密切随访，轻度的狭窄可以通过定期尿道扩张达到治疗目的。另有许多学者认为诊断性导尿有可能使部分尿道裂伤成为完全裂伤，加重出血并诱发感染，还有可能使导尿管从断裂处穿出，而误认为放入膀胱并充盈气囊导致进一步加重损伤，因此在诊断不明时不要进行导尿检查，若有尿潴留应采用耻骨上膀胱穿刺造瘘。

（4）超声检查：超声可评价会阴及阴囊血肿范围、是否伴有阴囊内容物的损伤、膀胱的位置高低和膀胱是否充盈等情况。特别在进行耻骨上膀胱穿刺造瘘前，了解膀胱充盈度和位置有较大价值。近年报道超声在了解尿道周围和尿道海绵体纤维化方面有潜在优势。

（5）膀胱尿道镜检查：膀胱尿道镜检查是诊断尿道损伤最为直观的方法，单纯急症诊断性膀胱尿道镜检查尽量不做，应由经验丰富的泌尿外科医师进行，同时做好窥镜下尿道会师术的准备，用比膀胱镜细的输尿管镜检查尿道更有优势。女性尿道短不适合尿道造影检查，尿道镜检查是诊断女性尿道损伤的有效方法。

5. 治疗　前尿道损伤的治疗目标是提供恰当的尿液引流，恢复尿道的连续性，有可能时争取解剖复位，把形成尿道狭窄、感染和尿瘘的可能性降到最小。

（1）前尿道灼伤：当腐蚀性或强烈刺激性化学物质进入尿道时，有剧烈疼痛应立即停止注入，嘱患者排尿以排出残留在尿道内的化学物质，并用等渗盐水低压灌注尿道进行冲洗。给予强效止痛剂,避免留置导尿,排尿困难者行耻骨上膀胱造瘘引流尿液。无继发感染者 2 周后开始定期尿道扩张,防治尿道狭窄,狭窄严重尿道扩张治疗失败者行手术治疗。

(2)前尿道挫伤:轻微挫伤,出血不多排尿通畅者密切观察。出血较多者,局部加压与冷敷,排尿困难或尿潴留者保留导尿 7~14d。

(3)前尿道破裂与断裂:轻度破裂无明显尿外渗和血肿且能插入导尿管者,保留导尿 1~2 周后拔除,以后间断尿道扩张。若导尿失败、有明显血肿或尿外渗者均应行急症尿道修补或端端吻合术。尿道修补或端端吻合术是治疗前尿道破裂或断裂的最好方法,愈合后很少需要进行尿道扩张治疗。血流动力学稳定的无泌尿生殖器官以外脏器损伤的开放性前尿道损伤也必须行前尿道修补或吻合术,缝合时要用细的缝合材料,缝合足够的尿道海绵体,利用周围血供丰富的组织覆盖避免尿瘘形成,较重的部分裂伤和完全断裂可作修剪再吻合术,需要作移植或皮瓣的长段尿道缺损不宜在急症手术进行,因为污染和不良血供将影响此类手术的效果,若术中探查发现尿道缺损范围大不能作一期吻合或损伤已过 72h 者仅行耻骨上膀胱造瘘术及尿外渗引流术,2~3 个月后再视情况决定行择期性尿道修复手术。

(三)尿道损伤的远期并发症

尿道损伤的远期并发症主要有外伤性尿道狭窄、勃起功能障碍和尿失禁。

1.外伤性尿道狭窄。

2.勃起功能障碍　前尿道损伤一般不会出现勃起功能障碍,但阴茎折断伤同时有阴茎海绵体和前尿道损伤的患者可能会出现勃起功能障碍。后尿道损伤后发生勃起功能障碍的概率是 20%~60%,后尿道损伤后勃起功能障碍的原因主要是由骨盆骨折等原发损伤损害勃起神经引起,双侧耻骨支骨折最易引起勃起功能障碍。随着尿道损伤和尿道断裂后前列腺位置上移,勃起功能障碍发生率也随之增高,骨盆骨折后勃起功能障碍患者行阴茎海绵体内罂粟碱注射研究显示,骨盆骨折后勃起功能障碍患者的 89%由神经因素引起,血管性因素引起的只占少数,仅 5%由尿道损伤后相关手术操作引起,前列腺远侧膜部尿道侧后方与勃起神经紧贴,并与会阴中心腱有些粘连,后尿道断裂后前列腺上浮移位总会不同程度损伤勃起神经机制,部分会出现临床上的勃起功能障碍。因此在前列腺尖部后方的血肿或纤维化区域的任何部位进行即刻或延迟性手术操作,都有一定危险加重或扩大损伤当时引起的局部勃起神经的原发损害特别是需要解剖或分离前列腺尖部后方的组织平面时,所以这些部位的尿道损伤有关的手术操作尽量避免前列腺尖部后方的操作。

3.尿失禁　前尿道损伤不会发生尿失禁,后尿道损伤后发生尿失禁的概率是 5%,膜部后尿道断裂时,尿道的外括约机制可能受损,只要膀胱颈部的尿道内括约机制功能完整,一般不会出现尿失禁,只有当膜部尿道的外括约机制和膀胱颈部的内括约机制两处的功能同时受损时才会出现尿失禁。后尿道损伤时骨盆骨折可能直接损伤膀胱颈部,这时可以通过手术修补膀胱颈部,少数情况下骨盆底的广泛血肿纤维化压迫或血肿吸收后形成的牵拉作用都可能损害膀胱颈部功能出现尿失禁,这种情况可通过仔细游离,去除致密的血肿纤维化组织将膀胱颈前方与侧方从耻骨后方游离开来,前列腺周围间隙充填以大网膜组织预防继发性纤维粘连,保护膀胱颈部自由括约机制的功能灵活性。

尿道损伤的预后与损伤性质和尿道损伤治疗方法效果都有关,并受到手术操作技术和外科修复的时机选择的影响。治疗的目标是恢复无症状的储尿和排尿功能。评价治疗效果的方法包括症状、尿流率、尿道造影和尿道镜检查,后两者敏感性最高。

第二节　泌尿系统结石

一、肾结石

肾结石发病男性多于女性。青壮年多见,根据国内统计 20～50 岁患者占 83.2%。左右两侧发病率相似,双侧肾结石占 10%。结石大多数位于肾盂内,其次是肾下盏。

（一）临床表现

肾结石的临床表现与结石的大小、数目、部位、活动度以及有无引起尿路梗阻和继发感染有关。疼痛及血尿是肾结石最常见的症状。根据病史、全面体格检查,影像学检查,对肾结石诊断应该不困难,当然,肾结石的诊断不应局限于了解结石的位置、大小、数目、形态,还应全面了解引起结石的原发病变、有无尿路畸形、感染、异物等。

1. 疼痛　疼痛是肾结石的主要症状,主要由于尿流梗阻使肾内压升高所致,其疼痛性质分腰部钝痛和绞痛。钝痛常固定于患侧脊肋角及肾区部分,少数患者可有对侧腰痛。当结石引起梗阻时常可出现肾绞痛,绞痛常突然发生,呈刀割样,一般起始于一侧脊肋角或上腹部,常放射至下腹,腹股沟及股内侧,男性可放射至阴囊和睾丸,女性则放射至阴唇。当绞痛发作时,患者面色苍白,精神萎靡,全身冷汗,脉搏细速,甚至出现血压下降,并常伴有恶心、呕吐等胃肠道症状,绞痛持续时间长短不一,短者数分钟,长者达数小时以上。肾绞痛经对症解痉治疗后可缓解,亦可自行停止。疼痛多在体力活动多时,尤其在剧烈活动后发生。疼痛缓解后常伴有多尿现象。

2. 血尿　血尿是肾结石的另一主要症状。血尿是结石损伤尿路黏膜所致,多在绞痛发作后出现。一般较轻,多为镜下血尿,有时是肉眼血尿,活动后血尿可加重。有 20%～25% 结石患者可不出现血尿。

3. 脓尿　结石合并感染时可出现脓尿,感染严重时常出现寒战、发热、腰痛等全身症状,并有尿频、尿急、尿痛。感染可加重肾结石引起的疼痛、血尿等其他症状。

4. 尿路梗阻　少数病例可因结石梗阻引起患侧肾积水,患者就诊时可见到上腹部或腰部有肿块。结石引起急性梗阻时可出现尿闭,这是临床上少见但较为严重的并发症,由于双侧肾结石同时引起急性梗阻或孤立肾被梗阻时可引起尿闭。一侧上尿路急性梗阻时可引起患肾暂时丧失功能。有资料表明约有约 2% 结石患者出现尿闭。

5. 排石史　部分肾结石患者可自行排出砂粒或小结石,多在肾绞痛和血尿发作时出现,表现为尿内混有砂粒或小结石。若结石较大通过尿道时可有排尿堵塞感及血尿,结石排出后排尿立即恢复通畅。

6. 慢性肾功能衰竭　在某些经济不发达地区,肾结石往往是引起慢性肾衰的主要原因之一。单肾结石长期阻塞,尤其在合并感染时,可引起一侧肾积水和患肾功能减退。若孤立肾或双侧肾结石引起梗阻,最终可造成慢性肾功能衰竭。

少数肾结石患者,尤其是肾盏内结石,可长期无症状,只是在偶然的情况下作 B 超、腹部平片或 CT 检查时发现。肾结石患者应详细询问病史,包括职业、工作环境、饮食习惯、饮水习惯及平时喜欢何种饮料等,平时多饮葡萄汁的人患肾结石的危险性较大。儿童患者应了解生长发育、母乳喂养情况,若母乳喂养缺乏,先天营养欠佳则容易发生膀胱结石。应了解是否有代谢性或泌尿系疾病,一半以上的甲旁亢患者合并有尿路结石,其他如肾小管酸中毒、髓质海绵肾等疾病常发生尿路结石,泌尿系本身疾病如前列腺增生是老年性尿路结石的重要原因。某些药物易引起肾结石,如大量服用维生素 C、碱性药物、磺胺药等,需注意询问;结石与遗传因素有关,应注意了解家族成员有无肾结石病史,本人过去有无肾绞痛、排石史等。详细了解病史对诊断很有帮助。

肾绞痛未发作时,体检可能完全正常,但大多数患者有患侧脊肋角叩痛;肾绞痛发作时,患侧可有肌肉痉挛及局部保护性肌紧张,肾区有明显压痛及叩击痛;并发肾盂积水时肾区可能触及肿大的肾脏,并发感染时,患者可有畏寒、发热及肾区叩击痛。

(二)实验室检查

肾结石的实验室检查对病因诊断极为重要,主要包括尿液检查、血液检查、结石成分分析及某些特殊代谢检查。

1. 尿液检查

(1)尿常规:镜检时大多数患者可见有红细胞,合并感染时可见有脓细胞;新鲜尿液中可见有特殊类型的结晶,常见的有草酸钙、磷酸钙及尿酸等,发现尿结晶则高度提示有相应类型的结石存在。

(2)细菌培养及药物敏感试验:合并感染时作细菌培养及药敏试验可了解感染类型并指导治疗。

(3)尿 pH 值:尿 pH 值高低可提示某种类型的结石,如感染性结石尿 pH 值常高于 7.0,而尿酸结石时尿 pH 值常在 5.5 以下。

(4)24h 尿定量检查:24h 尿中尿钙,尿磷、草酸、胱氨酸排泄量增加,或镁、枸橼酸钠降低,均提示有结石形成的可能。

2. 血液检查　可了解肾功能并对结石病因诊断有帮助。甲旁亢时有血清钙增高而血磷降低,尿酸结石患者常有高尿酸血症。合并尿毒症时,血肌酐、尿素氮升高,肾功能障碍伴有肾性酸中毒时可出现低钾、二氧化碳结合力降低。

3. 特殊代谢检查　结石合并某些代谢性疾病如甲旁亢、肾小管酸中毒时,需做一些特殊检查。

4. 结石成分分析　可明确结石类型,据此制定相应的预防措施以防止结石复发。结石分析方法较多,包括化学定性分析方法、红外线光谱分析、偏光显微镜、差热分析、电子显微镜扫描。目前在我国各医院主要采用简单的化学定性分析法。

(1)常见结石成分及肉眼形态

1)含钙结石:为最常见结石类型,主要为草酸钙结石,还有草酸钙和磷酸钙混合结石,罕见有单纯的磷酸钙结石。结石一般为褐色或灰白色,呈圆形或卵圆形,桑葚样,表面较为粗糙、有突起,坚硬、不透 X 线。

　　2)尿酸结石:结石表面一般较光滑,呈圆形或卵圆形,浅黄色或棕色,质硬,能透 X 线。

　　3)胱氨酸结石:少见,结石呈淡黄色,蜡样,表面光滑,质地较柔软,不透 X 线。

　　4)磷酸镁铵结石:多为感染性结石,一般为灰白色,表面较粗糙,质脆。

　　(2)结石化学成分分析:详见表 5—2。

表 5—2　尿路结石化学成分分析

化学成分	分析方法	阳性结果
尿酸	微量结石粉加 20%碳酸氢钠及尿酸试剂各 1～2 滴	蓝色
磷酸盐	微量结石粉加 2～3 滴钼酸蚀剂	黄色沉淀
铵	微量结石粉加奈氏试剂 2 滴、20%氢氧化钠 1 滴	橘黄色沉淀
胱氨酸	微量结石粉加 20%氢氧化钠 1 滴,5min 后再加入新配亚硝酰氰化钠 2～3 滴	紫红色
碳酸盐	大量结石粉加 3N 盐酸 1mL(保留供草酸盐,钙使用)	气泡产生
草酸盐	5 管溶液加少量二氧化锰	
钙	5～10mg 结石粉加 3N 盐酸 1mL,加热溶解冷却后加等量 20%氢氧化钠	白色沉淀产生
镁	取 7 管溶液加镁试剂 2 滴	蓝色环形成并逐渐沉淀

　　(三)诊断分析

　　根据病史、全面体格检查,B 超、X 线检查及化验检查,大多数肾结石诊断应该不困难,当然,肾结石的诊断不应局限于了解结石的位置、大小、数目、形态,还应全面了解引起结石的原发病变、肾功能状态,有无尿路梗阻、畸形、感染、异物以及结石的成分等。

　　1.腹部平片　可以诊断出 90%以上的肾结石。腹部平片(KUB)必须包括全泌尿系统,KUB 检查前需行肠道准备。含钙结石均能在平片上显影,而纯尿酸结石密度低,能透过 X 线,常不能在平片上显影。各种常见类型结石的密度从高到低依次是:草酸钙、磷酸钙、磷酸镁铵、胱氨酸和尿酸。若患者有典型肾结石的临床表现,但腹部平片未见结石,其原因可能有:

　　(1)阴性结石,不能透 X 线,主要是尿酸结石。

　　(2)肠道准备欠佳,肠气多,影响观察。

　　(3)肥胖。

　　(4)微小结石。

　　另外,判断结石阴影应与腹腔内其他钙化斑相鉴别。①肾内钙化斑:肾内某些病变如钙化肾乳头、肿瘤、肉芽肿、结核干酪病灶等均可在平片上显示阴影。根据各自临床表现及钙化特点,就不难鉴别。②腹腔钙化淋巴结:常为多发、散在,阴影密度不均匀。由于肠系膜淋巴结活动度较大;不同时期腹部平片钙化影常有明显移位,侧位 X 线可见钙化斑位于腰椎前方。

　　2.静脉肾盂造影　静脉肾盂造影可清楚地显示肾脏轮廓,肾盂、肾盏形态、有无肾积水及积水的程度以及分析肾功能情况,并明确结石确切位置及对尿路影响。对于腹部平片未能显示的阴性结石,在造影片上可显现充盈缺损。静脉肾盂造影还有助于判断可能有无诱发结石的泌尿系疾病的存在,如肾先天性异常、肾盂输尿管连接处狭窄、多囊肾、马蹄肾、海绵肾、异位肾等。有尿路梗阻时延迟摄片,以较好地显示扩张的肾盂、输尿管。肾功能欠佳时,可采用大剂量静脉尿路造影法。

3. 逆行肾盂造影　检查前需放入膀胱镜,通过膀胱镜插入输尿管导管,患者有一定痛苦,可带来逆行感染及加重梗阻。一般不作为常规检查。其适应证为:

(1)静脉尿路造影显影不满意。

(2)对碘造影剂过敏者可改用 12.5% 溴化钠。

(3)静脉尿路造影不能鉴别阴性结石及肾盂肿瘤,若无输尿管肾镜,则可插入带毛刷的导管至肾盂,刷取尿石结晶或肿瘤细胞来鉴别,肾盂阴性结石可采用较稀释造影剂或采用气体造影,注入气体时应采取头高脚位。

4. CT 及磁共振　诊断准确性高,因其费用昂贵,仅作为常规检查的一个补充,可明显提高微小结石(<3mm)的检出率;其适应证:

(1)有典型尿石症临床表现而 B 超、普通 X 线检查未见异常。

(2)结石过小,常规检查怀疑有结石者。

(3)不能排除肿瘤者。

5. B 超检查　B 超检查是一种简便、再现性好的无创性检查方法,目前已广泛用于尿路结石的诊断。B 超不仅可了解结石的位置、数目、大小,尤其是无症状而较大的鹿角形结行或 X 线不显影的阴性结石,还可用于估计肾积水程度及肾皮髓质厚度等。无论是 X 线阳性或阴性尿路结石,B 超均具有同样的声像图。典型的肾结石声像图表现为强回声光团,常伴有典型的声影。

6. 放射性核素扫描及肾图　肾扫描可帮助了解有无肾结石的存在并显示其位置,表明尿路梗阻情况及肾功能损害程度。肾图能证实有否尿路梗阻,主要用于:

(1)患者对碘造影剂过敏。

(2)阴性结石。

(3)静脉造影显影不满意,有明显尿路梗阻致逆行肾盂造影失败。

(四)鉴别诊断

肾结石需与能引起急性腹痛的胆囊炎、胆石症、急性阑尾炎、消化道溃疡、急性胰腺炎相鉴别。女性有时应与宫外孕、卵巢囊肿蒂扭转鉴别。上述病变疼痛有各自的特点,如急性阑尾炎有转移性腹痛,消化道溃疡有典型的空腹或餐后痛,且尿中常无红细胞,结合影像学及实验室检查应不难鉴别;女性应询问停经期、怀疑有宫外孕、卵巢囊肿蒂扭转时可查妊娠试验,行盆腔穿刺了解有无盆腔出血,一般可明确诊断。

(五)治疗要领

肾结石治疗原则是解除疼痛,排出结石,保护肾脏功能,明确病因,防止复发。目前临床上主要采取非手术治疗肾结石,手术病例在 10% 以下(图 5-1)。

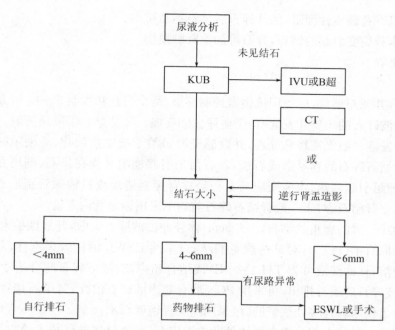

图 5-1　尿路结石诊断顺序及基本治疗方案

1.一般治疗　大量饮水,使每日尿量尽可能维持在 2～3L,并养成睡前饮水的习惯以保持夜间尿量。大多数患者因肾绞痛发作而就诊,应先给予解痉止痛治疗,常用药物有阿托品、普鲁苯辛,疼痛剧烈时可用杜冷丁、吗啡等药物,若无好转可 4h 重复给予 1 次;也可采用消炎痛栓剂肛门给药或针灸强刺激肾俞、京门、三阴交或阿是穴。若剧烈疼痛上述方法均无效,则可采用 0.25% 普鲁卡因行肾周封闭。肾结石合并感染时,应做尿细菌培养和药物敏感试验,给予细菌敏感的抗生素。肾绞痛发作时常伴恶心、呕吐,症状严重应静脉补充液体及电解质。

2.排石治疗　小于 4mm 的结石,若无泌尿系畸形、梗阻,一般多可自行排出。小结石短期内未排出,肾功能良好者,可采用中西医结合治疗,通过饮磁化水、口服排石饮液、肌注黄体酮或 654-2,适当活动如跳绳等联合治疗,结石多能自行排出。

3.体外冲击波碎石　体外冲击波碎石是利用体外冲击波聚集后击碎体内的结石。自 1980 年用于临床以来,从根本上取代了传统的开放式尿路取石手术,使尿石症的治疗发生了质的飞跃,迄今已成为治疗上尿路结石的首选标准方法,90% 以上的肾结石患者可用此法治疗。目前常用的冲击波震源有液电、压电晶体、电磁波、聚能激光及微型炸弹。定位仪主要有 X 线定位、B 超定位或 X 线、B 超双定位。X 线定位较清晰,B 超定位为断层图像,不能窥见结石全貌,但阴性阳性结石均能观察到。冲击波传播方式主要有水槽式(Dornier HM3 多数国产机)、半水槽式(Wolf 及 Sonolith3000)、水囊式(干式,包括 Dornier HM2 西门子、EDAP 碎石机等)。过去需在麻醉下碎石,随着碎石机的改进,现一般不用麻醉。治疗肾结石时采用仰卧位,输尿管中上段结石可稍向患侧倾斜,输尿管下段结石及膀胱结石均采用俯卧位。

目前认为几乎所有的肾、输尿管、膀胱结石均可行体外冲击波碎石,其主要禁忌证:

(1)全身性出血性疾病。

(2)严重的心、脑血管疾病。

(3)装有起搏器而震波源为水下电极。

（4）结石以下有器质性梗阻，估计碎石后结石不易排出。

（5）肾脏本身病变引起的结石，碎石可加重肾脏损伤。

（6）过度肥胖。

（7）妊娠。

（8）结石合并尿路感染，应先用抗生素控制感染，待全身症状控制3～4d后方可碎石。

体外冲击波碎石的主要并发症有：①血尿。②疼痛。③感染。④尿路梗阻。

前二者并发症一般无需特殊处理，并发感染时可给予抗生素治疗，有梗阻时应及时排除梗阻。大的肾结石碎石后容易形成石街，若石街未引起梗阻且尚在排石，则可在严密观察下不予处理；若梗阻引起高热、疼痛则应马上行经皮肾穿刺造瘘或行输尿管镜取石。现在认为除了较大的孤立肾结石，对于一般肾结石碎石前均不采用输尿管内置管。

4.腔内治疗　大的鹿角状结石（＞2.5cm）体外冲击波碎石失败，开放性手术损伤较大，可采用经皮肾镜取石术（PCN）；对某些胱氨酸结石，单纯ESWL治疗效果不佳，可采用经皮肾镜化学冲洗液溶石（冲洗液可为THAM－E）或结合超声波、液电碎石联合治疗；蹄铁肾肾结石，体外冲击波碎石后不易排出，可采用PCN联合超声波碎石治疗；肾结石伴肾积水，不能排除有先天性肾盂输尿管连接处狭窄的，可采用经皮肾镜取石术。

5.手术治疗　虽然大部分患者经体外冲击波碎石、腔内泌尿外科技术治疗均可取得满意效果，但在基层医院，ESWL及腔内设备不齐全，技术不熟练，传统的手术取石亦能取得满意的效果。

（1）手术指征

1）结石大（＞3cm），嵌顿时间长。

2）双侧鹿角形结石。

3）复杂性多发性结石，估计碎石后不易排出且易引起尿路梗阻。

4）结石引起尿路梗阻，合并感染，不能排除结石嵌顿下方有梗阻性病变时，即使结石较小，亦因考虑手术治疗。

5）结石梗阻引起梗阻性少尿或无尿，需行急诊手术。

（2）常用的手术方法

1）肾盂肾窦内肾盂切开取石术，多用于肾盂结石、鹿角形结石，其优点是手术简单，出血少，但对于肾小盏内结石则不易取出。

2）肾实质切开取石术，多用于不能通过肾窦切开取出的多发性或鹿角形结石。

3）肾部分切除术，多用于结石局限于一极。由于其损伤大，出血多，目前已很少采用。

4）肾切除术，患侧肾功能基本丧失，对侧肾功能正常，可考虑行患侧肾切除术。

对于泌尿系梗阻引起的结石，需在取出结石后，同时解除梗阻。如有先天性肾盂输尿管连接处狭窄时，需在结石取出后做肾盂成形术。近年来，由于复杂性多发性结石术后容易残余结石，有人提倡行体外肾切开取石术，但此操作复杂，合并感染时，血管吻合处易发生感染，可引起术后血管堵塞，肾功能丧失，此方法不易推广。

手术治疗主要目的是解除梗阻，因此，对于一侧肾结石对侧输尿管结石，应先处理易致严重梗阻的输尿管结石；对于双侧肾结石，若总肾功能正常时，应先处理梗阻严重的一侧，若总肾功能欠佳，宜选择肾功能较好的一侧。

（六）病因诊断及防治

单纯排石或手术取石后，若不针对肾结石病因采取相应措施，则在 10 年之内结石一般会复发，明确肾结石病因是预防结石复发的基础。由于结石的形成与饮食习惯有密切关系，因此调节饮食对结石的治疗及预防有一定的重要意义。下面重点介绍含钙结石、尿酸结石、胱氨酸结石及感染性结石的病因诊断，并探讨各自的防治措施。

1. 含钙结石　含钙结石是泌尿系最常见的结石，约占全部结石的 80％ 左右，大部分含钙肾结石病因不明确，仅有 20％ 左右病例与甲旁亢、肾小管酸中毒、髓质海绵肾、结节病、肾先天发育异常等病变有关（图 5—2）。

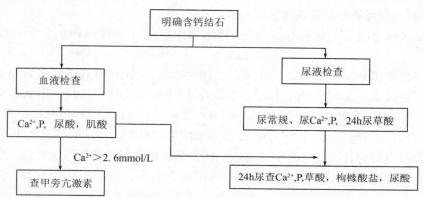

图 5—2　含钙结石病因诊断

（1）多发性高尿钙

1）分型及诊断：正常人 24h 尿钙应低于 6.25mmol，给予低钙（5mmol/d）、低磷（2.26mmol/d）饮食 3d 后，尿钙低于 5mmol 为正常，超过此值则为原发性高尿钙，因肠钙吸收过度增加，使血钙升高致尿钙增加，其确切的原因尚不清楚，部分患者可能与维生素 D_3 有关。吸收性高尿钙分为三型：Ⅰ型，患者在限钙及高钙饮食时均出现高尿钙；Ⅱ型患者仅在高钙饮食时出现高尿钙；而Ⅲ型则同时伴有高尿磷，即使低钙饮食后仍有尿钙增加。临床上最常见的是吸收性高尿钙。

高尿钙患者可通过低钙饮食和钙负荷试验进行分型。方法如下：低钙饮食 1 周后，实验前 1d 晚 9 时起禁食，实验日饮水 600mL，然后收集 7～9h 尿液测尿钙、肌酐及 CAMP，9 时测空腹血钙，然后口服 1g 钙（以葡萄糖酸钙为主），收集 9 时至下午 1 时尿液测尿钙、肌酐及 CAMP。根据实验结果，吸收性高尿钙患者在低钙饮食后尿钙恢复正常，钙负荷试验后尿钙明显升高，尿 CAMP 减少，而肾性高尿钙，在低钙饮食及钙负荷试验后尿钙均增加，尿 CAMP 正常。

2）治疗：应根据肾性或吸收性型高尿钙不同类型，采用相应的药物治疗以促进排石，减少复发。

多饮水：保证尿量在 2500mL 以上，调整饮食，摄入低钙、低嘌呤、低磷及低草酸盐饮食，减少奶制品、动物蛋白摄入，增加富含植物纤维的食物。

噻嗪类利尿剂：主要用于治疗肾性高尿钙，对于吸收性高尿钙疗效欠佳，其主要作用机制是增加肾小管重吸收钙，降低草酸盐含量，但同时必须限制钠盐。主要药物为双氢克尿噻，25mg，2/d，以后可逐渐增加至 50mg，2/d。

磷酸盐纤维素钠：为非吸收性离子交换树脂,口服后在肠道内与钙结合而抑制钙吸收,主要用于治疗吸收性高尿钙Ⅰ型或对噻嗪类利尿剂不敏感的患者。

正磷酸盐：可抑制 $1,25-(OH_2)D_3$ 合成,从而减少肠道钙的吸收:主要用于治疗Ⅲ型低血磷性高尿钙。正磷酸盐还可降低尿草酸钙的饱和度,但可增加二水磷酸钙的饱和度。另外,它还能促进尿磷酸盐和枸橼酸盐的排泄,促尿结石抑制物活性增加,从而防止结石的形成。

枸橼酸盐：能防止含钙结石的生长复发,其中要机制:枸橼酸盐与钙结合形成稳定而溶于水的枸橼酸钙从尿中排出;尿枸橼酸本身即为单酸钙和磷酸钙结石形成的抑制物;碱化尿液,促尿其他抑制物如焦磷酸盐活性增加。

此外,如米糖可用于治疗吸收性高尿钙,米糖中植酸在肠腔与钙结合形成植酸钙排出体外。

(2)原发性甲状旁腺功能亢进:55%以上的甲状旁腺功能亢进者同时有肾结石。在临床上,如果血钙超过 2.5mol/L(10mg/dL)患者应注意甲旁亢,需进一步检查甲状旁腺功能。

24h 尿钙、尿磷：正常人给予低钙(20mg/d)、低磷(700mg/d)3d 后共 24h 尿钙为 150±50mg/L,尿磷为 500mg/L,而甲旁亢时,过多分泌的甲状旁腺激素抑制肾近曲小管重吸收磷,尿磷排泄增加,当钙的肾滤过负荷增加超过甲状旁腺激素引起重吸收钙量时,尿钙升高。

血清钙：正常为 2.25～2.6mmol/L 甲旁亢时血钙升高。由于甲状旁腺激素主要调节血清中游离钙,在测定血钙时应同时测定血浆蛋 C,以便计算游离钙量,甲旁亢患者游离钙可超过 1.65mmol/L,血清钙超过 2.6mmol/L。

血清磷：正常值是 0.87～1.45mmol/L,甲旁亢时血清磷降低。

肾小管磷重吸收率(TRP)：具有诊断意义。具体方法如下:试验日晨 7 时饮水 400mL,8 时排尿后再饮水 150mL,9 时测血肌酐及血磷,收集 8～10 时尿液记录尿量,并测定尿磷及尿肌酐。

肾小管重吸收率(TRP)＝(肾小管滤过率－尿磷)/肾小管滤过率×100%

临床上用以下换算公式计算 TRP：

$$TRP＝(1－尿磷×血肌酐/尿肌酐×血磷)×100\%$$

正常人高磷饮食(磷 2300mg、钙 800mg)3d 后,TRP 为 78%～84%,甲旁亢时,低于 78% 即有诊断意义。

甲状旁腺激素(PTH)：血浆 PTH 放射免疫测定可了解血中该激素的含量,对甲旁亢诊断有一定价值。北京医科大学泌尿外科研究所采用生物－亲和酶联免疫方法测定人血清 PTH。正常值为小于 771ng/L。

尿 CAMP：24h 尿 CAMP 正常值为 10～11.5mmol/L,甲旁亢时,超过此值。CAMP30% 来自肾小管细胞,其余来自血浆,尿 CAMP 可间接反映甲状旁腺激素水平。

其他还有尿羟脯氨酸,甲旁亢时含量常升高;血清碱性磷酸酶,甲旁亢合并骨病时其值常升高。如果上述检查怀疑有甲旁亢,可结合颈部 B 超,红外线温度描记、CT 检查来判断甲状旁腺病变性质及部位。

治疗原则：甲旁亢合并肾结石时,应先治疗甲状旁腺,再处理尿路结石,否则,术后结石极容易复发,甚至术后可能出现高血钙危象,血钙可高达 4.2mmol/L,出现嗜睡、脉速、恶心、呕吐,腹胀不适,严重者出现呼吸困难,肾衰直至心搏骤停。

肾结石患者尤其是多次复发的肾结石患者,应常规测定血钙、血磷、尿钙、尿磷,有条件的单位可查甲状旁腺激素的水平、肾小管重吸收率、尿 CAMP,可发现更多的早期甲旁亢患者。一旦确诊为甲旁亢,则应行手术探查甲状旁腺,如有甲状腺瘤或腺癌,则行腺瘤或腺癌切除;如为甲状旁腺增生,则应切除 3.5 个旁腺。当然,若甲旁亢引起结石病情较轻,排石后不易复发且患者不愿手术者,可采用药物治疗,一般使用正磷酸盐或纤维素磷酸盐来降低血钙。

(3)肾小管中毒:正常人禁食 12h 后尿 pH 多低于 5.5,而本病患者不低于 5.5。可通过氯化铵负荷试验来确诊,其方法为,口服氯化铵 100mg/kg,随即排尿,以后每小时排尿 1 次并收集尿液,每次排尿前均饮水 150mL,连续 5 次,同时测血 CO_2 结合力。正常人尿 pH 应低于 5.5,血 CO_2 结合力小于 20mmol/L,肾小管酸中毒时尿 pH 值与血 CO_2 结合力均升高,有酸中毒症状者应禁止做此试验。

肾小管酸中毒合并肾结石时,可口服小苏打或碱性合剂以纠正酸中毒。碱化尿液后如患者仍有结石复发,可口服磷酸盐合剂或噻嗪类利尿剂如双氢克尿噻治疗,以减少尿钙。

(4)原发性高草酸尿:本病是一种常染色体隐性遗传病,大多数患者在 5 岁以前出现症状,主要表现为难治性、复发性草酸钙结石,80% 左右患者在 20 岁以前死于肾功能衰竭。正常人 24h 尿草酸在 30~50mg,而本病患儿多在 100mg 以上,甚至高达 500mg 以上。主要分两种类型:Ⅰ型是高草酸尿伴乙醇酸、乙醛酸排泄增加,Ⅱ型是高草酸尿伴 L-甘油酸排泄增加。

本病治疗较困难,均为姑息性治疗,疗效均不甚满意。目前较为特效的药物是维生素 B_6。虽然本病患者未发现有维生素 B_6 缺乏,但有文献报道,大量服用维生素 B_6 在某些病例可出现尿草酸排泄量降低,其原因尚不明了。剂量为每日 400ng 以上,一般服 3d 后可出现尿草酸降低。有资料认为可试用磷酸盐或氧化镁制剂,可提高尿中草酸盐的溶解度。另外,在回肠短路、回肠切除后,由于胆酸不能像正常一样在回肠末端被吸收而随胆汁排出,胆酸即与肠钙结合形成钙皂,导致尿草酸增加,形成肠源性高草酸尿,其治疗可采用低草酸盐低脂肪饮食,同时口服消胆胺。消胆胺是一种活性树脂,能与食物中草酸盐结合从而减少肠道对草酸的吸收。本药不能长期服用,其他如镁制剂亦可减少草酸吸收,可选用葡萄糖酸镁,剂量为 0.5~1.0g,3 次/d。

2.尿酸结石 尿酸结石发病率各国报道均不一致,在美国尿酸结石占所有肾结石的 5%~10%。在中国许多地区超过此数,有些地区高达 40%。尿酸结石发病缓慢,病程长,发病年龄大,多在 40~60 岁之间。一半左右患者有家族性高尿酸病史,1/4 病例有痛风史。长期摄入高嘌呤食物,如动物内脏、海产品、豆角等,或服用大量维生素 C 的人易患尿酸结石。其他如高温作业人员,小肠炎、结肠炎等患者丢失水分较多导致尿量减少,引起持久性酸性尿及高尿酸均能使尿酸沉淀。

(1)诊断与鉴别诊断:详细询问病史,包括家族史,有无痛风病史,饮食,职业等。尿酸结石患者一般有典型的肾绞痛及血尿病史,平时常有鱼卵样砂粒尿排出,实验室检查发现尿 pH<6.0,绝大部分<5.5,尿沉渣检查可发现有尿酸结晶,一半左右患者血尿酸增高,24h 尿中尿酸常超过 750mg。对排出结石进行化学成分分析可确诊。尿酸结石能透过 X 线,常规腹部平片不能发现结石,静脉尿路造影发现有典型的充盈缺损,密度均匀,边缘光滑,结石梗阻近侧有不同程度的扩张。若肾功能欠佳静脉尿路造影显影不满意可行逆行肾盂造影。CT 及 B 超检查有重要的诊断意义。

肾盂尿酸结石需与肾盂肿瘤相鉴别。尿酸结石 X 线不显影,静脉尿路造影可见有圆形或鹿角形充盈缺,易误诊为肾盂肿瘤。尿脱落细胞、B 超及 CT 检查有重要鉴别价值,输尿管镜活检可确诊。

(2)治疗:尿酸结石的治疗原则是增加液体摄入,限制嘌呤饮食,碱化尿液及抑制尿酸合成。

1)增加液体摄入:使尿量维持在每日 2～3L。尿量增加可降低尿中尿酸饱和度。

2)控制血、尿中尿酸含量:低嘌呤饮食,严格控制鲜肉、鱼、禽类及动物内脏摄入,白菜、胡桃也需控制,饮料如可乐、啤酒亦应控制。严重的高尿酸尿或高尿酸血症患者还可口服黄嘌呤酶抑制剂别嘌醇,进一步抑制尿酸合成。别嘌醇起始剂量为 100mg,3/d,其后根据尿酸含量调整别嘌醇的用量。

3)碱化尿液:碱化尿液是溶石的关键,尿液碱化时尿酸可转变为易溶解的尿酸阴离子。目前碱化尿液溶石法主要有 3 种:①口服溶石法:最简单易行,可在门诊实施,患者可自己测定尿 pH 值并根据 pH 值调整碱性药物用量。pH 维持在 6.5～6.8 最佳。常用口服药物有枸橼酸钾,3～6g/d 或枸橼酸合剂,40～120mg/d,亦可用小苏打,2～8g/d。②静脉滴注溶石法:疗程短,但患者需住院治疗,一般采用连续数天静脉滴注法,常用药物 1/6M 乳酸溶液,以 40～120mL/h 的速度输入,3～4h 内尿 pH 即可维持在 7.0～7.5。平均疗程 7d。该法因在短期内输入大量碱性溶液,必须密切监测血电解质、尿 pH、血压及心脏功能。③局部灌注溶石法:较少应用,主要用于术后残余结石,有严重尿路梗阻、多发性结石且结石较大并分散在多个部位。溶石药物有 1.0%～1.8%碳酸氢钠或 THAM 溶液。

3.胱氨酸结石 胱氨酸结石较少见,占肾结石的 1%～3%,是一种先天遗传性肾小管功能缺陷疾病,患者肾近曲小管对胱氨酸、赖氨酸、精氨酸的重吸收及转运不良,以致尿中上述氨基酸增多,其中唯有胱氨酸溶解度最低,易形成结石。

胱氨酸结石以儿童患者多见,多有尿中反复排石史,排出结石表面光滑呈蜡样。胱氨酸结石多为双肾多发性鹿角状结石,尿沉渣检查可发现典型的胱氨酸晶体,表现为六角形苯环,半透明,乳白色,X 线上胱氨酸结石阴影较含钙结石密度均匀。结石成分化学定性分析可确诊。

胱氨酸结石单纯 ESWL 治疗效果差,可采用碱化尿液溶石治疗。其主要治疗方案有:

(1)限制蛋氨酸饮食,对儿童患者因影响其生长发育故不宜采用。

(2)多饮水,每日饮水在 4～7L 以保持足够的尿量。

(3)碱化尿液,尿 pH 值维持在 7.5～8.0 之间,常用碱性药物有小苏打,枸橼酸钾及枸橼酸合剂,其剂量可根据尿 pH 值调整。

(4)采用转化胱氨酸药物,将胱氨酸转化成水溶性的三硫化物衍生物,主要药物有青霉胺,可将胱氨酸转化成青霉胺,后者溶解度较胱氨酸高 50 倍,起始剂量为 150mg,3/d,3d 后增加至 150mg,3/d,疗程为 6～12 个月。2—巯丙酰甘氨酸,乙酰半胱氨酸,维生素 C 均可用于治疗胱氨酸结石。

(5)局部溶石疗法,主要适用于不宜手术者、多发性结石、ESWL 治疗失败后残余结石等。溶石冲洗液可采用碳酸氢钠或 THAM—E 液。

4.感染性结石 感染性结石是指由分解尿素病原体所形成的磷酸镁铵和碳酸磷灰石结石。引起感染性结石的主要病原体有变形杆菌、绿脓杆菌、枯草杆菌等。感染性结石占尿石症的 10%～20%,女性多于男性,结石生长快,常为大的鹿角状结石。结石成分主要是磷酸镁铵、碳酸磷灰石、尿酸铵、羟磷灰石及方解石。

(1)临床特点及诊断:感染性结石患者多有反复发作的尿频、尿急、尿痛,用抗生素治疗后尿路刺激症状可暂时控制,停药后易复发。早期仅有少数患者有腰部隐痛,当结石增大可发生肾绞痛,尿路梗阻时可出现肾积脓,患者出现畏寒、发热及肾区持续性疼痛,可有脓尿,晚期可出现肾功能丧失。

根据病史、临床症状及 B 超、X 线检查结果,感染性结石诊断不困难。诊断时应注意,临床上发现顽固性尿路感染,用抗生素治疗不易控制,甚至出现肾功能不全、高血压者,应注意有无感染性结石存在。最简单的方法是摄腹部平片及 B 超检查。感染性结石患者诊断不应局限于了解结石大小、位置、数目、有无梗阻及肾功能损害,还应了解有无尿路解剖异常,血尿生化测定了解有无生理或代谢异常。排出或手术取出的结石做化学成分分析以明确诊断。患者应行尿细菌培养及药物敏感试验,以指导抗感染治疗。静脉尿路造影可了解有无尿路解剖异常及肾功能损害情况。

(2)治疗

1)取石治疗:开放性手术损伤大,术后结石复发率在 30% 以上,近年来主要采用 ESWL 配合 PCN 治疗。下列情况仍需行开放手术治疗:巨大鹿角状结石同时伴有尿路畸形需手术矫正;PCN 及 ESWL 多次治疗失败;患者肾已无功能而对侧肾功能正常,需行肾切除术。

2)酸化尿液:口服氯化铵,使尿 pH<6.2。

3)尿素酶抑制剂:乙酰异羟酸(AHA)分子结构与尿素相似,具有阻断尿素酶的作用,可降低尿氨并酸化尿液,常用剂量为 0.75g/d,分 3 次口服。肾功能不良,血肌酐超过 265mmol/L 时禁用。

4)抗感染治疗:可根据药物敏感试验选择抗生素。

5)溶石治疗:效果欠佳,主要用于辅助治疗,溶解开放手术或腔内手术、ESWL 治疗后的残余结石。冲洗液一般采用枸橼酸盐的缓冲液。

二、输尿管结石

输尿管结石 90% 以上是在肾内形成而降入输尿管的,原发性输尿管结石很罕见。输尿管结石病因及成分与肾结石基本一致,其形状一般为枣核状。输尿管结石好发位置与其解剖结构有关。正常输尿管有 5 个狭窄部位:①肾盂输尿管移行处。②输尿管跨髂血管处。③输尿管与输精管或女性阔韧带交叉处。④输尿管膀胱壁段起始处。⑤输尿管膀胱壁段。由于输尿管的蠕动和管内尿液流动速度较快,直径小于 0.4cm 的结石容易自动降入膀胱随尿排出。输尿管结石男性多于女性,好发年龄为 20～40 岁,由于病史与肾结石相同,输尿管结石特点与肾结石基本相似。

(一)临床表现

1.疼痛 输尿管结石引起上中段堵塞可出现典型的患侧腰痛,多为绞痛性质,可放射至患侧下腹部、腹内侧、睾丸及阴唇,疼痛发作时常伴有恶心、呕吐、腹胀等胃肠道症状。

2.血尿 与肾结石一样,输尿管结石引起的血尿多为镜下血尿,疼痛发作后可加重。但有时绞痛发作后第一次排出尿液未见红细胞,而在第二次排尿后可找到,这是由于输尿管痉挛使上尿路尿液未进入膀胱所致。无血尿病例约占 20%。

3.尿路刺激症状 输尿管结石位于膀胱壁段常出现尿频、尿急。这可能与输尿管下端肌肉与膀胱三角区相连并直接附着于后尿道有关。膀胱结石也有尿路刺激症状,但膀胱结石常伴有排尿困难及尿线中断。

4.肾功能不全 输尿管管腔较小,较肾结石更易造成尿路梗阻,尤其是圆形结石。一侧输尿管结石引起的梗阻可造成患侧肾积水和感染,而双侧输尿管结石梗阻则可造成肾功能不全,并最终可能造成尿毒症。

体格检查,肾绞痛发作时有患侧可有肌痉挛和肌紧张,肾区有叩痛,引起肾积水时,右肾区可能触及包块,其大小与积水程度有关;并发感染时有肾区叩痛。有时沿输尿管径路有压痛。腹部体检一般触及不到输尿管结石,但结石位于输尿管下端近膀胱时,男性经直肠指检,女性经阴道可能触及结石。由于与肾结石的同源性,输尿管结石的实验室检查与肾结石相同。

(二)诊断分析

患者有典型肾绞痛,伴或不伴有肉眼或镜下血尿者,应考虑有无肾或输尿管结石,进一步需进行影像学等检查。

1.腹部平片 与肾结石一样,90%以上的输尿管结石可在腹部平片上显影。当然,输尿管结石钙化影有时需与腹腔淋巴结钙化、盆腔静脉石、髂血管钙化、骨岛相鉴别,腹腔淋巴结钙化鉴别要点已在肾结石节叙述。

(1)盆腔静脉石:易与下段结石相混淆,静脉石常位于坐骨棘联线下方之盆腔侧位,多个排列成行,直径约 2～3cm,呈圆形,边缘光滑。

(2)髂血管钙化:可位于骶髂关节下方,一般呈新月形。不易鉴别时可插入输尿管导管,观察导管与钙化影位置可予区别。

(3)骨岛:位于输尿管走行区的髂骨骨岛与输尿管结石不易区别,但 X 线上骨岛可见骨纹理而结石没有。不易鉴别时可插入输尿管导管,观察导管与钙化影位置以区别。

2.静脉尿路造影 静脉尿路造影不仅能显示结石的正确位置,尤其是腹部平片不能显示的阴性结石,在静脉肾盂造影片上可表现出充盈缺损;还能了解结石对尿路造成的危害,推断结石形成的可能原因,了解双侧肾功能情况。目前认为静脉尿路造影是输尿管结石诊断必不可少的方法。对肾功能不良的病例,应用常规剂量造影剂显影不良时,可采用大剂量造影剂或延缓造影,往往能取得较好的效果。

3.逆行肾盂造影及膀胱镜检查 通过腹部平片、静脉肾盂造影及 B 超检查等无创检查,一般都能诊断出输尿管结石,逆行肾盂造影及膀胱镜检查有一定的痛苦,一般不做常规检查,仅在下列情况下可采用:

(1)梗阻严重引起肾功能不良,静脉尿路造影显影不良时,需行膀胱镜检查及逆行插管,明确结石诊断并了解上尿路梗阻情况。

(2)怀疑输尿管结石已降入膀胱。

(3)若观察到输尿管口狭窄或有囊肿,结石不易排出,可切开输尿管口或切除输尿管口囊肿以利于结石排出。逆行肾盂造影一般采用 12.5%泛影葡胺作为造影剂。对输尿管可疑阴性结石可采用气体对比或稀释造影剂造影。另外,通过膀胱镜插入输尿管镜可直接观察到结石,同时可排除肿瘤,息肉等其他输尿管病变。

4.B 超检查 随着检查技术的进步,B 超诊断输尿管结石已越来越重要。B 超检查简单方便,对输尿管结石检出率在 90％以上,尤其对 X 线阴性结石,其诊断意义更大。B 超检查可了解输尿管结石的位置、大小、数目,结石引起肾积水及输尿管扩张程度等。对碘过敏者可替代静脉尿路造影及逆行肾盂造影。B 超检查前给予清洁灌肠,检查时膀胱充盈良好,可使输尿管结石检出率在 95％以上。

5.其他 同位素肾图可了解双肾功能情况及输尿管结石引起尿路梗阻程度;利尿肾图可区别真假性梗阻。CT 可检查出小于 3mm 的微小结石。磁共振及动脉造影对输尿管结石诊断意义不大。

输尿管结石引起不典型的腹部绞痛又无肉眼血尿时,诊断较困难,需与胆囊炎、胆石症、急性阑尾炎、活动性消化道溃疡、胰腺炎相鉴别。通过实验室、B 超、X 线等检查应不难区别,其鉴别诊断要点与肾结石相同。

(三)治疗要领

1.一般治疗 对结石较小(<5mm),无感染及不伴梗阻的输尿管结石,可予多饮水,适当活动,并服中药排石治疗。保守治疗期间一旦出现结石嵌顿,引起梗阻、感染时,必须采取积极治疗如体外冲击波碎石、腔内治疗等方法,以避免肾功能受到较大损害。

2.体外冲击波碎石与腔内泌尿外科治疗 近年来,由于体外冲击波碎石与腔内泌尿外科技术的发展,输尿管结石开放性手术已降至 2％,有些单位甚至是 0％。目前认为,对于输尿管上段结石首选 ESWL,其成功率在 9％左右。若 ESWL 不成功则可逆行插导管将结石推至肾盂,再按肾盂结石行 ESWL 亦可通过输尿管镜、经皮肾镜行超声碎石、气压弹道碎石或将结石直接取出;对于输尿管中下段结石首选输尿管镜直接取石。随着腔内泌尿外科技术熟练和器械的改进,必将进一步提高疗效,发挥更大的作用。

3.手术治疗 以上述方法治疗无效时,可采用外放性手术治疗,其适应证为:

(1)结石直径超过 1cm 或表面粗糙呈多角形。

(2)结石嵌顿过久,引起上尿路梗阻及感染。

(3)输尿管憩室内结石。

(4)输尿管镜取石并发症,穿透输尿管。

(5)结石伴有严重尿路畸形需行手术纠正。可根据结石不同位置采取经腰、背、耻骨上切开取石。术前最好摄 X 线片以肯定结石位置有否变动。

当然,与肾结石一样,输尿管结石无论采用何种方法治疗均有复发可能,同样必须行病因检查,并针对病因采取相应措施以预防结石复发。输尿管结石的病因诊断、治疗与肾结石相同。

三、膀胱结石

19 世纪以前膀胱结石在世界各地流行。我国在解放前及解放初期膀胱结石发病率较高,近 10 年来随着生活水平的提高,膀胱结石发病率已呈逐年下降趋势,以往常见的小儿膀胱结石目前仅在少数边远不发达山区较常见,而在经济发达地区,随着人口老龄化,由于前列腺增生引起的老年膀胱结石有所增加。

(一)病因

膀胱结石形成机制与肾结石基本相同,肾、输尿管结石排入膀胱结石时,部分可从尿排出,另有部分则可留在膀胱并逐渐长大,形成膀胱结石。当然,大部分膀胱结石是在膀胱中原

发的,它的形成有自己的特点,其主要病因有:

1.下尿路梗阻　梗阻的原因主要是前列腺增生、尿道狭窄、膀胱颈部梗阻、神经源性膀胱等。梗阻引起长期尿潴留,使尿液中成石晶体析出沉淀而形成结石,这是膀胱结石形成最常见的原因。由于女性尿道短,一般不易形成梗阻,因此女性膀胱结石罕见发生。

2.感染　任何原因引起的尿路感染,尤其是尿素分解细菌引起的感染可促进磷酸镁铵、钙盐结石的形成。

3.膀胱异物　膀胱内异物可作为结石"核心",使尿盐在其周围沉淀形成结石。常见的异物主要有导管、缝线以及患者放入尿道的电线、温度计、铁丝、发夹、别针、塑料绳等。

另外,与上尿路结石一样,某些代谢性疾病与营养不良亦能形成膀胱结石。

(二)临床表现

膀胱结石好发于男性老年及小儿,女性少见。其主要症状是疼痛、排尿困难、尿线中断、血尿及感染等。

1.疼痛　可以是耻骨上或会阴部钝痛或剧烈疼痛,常在站立或活动时加剧,这是由于结石在膀胱内活动刺激膀胱底部所致,患者平卧时疼痛常可缓解。

2.排尿困难　排尿困难为常见症状之一,多数是由于膀胱结石的原发病如前列腺增生,尿道狭窄引起。膀胱结石引起的排尿困难的典型症状是排尿时尿线突然中断,患者必须改变体位或摇晃身体方能继续排尿,此时患者十分痛苦,小儿患者使劲牵拉阴茎以缓解痛苦,并哭闹不止,大汗淋漓,这是由于结石突然嵌顿于尿道内,引起膀胱或尿道括约肌痉挛所致。

3.血尿　疼痛发作时可出现血尿,一般是镜下血尿,在排尿终末最为明显,站立中或活动可加重。血尿是由于结石在膀胱内刺激黏膜,使黏膜损伤甚至出现溃疡所致。若结石在膀胱内长期刺激可诱发膀胱肿瘤,主要是鳞状上皮细胞癌。因此患者有血尿时,不应仅满足于结石的诊断,而应注意有无合并肿瘤。

4.感染　膀胱结石几乎都引起感染,严重者出现脓尿。并发感染时患者有尿频、尿急、尿痛,以排尿终末痛明显。

体格检查一般很难在耻骨上触及小结石,较大的膀胱结石,男性可通过经直肠和下腹部,已婚女性可通过经阴道和下腹双合诊触及。

(三)诊断分析

膀胱结石的诊断主要依靠病史,体格检查、B超及X线检查。临床上有排尿困难,尿痛,尿线中断等典型症状时,应联想到膀胱结石的可能,但同时我们应认识到上述症状绝非膀胱结石所特有,膀胱异物、肿瘤、前列腺增生合并感染等病变均可能产生上述症状。因此,怀疑膀胱结石时应进一步行X线、B超检查,必要时行膀胱镜检查,可明确诊断。

1.X线检查　X线检查是膀胱结石的重要诊断方法。X线检查应包括整个泌尿系统,它不仅能了解膀胱区有无结石、结石的大小、数目、形状,同时还能了解上尿路结石情况,但X线膀胱区钙化影有时需进一步检查与输尿管下段结石、输尿管囊肿内结石、盆腔静脉结石,膀胱憩室内结石,女性子宫肿瘤等相鉴别。同样,膀胱尿酸结石在X线平片上不能显影,行气体造影剂膀胱造影有助于诊断。

2.B超检查　B超检查是诊断膀胱结石的重要方法。B超检查时膀胱应充盈良好,尿液与结石的声阻抗大,超声探测到结石有强回声团并伴有明显的声影,当体位变动时可见结石在膀胱内滚动,而膀胱憩室内结石即使在改变体位时亦不能移动。B超还能鉴别输尿管囊肿内结石及输尿管下段结石。

3. 膀胱镜检查 膀胱镜检查是诊断膀胱结石最准确、最可靠的方法,不仅能直接观察到膀胱内有无结石及结石的大小、数目、形状,同时还能与其他病变如膀胱肿瘤、前列腺增生、膀胱憩室内结石、膀胱炎症相鉴别。

4. 金属尿道探子探查 成年人可用金属尿道探子经尿道插入膀胱,有膀胱结石时,可探出金属撞击结石的特殊感觉和声音。此方法对小儿不适用,阴性亦不能完全排除结石的诊断。

（四）治疗要领

治疗原则是取出结石,并去除形成结石的可能原因。膀胱结石的治疗原则仍以手术为主。目前随着医疗技术的发展,成人膀胱结石越来越多采用经尿道膀胱结石机械碎石术、液电碎石、超声及激光碎石,开放性手术采用耻骨上经膀胱切开取石术。主要适用于小儿患者：或结石较大（>4cm）；或合并肿瘤、异物,需行手术同时去除肿瘤或异物片；前列腺增生、输尿管反流症需行手术进行矫正以及膀胱憩室内结石碎石亦难以排出者,亦需行手术治疗。

四、尿道结石

尿道结石较为少见,大多数为男性,女性罕见。多数尿道结石是肾、输尿管、膀胱结石排出时嵌顿于尿道所致,另有少数原发于尿道。尿道结石好发于尿道前列腺部、球部、舟状窝及尿道外口处、尿道憩室及尿道狭窄近端亦好发结石。

（一）临床表现

尿道结石的主要症状是疼痛、排尿困难和感染。疼痛多为钝痛,也有可能是剧烈疼痛,前尿道结石疼痛常局限于结石嵌顿处,而后尿道结石疼痛常放射至会阴或肛门。由于尿道管腔较小,结石常引起梗阻,出现排尿困难,尿线细,甚至不能自行排尿,患者常能指出梗阻部位。结石嵌顿于尿道时间较长或结石本身即为感染性结石常可引起尿路感染,并出现尿潴留,尿外渗,会阴部脓肿及尿道瘘。有时嵌顿于后尿道的结石可引起急性附睾炎,患者有发热、附睾肿痛症状。

体格检查时,位于尿道口及舟状窝的结石常肉眼可以见到,前尿道结石常在相应的阴茎体表部位触及,后尿道结石可经直肠指检触及。用金属尿道探子探查常可感到金属触及结石的撞击声。

（二）诊断分析

根据典型临床表现及体格检查可做出尿道结石的初步诊断。X线摄片及尿道镜检查可明确诊断,B超对尿道结石诊断有帮助,B超检查可发现尿道内有强光团,有时可伴声影,X线摄片应包括全泌尿系统以了解有无其他尿路结石。可行尿道造影了解有无尿道狭窄、尿道憩室等,以指导治疗。

（三）治疗要领

尿道结石治疗应根据结石大小、位置,有无尿道狭窄等原发病变而采取不同的治疗方法。原则上尿道外口及舟状窝结石可用细钳直接取出,前尿道结石较小者可经尿道取出,结石较大不能经尿道取出或尿道憩室内结石,均采用尿道切开取石术,术后需留置导管；而后尿道结石可用金属尿道探子将结石推入膀胱后,按膀胱结石处理。另外,继发于尿道病变的结石应同时去除原发病。

第三节 肾积水

尿液在肾内淤积,肾盂肾盏潴留的尿液超过正常容量时,称为肾积水(hydronephrosis)。当肾积水容量超过 1000mL,或在小儿超过其 24h 尿量时,称为巨大肾积水。肾积水因梗阻原因不同可分多种类:①管腔内梗阻,如结石、肿瘤、瓣膜病、瘢痕狭窄等。②管腔外压迫,邻近病变侵犯或压迫造成输尿管梗阻,如腔静脉后血管、腹膜后纤维化等。③神经功能失调,如先天性巨输尿管、脊髓脊膜膨出、脊髓外伤。④反流性肾积水,主要有输尿管口病变或膀胱、尿道梗阻引起输尿管反流所致。肾积水的并发症常有感染、结石、高血压,外伤后易破裂。肾积水诊断时,首先应明确肾积水是否存在,而后查明肾积水的原因、病变部位、梗阻程度、有无感染以及肾功能损害情况等。既往本病误诊率较高,确诊时多属晚期,肾脏已失去保存的机会。近年来,由于对本病认识逐渐提高,重视了病史和体查,加之诊断技术的改进,使术前诊断准确率明显提高。确诊主要依靠各种影像学检查方法。

一、病史

仔细询问肾积水的起病、病程及已做的治疗及其效果,以判断积水的程度及帮助选择治疗方案。

二、临床表现

轻度肾积水多无症状,中重度肾积水可出现腰部疼痛,有些患者因腹部肿块就诊,特别是小儿患者。肾和输尿管结石嵌顿时出现肾绞痛。继发性肾积水合并感染时,常表现为原发病症状的加重。积水有时呈间歇性发作,称为间歇性肾积水。发作时患侧腹部有剧烈绞痛,恶心呕吐,尿量减少。经数小时或更长时间,疼痛消失后,随后排出大量尿液,多见于肾盂输尿管连接处或尿管梗阻。

三、体格检查

当积水严重时,可见患侧腹部膨隆,触诊可及增大的肾脏。

四、辅助检查

肾功能检查:双侧肾积水肾功能严重受损,血肌酐、尿素氮升高。静脉尿路造影:用于观察肾脏功能和肾盂肾盏的形态,输尿管的情况。一般情况下静脉尿路造影可明确诊断,必要时可行膀胱镜检查了解输尿管开口情况并行逆行造影,注意避免逆行感染。MRU:了解上尿路梗阻的部位、肾积水的严重程度,已越来越多地用于临床。B超:对确定有无肾积水最为简便,对患者无害。同位素肾图检查:可了解梗阻情况及分肾功能。CT:可了解积水及肾功能情况,但确定梗阻部位较静脉尿路造影无明显优势。尿流动力学检查对于可疑动力性梗阻病例,可行尿流动力学检查。

五、鉴别诊断

(一)正常妊娠期间常有轻度肾、输尿管积水

除了妊娠子宫压迫输尿管外,是由于妊娠期间黄体酮的分泌引起肾输尿管肌肉松弛所

致。这是一种生理性改变,由于解剖关系,几乎都发生在右侧。

（二）单纯性肾囊肿

体积增大时可触及囊性肿块。IVU 示肾盂、肾盏受压、变形或移位,B 超见肾区出现边缘光滑的囊性的透声暗区。

（三）多囊肾

一侧或两侧上腹可触及囊性包块,但肿块表面呈多发囊性结节状,无波动感。IVU 示肾盂、肾盏受压变形,伸长而无扩张,呈蜘蛛足样。CT 示肾脏呈囊性改变,肾实质有圆形、多发大小不等的囊肿。

（四）蹄铁型肾

伴发积水时可触及不规则囊性肿块。尿路造影肾轴呈"八"字形。CT 扫描可发现中线融合的蹄铁型肾畸形影像。

六、治疗

根据肾积水病因、程度和肾功能情况,确定治疗方法。

（一）病因治疗

肾积水的基本治疗目的是去除病因,保护肾功能。在梗阻尚未引起严重的肾功能损害时,去除病因后,常可获得良好治疗效果。根据病因的性质不同采用相应的治疗方法,如腹膜后纤维化采用输尿管松解术加大网膜包裹术或输尿管腹腔化手术、各种先天性尿路畸形的成形术、尿路结石的体外碎石术或内镜取石术等。

（二）定期检查

肾积水较轻,病情进展缓慢,肾功能已达平衡和稳定状态可观察,但应定期检查了解积水进展情况。

（三）肾造瘘术

如合并感染,肾功能损害较严重,病因暂时不能处理,应先做肾造瘘术进行引流,待感染控制、肾功能恢复后,再施行去除病因的手术。梗阻原因不能解除时,肾造瘘可能成为永久性的治疗措施。

（四）双侧肾积水

一般先治疗情况好的一侧,待情况好转后,再治疗严重一侧。

（五）肾切除术

肾积水严重,剩余的肾实质过少,或伴有严重感染肾积脓者,在确保健侧肾功能正常的情况下,可切除病肾。

随着腔内外科技术的进展,腹腔镜、输尿管肾镜等腔内技术越来越多的应用于本疾病的治疗。

七、预后

目前,尚无十分可靠的方法预测积水肾脏恢复能力,有几个方法有一定作用:①肾脏损害程度一般与梗阻时间成正比。动物实验显示输尿管不全梗阻 4d 后解除梗阻肾功能可完全恢复。2 周后解除梗阻,肾功能仍可大部分恢复。而梗阻 4 周尿液浓缩功能将造成永久损害。②梗阻肾脏尿液 pH<6.0 则提示解除梗阻后肾脏恢复能力强;肾脏进行性损害期,尿液中

NAG升高;尿液中肌酐浓度也有助于预测梗阻解除后肾脏恢复能力。③肾间质纤维化是肾脏不可逆改变的标志之一,纤维化的程度和肾损害程度成正比。④对侧非梗阻肾脏代偿增生对梗阻肾脏的恢复有重要影响。对侧肾脏明显代偿增生后,梗阻肾脏则恢复较慢。

第六章　骨外科

第一节　关节脱位

一、肩锁关节脱位

（一）概述

肩锁关节脱位占肩部所有脱位的 12%。肩锁关节有锁骨外侧端和肩峰组成，内有关节盘，外形为盘状或半月形状，对关节的活动与稳定起一定作用，年龄超过 40 岁以后，逐渐发生退变。肩锁关节的稳定主要依赖关节囊、肩锁韧带和喙锁韧带，此外附着于肩峰及锁骨的三角肌及斜方肌也有加强稳定肩锁关节的作用。肩锁韧带是包绕肩锁关节的关节囊增厚部分，并与三角肌及斜方肌的肌纤维相混合。喙锁韧带是一直径较粗、坚强的韧带，起自锁骨外端下面，止于喙突基底。喙锁韧带分为两组，内侧为锥形韧带，外侧为斜方韧带，能加强关节囊，使关节更加稳定。

肩锁韧带主要维持肩锁关节水平方向的稳定，切断肩锁韧带及关节囊只发生锁骨外端水平方向前后的移位，锁骨外端没有明显的向上移位；而喙锁韧带主要是维持锁骨外端垂直方向的稳定，切断喙锁韧带后，锁骨外端发生明显的向上移位。

肩锁关节脱位的损伤机制通常是暴力直接作用于肩峰所致，也可通过间接机制引起，如跌倒时外伤暴力通过手或肘部向上传导致肩锁关节引起损伤。

（二）分型

1. 按损伤程度分类

（1）肩锁关节半脱位：仅关节囊及肩锁韧带断裂，锁骨外端向上移位轻。

（2）肩锁关节完全脱位：伴有喙锁韧带断裂，锁骨外端与肩峰完全分离。

2. 洛氏（Rockwood）分类

Ⅰ型：肩锁和喙锁韧带均拉伤未断裂。

Ⅱ型：肩锁韧带断裂而喙锁韧带拉伤。

Ⅲ型：肩锁韧带和喙锁韧带均断裂。

Ⅳ型：韧带全部断裂，锁骨的远端向后移位，进入或穿过斜方肌。

Ⅴ型：韧带和肌肉附着点全部断裂，肩峰与锁骨严重分离。

Ⅵ型：韧带全部断裂，远端锁骨脱位至喙突下方、肱二头肌及喙肱肌后面。

3. Tossy 分型

Ⅰ型：关节囊及肩锁韧带不完全破裂，喙锁韧带完整，锁骨只有轻度移位。

Ⅱ型：关节囊及肩锁韧带完全断裂，喙锁韧带牵拉伤，锁骨外端直径的一半上翘突出超过肩峰。

Ⅲ型：关节囊、肩锁韧带及喙锁韧带完全断裂，锁骨远端完全移位。

（三）临床表现及诊断

此脱位均有外伤史。由于肩锁关节位于皮下，易被看出局部高起，双侧对比较明显，可有局部疼痛、肿胀及压痛。肩锁关节是上肢运动的支点，在肩胛带功能和动力学上占有重要位置，是上肢外展上举不可缺少的关节之一，同时参与肩关节的前屈和后伸运动。伤肢外展或上举均较困难，前屈和后伸运动亦受限，局部疼痛加剧，检查时肩锁关节处可摸到一个凹陷，可摸到肩锁关节松动。X线照片检查，可明显显示锁骨外端向上移位。肩锁关节半脱位，其向上移位轻及肿胀不明显，诊断较困难，有时需同时向下牵引两上肢摄两侧肩锁关节 X 线片，或使患者站位两手提重物拍摄两肩锁关节正位 X 线片，对比检查，方可明确诊断。

（四）治疗

1.肩锁关节半脱位　肩锁关节半脱位即无喙锁韧带断裂。此种类型的脱位一般可用手法复位胶布固定治疗或石膏固定，方法同锁骨外端骨折。术后 4 周除去固定，开始功能锻炼。

2.肩锁关节全脱位　肩锁关节全脱位即伴有喙锁韧带断裂的肩锁关节脱位。肩锁关节完全脱位，除关节囊和韧带损伤外，常因暴力造成关节软骨盘破裂以及肩峰与锁骨之间关节软骨骨折，如处理不当，术后常发生疼痛无力、活动受限以及肩锁关节骨性关节炎。肩锁关节完全脱位后，由于喙锁韧带断裂使肩锁关节完全失去稳定的维持力，肩峰受上肢重力作用向下移位，锁骨受胸锁乳突肌、颈阔肌及斜方肌的牵拉而向上移位，手法复位虽然容易，但复位后肩锁关节的稳定性依然很差。所以用一般手法复位及外固定治疗，不能获得满意效果，必须采用适当的内固定方式复位，并且最终强调重建喙锁韧带功能，包括重建、修补或替代。

（1）内固定：可采用张力带、钢丝与克氏针并用，起到了固定克氏针的作用，同时在肩锁关节上获得均匀的加压，充分吸收了肩锁关节水平及纵向的张力，满足了局部生物力学的要求，从而保证了复位后的肩锁关节更加稳定，使其能够早期主动活动。单纯应用克氏针由于受剪力的持续作用，且对于水平方向的张力吸收不够，难以在肩锁关节上获得均匀的加压，并容易移动脱出，锁骨钩钢板治疗肩锁关节脱位，在国外已应用了十几年，近千例的手术病例证明获得良好的疗效。

当时单纯肩锁关节克氏针钢丝张力带固定或并钢丝替代喙锁韧带术，而韧带未作修复或重建，有可能发生因克氏针固定肩峰过薄而出现肩峰上部骨质撕脱性骨折，喙突钢丝圈套亦有可能脱套发生，造成手术失败，内固定取出后由于韧带未作修复而肩锁关节部瘢痕愈合不坚强，在做功能锻炼或受到轻微外力情况下再发生脱位，临床疗效不够理想。喙锁韧带的重建方法较多，如用喙肩韧带代喙锁韧带，阔筋膜代喙锁韧带，肱二头肌短头瓣代喙锁韧带、生物聚酯韧带等。

（2）手术步骤：患者仰卧位，伤肩抬高，常规消毒铺巾，沿锁骨外段并绕过肩峰作切口，长 8～9cm，做骨膜下分离，将斜方肌和三角肌附着处切开分离，暴露肩锁关节，清除碎骨片及关节间组织，将上臂向上，并同时向下压锁骨外端，及时肩锁关节复位，修复肩锁韧带、关节囊和喙锁韧带，用两根克氏钢针穿过肩峰、肩锁关节，直至锁骨外段 5～6cm，针尖穿透后缘皮质。钢丝在肩锁关节上面"8"字交叉后绕过克氏针下于前方打结。剪除多余的克氏针部分，并将其外露的远端弯成一小钩，埋于皮下，以防克氏针发生移位、滑脱，作为临时固定，再将斜方肌和三角肌的边缘在锁骨及肩峰处褥式缝合修复，最后缝合皮肤，术后患侧上肢贴胸位三角巾悬吊 2 周，逐步做肩关节功能练习。

3.陈旧性肩锁关节脱位　半脱位者不一定有症状不需要治疗，全脱位者，根据有无疼痛及症状，可做以下手术治疗：

（1）修复喙锁韧带内固定：肩锁关节是活动关节，用钢丝或螺丝钉修复是错误的，用阔筋膜修复会松动,可用喙肩韧带,切断其肩峰端,将此端缝入切除末端的锁骨髓腔,拉紧结扎。

(2)切除锁骨外 1/3,其外形和功能均好。

二、肩关节脱位

肩关节脱位占全身关节脱位的 40% 以上,由于年轻人骨质强度大,时常发生单纯性脱位,而老年人多发生骨折或骨折合并脱位。急性脱位男性多于女性,而习惯性脱位以女性为多见。肩关节脱位分前脱位和后脱位,前者较多见。因脱位后肱骨头所在的位置不同,又分肩胛盂下脱位、喙突下脱位及锁骨下脱位。肩关节后脱位虽少见,但极易漏诊。

(一)肩关节前脱位

1. 损伤机制　间接或直接暴力均可引起肩关节前脱位,但以间接暴力引起者为最多见。

(1)传导暴力:当伤员躯干向前外侧倾斜,跌倒时,手掌撑地,肱骨干呈外展姿势,由手掌传导至肱骨头的暴力可冲破肩关节囊的壁,向前脱位较多见。如暴力强大或继续作用,肱骨头可被推到喙突下或锁骨下,成为喙突下脱位或锁骨下脱位,后者较少见;极个别暴力强大者,肱骨头可冲进胸腔,形成胸腔内脱位。

(2)杠杆暴力作用:当上臂过度外展外旋后伸时,肱骨颈或肱骨大结节抵触于肩峰时,构成杠杆的支点作用,使肱骨头向盂下滑脱,形成肩胛盂下脱位,继续滑至肩胛前部成为喙突下脱位。因肩关节脱位时大结节受撞击,故常伴肱骨大结节骨折。也可伴肩盂、外科颈或解剖颈骨折,很少合并小结节骨折。肱二头肌腱长头有时可滑脱至肱骨头的外后侧阻碍肱骨头的复位,腋丛或臂丛神经有时被牵拉或被肱骨头压迫,引起不同程度的腋神经损伤。直接暴力所致脱位,均为暴力从肱骨头外后部直接撞击,使肱骨头向前脱位,但较少见。

2. 临床表现与诊断

(1)一般表现:外伤性肩关节前脱位主要表现为肩关节疼痛,周围软组织肿胀,关节活动受限。健侧手常用以扶持患肢前壁,头倾向患肩,以减少活动及肌肉牵拉,减轻疼痛。

(2)局部特异性体征:①弹性固定:上臂保持固定在轻度外展前屈位,任何方向上的活动都会导致疼痛;Dugas 征阳性:患肢肘部贴近胸壁,患手不能触及对侧肩,反之,患手已放到对侧肩,则患肘不能贴近胸壁。②畸形:从前方观察患者,患肩失去正常饱满圆钝的外形,呈"方肩"畸形,肩峰到肱骨外上髁的距离增加。③关节窝空虚:除方肩畸形外,触诊发现肩峰下空虚,可在腋窝、喙突或锁骨下触到脱位的肱骨头。

(3)影像学检查:尽管肩关节脱位的临床表现典型,诊断容易,但 X 线检查仍是重要和必要的。除了前后位,常需要进行胸侧位、肩胛面正位、肩胛面侧位、腋位、内旋和外旋位等创伤系列 X 线投照,以了解脱位的病理,明确是否合并骨折。CT 检查常能清楚显示盂肱关节脱位的方向,盂缘及骨软骨损伤。必要时行 MRI 检查,可进一步了解关节囊、韧带及肩袖损伤。

3. 治疗

(1)手法复位外固定:新鲜肩关节前脱位后,应及早进行手法复位外固定治疗。整复操作要在麻醉无痛情况下进行,操作手法要轻柔准确,切忌暴力,以免发生合并伤,例如骨折、神经血管损害。以右侧肩关节前脱位为例,常用的复位手法如下:

1)牵引推拿复位法:伤员仰卧位,自伤侧腋下经胸前及背后绕套一布被单,向健侧牵引固定,作为对抗牵引;一助手握伤肢腕部及肘部,沿上臂弹性固定的轴线方向(即 60°外展位)牵引并外旋,术者用手自腋部将肱骨头向外后上推挤,即可使之复位。此法操作简便,效果满意,危险性小,最为常用。

2)手牵脚蹬复位法(Hippocrates法):伤员仰卧位,麻醉后,术者立于伤侧,面对伤员,两手握住伤肢腕部,同时将脚跟沿胸壁伸至伤侧腋下,向上蹬住附近胸壁(右肩用右脚,左肩用左脚)。操作方法即用两手握住伤肢腕部,上臂外展一些,沿上臂纵轴方向牵引,并向外旋转,足跟蹬腋部和胸壁,即可使肱骨头复位。此法简单易行,节省人力,效果较好。但对伴有肱骨大结节骨折者,或伴有明显骨质疏松脱钙者,当牵引时过早内收,杠杆力可造成肱骨外科颈骨折而肱骨头未复位。

3)牵引回旋复位法(Kocher法):伤员采用靠坐位或仰卧位,麻醉后,助手扶住患者双肩,术者立于伤侧,右手握住伤肢肘部,左手握住伤肢腕部,并使伤肢屈肘90°,上臂外展,徐徐沿上臂纵轴方向牵引,并外旋上臂,再逐渐内收,并使肘部与前下胸壁接触内收;在上臂牵引外旋及内收的情况下,听到响声或感到骨传导弹动感即为关节已复位。再将上臂内旋,并将伤肢手掌扶于健侧肩峰上,保持复位。此法节省人力,但有引起肱骨外科颈骨折或神经血管损伤的危险性,亦有撕裂或撕断肌肉纤维的可能。所以对伴有肱骨大结节骨折或骨质明显疏松脱钙者,或脱位后时间较长(24h后),肿胀或肌肉紧张严重者,此法不适用。

脱位整复后肩部隆起丰满,与健侧外观相似,方肩变为圆肩,喙突下或肩胛盂下摸不到肱骨头,伤肢手掌可以抚摸健侧肩部(Dugas征阴性),X线照片检查肱骨头已复位正常,然后再将肩关节各个方向活动几下,使夹挤在关节间隙的软组织挤出来,以免影响关节的活动功能。新鲜脱位需要进行适当的固定,时限应该达到3周,以使损伤的关节囊等软组织修复。后期部分患者除了进行常规的随访检查外,部分患者需要MRI检查评价,特别是肩关节功能要求比较高的患者。

陈旧性肩关节前脱位也有采用手法复位成功者。一般认为肩关节前脱位3周以上未复位者称为陈旧性脱位。其关节腔及周围形成大量瘢痕组织粘连,有的还有骨痂组织形成,脱位时间愈久,瘢痕粘连愈严重,同时关节周围肌肉韧带挛缩也愈严重,这些病理变化都影响肱骨头复位,即使强行手法复位也难以维持关节复位的对位关系。所以,陈旧性肩关节脱位后的处理要根据脱位后的时间、伤员的年龄及有无合并骨折血管神经损伤等情况,研究分析而决定措施。一般讲,脱位后的时间愈短,愈有利于脱位的复位,报道中最长2个月以内可试行手法复位,但要先行牵引,进行肩部按摩,摇摆活动,松解粘连,在麻醉下进行牵引推拿手法复位,有时可获得成功。切忌急躁粗暴,以免发生骨折或血管神经损伤,给伤员带来更大的痛苦,给治疗增加更多的困难。如手法整复不成功或脱位时间已2个月以上的,可采用开放复位;如肱骨头或肩胛盂关节面有严重破坏者,可行肩关节融合术或人工关节置换术治疗。对老年伤员不宜手术治疗者,鼓励伤员加强肩部活动,也可以保留部分功能。

(2)开放复位

1)新鲜的肩关节前脱位,特别是严重肩关节脱位合并肩部骨折后,因失去了完整可操纵肱骨头的杠杆,使闭合复位极为困难。肩关节前脱位伴肱骨外科颈骨折手法复位失败者;肩关节前脱位伴肩胛盂前下缘骨折或盂唇被撕脱的范围较广泛,脱位整复后不能维持复位;肩关节前脱位伴肱骨大结节骨折,肱二头肌长头腔向外后移位,且被挤夹于盂头之间影响复位者,或因肌肉、骨膜、其他软组织嵌入关节起了阻挡复位的作用;或伴肌腱断裂需修复。均可采用开放复位或盂唇修复治疗。陈旧性肩关节前脱位伴有骨折者或手法复位失败,或脱位后已2个月以上的,亦可行开放复位。

2)术后肩关节活动灵活、无痛为治疗目标。手术采用肩关节前切口,尽量行有限切开,以减少肩袖损伤,尤其对肩关节脱位合并肱骨解剖颈骨折者,术中复位肱骨头时注意尽量保留与肱骨头相连的肌腱及其他软组织,以防影响肱骨头血供而发生术后缺血性坏死。骨折端固定力求简单有效,尽量使骨折各部分达解剖复位。术后合理的功能锻炼对提高治疗效果有很大作用,其不仅可促进患部血液循环,减轻水肿;而且可促进骨折部愈合,减少肩袖粘连,防止术后发生顽固性肩部疼痛、关节僵硬及肌肉萎缩。

3)手术步骤:患者仰卧,伤肩垫高,从肩锁关节前下方开始,沿锁骨外 1/3 经腋前线向内下到三角肌和胸大肌之间,转向外下延伸,切口长 12～16cm。切开皮肤、皮下组织和深筋膜,显露三角肌、胸大肌及其间隙的头静脉,分开三角肌及胸大肌,并切断附着于锁骨部分的三角肌,向外翻开,向内牵开胸大肌,显露附着于喙突的喙肱肌腱、肱二头肌短头腱及结节间沟的二头喙肱肌腱,向下翻,也可凿断喙突显露附着于小结节的肩胛下肌,上臂外旋,靠近小结节处切断肩胛下肌,向前内翻开,显露关节囊前侧面,于距小结节 2cm 处弧形切开关节囊,显露肱骨头。肩关节前脱位者,在未切开关节囊之前,清除关节内积血,在牵引肱骨情况下,外旋肱骨,用骨膜剥离器插入关节盂与肱骨头之间,轻轻撬动肱骨头使之复位,修复盂唇及关节囊。注意检查有无肌腱断裂,并进行修复,缝合肱二头肌短头和喙肱肌或螺钉修复喙突,再缝合创口,术后用外展架将肩关节固定于外展 60°,前屈 30°～45°位置,继续固定到 3～4 周,拆除固定,加强功能锻炼,辅以理疗。

(3)习惯性肩关节前脱位的治疗:习惯性肩关节前脱位多见于青壮年,一般认为系首次肩关节前脱位整复后未得到适当的有效固定,撕裂的关节囊或盂唇未得到适当的良好修复,肩胛盂前缘或肱骨头后外侧有缺损的病理改变,以后轻微的暴力或日常生活中某些动作,如上肢外展外旋及后伸的动作,穿衣、举臂等动作,即可反复发生肩关节前脱位。对习惯性肩关节前脱位再行手法复位和外固定,临床上偶有不复发者,但一般讲对习惯性肩关节前脱位均采用手术治疗。手术治疗方法很多,其术后亦仍有复发的可能。手术方法以增强关节囊前壁或修复盂唇和关节的稳定性,防止或限制肩关节的外展外旋活动,以阻止发生再脱位。手术方法常用者有下列几种:

1)肩胛下肌及关节囊重叠缝合术(Puttiplattif 法):即修复关节囊,增强关节前壁的方法。患者体位、手术切口及关节暴露途径均与肩关节前脱位开放复位者相同,当于术步骤显露肩胛下肌时,检查肩胛下肌有无萎缩、损伤及瘢痕形成的情况,于肩胛下肌小结节附着点 2cm 左右处切断,检查关节囊前壁破裂或损伤情况。并仔细进行修复或重叠缝合,此时将腕骨内收内旋位,以便重叠缝合肩胛下肌。肩胛下肌缝合重叠长度,根据肩胛下肌肌力情况或要求限制肩外展外旋情况而定,一般重叠 1.5cm;再将喙肱肌腱及肱二头肌短头腱缝合固定于喙突,依次缝合伤口各层组织,术后用外展架将伤肢固定于外展 50°～60°,前屈 45°,1～2d 拔除负压引流,10d 拆除缝线,3～4 周拆除外展架,开始功能锻炼,并向患者讲清楚以后在工作和生活中要注意伤肢不宜过度外展外旋。

2)肩胛下肌止点外移术(Magnuson 法):亦是修复关节囊增强前壁的方法。肩关节显露途径与前法相同,当手术显露肩胛下肌时,检查肩胛下肌的情况,并自其止点处切下,使肩胛下肌外端游离,进一步检查修复关节囊,将肱骨内收内旋,于肱骨大结节处切开骨膜,将肩胛下肌外端外移缝合固定于肱骨大结节处,以增强其张力,再将喙肱肌联合腱及肱二头肌短头腱缝到喙突,逐层缝合,术后处理与前法相同。

3)肱二头肌长头腱悬吊术(Nicol 法):此手术方法是增强肱骨头稳定性的方法。患者体位、手术切口和显露同上。将肱骨内收内旋,用拉钩向两侧牵开肱二头肌短头腱、喙肱肌腱和三角肌,显露肱骨大小结节、肱二头肌长头腱和肩胛下肌,将喙肱韧带(从喙突根部到肱骨大结节)于靠近大结节处切断,并充分分离,再将肱二头肌长头腱在肱骨大小结节下方切断,远端向下牵开,提起近侧端,并沿其走向切开关节囊,直到找出肱二头肌长头腱近端的附着点,将喙肱韧带缝包在长头腱近端的外面,加强其牢固强度,以免以后磨损或撕裂,二头肌长头腱的两端各用粗丝线做双重的腱内"8"字形缝合,并从腱的断面引出丝线备用,然后将肱骨略内收,用骨钻从肱骨结间沟的大小结节下方,对准肱二头肌长头腱近侧端附着点钻一孔,将二头肌长头腱近端及其包绕的喙肱韧带,从钻孔拉出到肱骨结节间沟外,再将二头肌长头腱的远近两端缝合在一起,或断端分别缝在骨膜上,再缝合关节囊,逐层缝合切口各层组织,术后用外展架将伤肢固定外展 50°～60°,前屈 45°,其他术后处理和前法相同。

4)Bankart 手术:此手术方法是修复盂唇及关节囊的方法。患者体位、手术切口和关节显露方法均与前相同,当切断并向内翻肩胛下肌后,外旋肱骨即显露关节囊的前侧,检查后在小结节内 2cm 左右处弧形切开关节囊前侧壁,显露肱骨头,检查盂唇和关节囊常可发现破损,用特制的弯钩形锥,在肩胛盂前内缘等距钻成三四个孔,用粗丝线将切开的关节囊的前外缘缝合固定盂唇部,再将关节囊的前内缘重叠缝合于关节囊上,此法缝关节囊既缩紧关节囊,又加强了关节囊,也使盂唇稳定,修复肩胛下肌、喙肱肌腱及肱二头肌短头腱,检查冲洗伤口,逐层缝合切口各层组织,术后用外展架将伤肢固定于肩外展 50°～60°,前屈 45°,其他术后处理与前法相同。

(二)肩关节后脱位

1.损伤机制　外伤性肩关节后脱位极为罕见,直接或间接暴力均可引起。直接暴力系从前侧向后直接打击肱骨头,使肱骨头冲破关节囊后壁和盂唇软骨而滑入肩胛盂后冈下,常伴有肱骨头前侧凹陷骨折或肩胛冈骨折。间接暴力引起者,系上臂强力内旋跌倒手掌撑地,传导暴力使肱骨头向后脱位,后脱位时由于肩胛下肌牵拉,小结节骨折较常见。

2.临床表现及诊断　临床症状不如肩关节前脱位明显,因肩关节周围软组织肿胀不易诊断,常延误诊断,最明显的临床表现为肩峰异常突出,从伤侧侧面观察,伤肩后侧隆起,前部平坦,上臂呈内收内旋位,外展活动明显受限制,在肩关节后侧冈下可摸到肱骨头,肩部前侧空虚。对合并小结节骨折者应警惕肩关节后脱位的发生。X 线正位盂肱关系大致正常,但仔细研究可发现肱骨头呈内旋位,大结节消失,肱骨头与肩胛盂的半月形阴影消失。

肱骨头与肩胛盂的关系显示移位,轴位 X 线片可显示肱骨头向后移位,肱骨头的前内侧变平或凹陷或肩胛冈骨折。后脱位可存在疼痛,活动受限但典型的方肩畸形,弹性固定和杜格(Dugas)征阳性不典型,后前位的 X 线片也不能很好显示,CT 检查是首选的影像学检查方法。

3.治疗

(1)新鲜肩关节后脱位:手法复位比较容易。在麻醉无痛情况下,伤员采用坐位或仰卧位,助手用一手向后压住肩胛骨作为固定,另一手用拇指向前下推压肱骨头;术者两手握住伤肢腕部,沿肱骨纵轴轻度前屈牵引,并外旋上臂即可复位,将脱位整复后作各个方向的小活动,保持上臂外展位固定,即外展 30°～35°,后伸 30°和轻度外旋位,用外展架固定 3 周,加强肩关节功能活动锻炼。

（2）陈旧性肩关节后脱位：一般多采用开放复位。手术切口自肩峰开始，沿肩峰及肩胛冈下缘向后延伸 10～12cm，暴露三角肌，并沿肩峰切断三角肌止点部，然后将冈上肌、冈下肌、小圆肌的联合腱抵止平面上 2cm 处切断，即暴露脱位的肱骨头，并在牵引及外旋上臂的操作下，将肱骨头送回关节腔内与盂对合，活动检查整复情况后，缝合联合腱与三角肌，缝合皮肤。术后 3 周开始关节功能锻炼。

三、肘关节脱位

肘关节脱位很常见，多发生于青少年，成人和儿童也有时发生，约占全身四大关节脱位总数的一半。由于肘关节脱位类型较复杂，并以后脱位最常见，早期正确诊断及处理，后遗症少见；早期若未能及时处理或合并肘部及其他结构损伤时，常留有不同程度的肘关节功能障碍或畸形。

（一）损伤机制及类型

肘关节脱位主要系由于间接暴力所致。肘部系前臂和上臂的连接结构，暴力的传导和杠杆作用是引起肘关节脱位的基本外力形式。

1. 肘关节后脱位　是肘关节脱位中最多见的一种类型，以青少年为主要发生对象。如摔倒后，手掌着地，肘关节完全伸展，前臂旋后位，由于人体重力和地面反作用力引起肘关节过伸，尺骨鹰嘴的顶端猛烈冲击肱骨下端大鹰嘴窝，即形成力的支点。外力继续加强引起附着于喙突的肱前肌和肘关节囊的前侧部分撕裂，则造成尺骨鹰嘴向后移位，而肱骨下端向前移位的肘关节后脱位。由于构成肘关节的肱骨下端内外踝部宽而厚，前后又扁薄，侧方有副韧带加强其稳定，但如发生侧后方脱位，很容易发生内外踝撕脱骨折。

2. 肘关节前脱位　单纯肘关节前脱位较少见，又常合并尺骨鹰嘴骨折。其损伤原因多系直接暴力，如肘后直接遭受外力打击或肘部在屈曲位撞击地面等，导致尺骨鹰嘴骨折和尺骨近端向前脱位。这种类型肘部软组织损伤较严重。

3. 肘关节侧方脱位　多见于青少年。分为内侧脱位和外侧脱位 2 种，通常是肘关节处于内翻或外翻应力所致，伴有肘关节的侧副韧带和关节囊撕裂，肱骨的下端可向桡侧或尺侧破裂的关节囊侧移位。因强烈内外翻作用下，由于前臂伸或屈肌群猛烈收缩引起肱骨内、外踝撕脱骨折，尤其是肱骨内上髁更容易发生骨折。有时骨折片可嵌在关节间隙内。

4. 肘关节分裂脱位　这种类型脱位极少见。由于上下传导暴力集中于肘关节时，前臂呈过度旋前位，环状韧带和尺桡骨近侧骨间膜被劈裂，引起桡骨头向前方脱位，而尺骨近端向后脱位，肱骨下端便嵌插在两骨端之间。

（二）诊断

肘关节肿痛，关节置于半屈曲状，伸屈活动受限。如肘后脱位，则肘后方空虚，鹰嘴部向后明显突出；侧方脱位，肘部呈现肘外翻或外翻畸形。肘窝部充盈饱满，肱骨内、外踝及鹰嘴构成的倒等腰三角形关系改变。X 线检查可确定诊断，是判断关节脱位类型和合并骨折及移位状况的重要依据。

（三）治疗

1. 肘关节后脱位　一般多采用手法闭合复位，特殊情况下才采用手术治疗。

（1）闭合复位：对于单纯肘关节后脱位，在臂丛神经阻滞麻醉下。患者坐位，两助手分别牵拉患肢的前臂和上臂。术者首先纠正侧方移位，而后一手握上臂的下端，另一手握前臂在助手用力牵引的情况下,一般屈曲肘关节到 60°～70°位时,脱位即可整复。亦可在两助手牵引下术者两手拇指抵在尺骨鹰嘴突上,其余四指环抱上臂下端的前侧,两拇指用力向远端推挤尺骨鹰嘴突,同时令牵引前臂的助手屈曲肘关节,即可将脱位整复。也可采用俯卧位,助手牵引患肘前臂几分钟后,屈曲肘关节使鹰嘴滑入滑车中,复位成功后采用石膏托屈肘 90°固定。

合并肱骨内上髁撕脱骨折的肘关节后脱位,整复方法与单纯肘关节相同。在一般情况下,脱位整复以后,肱骨内上髁之骨块亦会随之复位。但有些患者脱位复位时内上髁之骨折块有可能卡入关节间隙,此时检查患者之肘关节活动仍然受限,被动活动时有阻力感及发涩感。在肱骨内上髁扪不到骨折块。在 X 线片上,肱尺关节间隙增宽,并可以看到嵌入关节间隙内的骨折块。若发现此种情况,经多次高度外翻、外旋前臂,并小幅度伸屈肘关节,利用屈肌群正常牵拉作用,偶可将骨折块牵出。若此法无效,则需将肘关节再脱位,而后重新复位。若闭合复位仍不成功,应考虑手术治疗。当肘关节后脱位合并内上髁撕脱骨折时,应以处理脱位为主,并在遵循对骨折愈合影响不大的原则下尽早进行肘关节锻炼。

(2)手术:急性肘关节后脱位需要切开复位者很少见。需要切开复位的患者一般都有软组织或撕脱的肱骨内上髁骨块嵌入关节间隙内。手术暴露可采用肘关节内侧切口,切开皮肤后,找出并将尺神经游离,将嵌入关节的肌肉松解。牵拉屈肌总腱,将嵌入关节间隙内的肱骨内上髁骨块抽出,并用克氏针固定。同时将尺神经前移,缝合伤口,用石膏托外固定。合并的韧带损伤在制动过程中可自行愈合而得以修复,一般无手术修复的必要。

(3)复位后处理:复位成功后,用长臂石膏托固定。固定位置应屈肘 90°,前臂中立位。用石膏托固定 2 周后,改用三角巾悬吊,并开始自主练习肘关节伸屈活动。禁忌粗暴的被动活动。避免肘关节出血、机化你在,而出现骨化性肌炎。

2.陈旧性肘关节后脱位　关节后脱位超过 3 周即为陈旧性脱位。如果肘关节脱位超过 1 周,Freytes 认为即使预先牵引闭合复位成功的可能性也很小,由于本身的软组织挛缩及粘连的存在,使陈旧性的肘关节脱位治疗有较大的困难,其预后也远不如新鲜脱位闭合复位的治疗效果。

一般陈旧性肘关节后脱位,都处于微屈 20°左右的弹性固定位。肱骨的鹰嘴窝及滑车切迹内充满了纤维组织,并有关节囊、关节软骨面粘连,甚至使关节完全被固定。如果后侧的肱三头肌挛缩变短,即使切开复位成功后也妨碍肘关节屈曲。

(1)闭合复位:成年人陈旧性脱位时间不太长(最长不超过 2 个月),没有骨质疏松,无明显的异位骨化的单纯性脱位,可试行闭合复位。在良好的臂丛神经阻滞麻醉下,先松解软组织粘连:前后屈伸,左右摇摆,内外旋转相互交替进行,活动范围由小渐大,不可操之过急,不可使用突发暴力。随着活动范围增大,肘关节周围的粘连和瘢痕组织逐渐解脱,挛缩的肱二头肌、肱三头肌等肌肉亦伸展拉长。当肘关节相当松动后,始可进行闭合复位。在施术前必须加大牵引力量的维持时间,然后再复位。方法与新鲜骨折同。当脱位整复后,畸形消失,X线片可能显示关节间隙因有软组织充填较正常为宽,这是正常现象,在日后功能练习活动中,会逐渐恢复接近正常。复位后石膏托固定肘关节于屈曲位,1 周后改三角巾悬吊,练习肘关节活动。陈旧脱位在试行闭合复位时一定需慎重,不要使用暴力,其常见的并发症为尺骨鹰嘴骨折,如复位不成功或发现骨折则放弃闭合复位,改为手术治疗。

（2）手术：大部分陈旧性肘关节后脱位，治疗需采用手术方法。

1）切开复位：关节清理术肘后正中切口，在肘上 10cm 起，向下延伸至尺骨鹰嘴突尖端，然后斜向外侧至桡骨头部正下方 5cm 止。找出并游离尺神经，将肱三头肌腱呈舌形切开，向下翻转，将肘关节周围软组织及瘢痕完整地剥离到肱骨内外两髁处，不能将其切除，否则复位后有可能因软组织缺损而无法缝合。在暴露肱骨下端时最好进行锐性骨膜外剥离。因为骨膜下剥离会导致术后肘关节周围形成新生骨痂，日后影响关节活动。关节软骨面应保持完整，尤其是尺骨半月切迹及肱骨滑车的关节软骨面更应注意保护，避免损伤。在剥离肘关节前方的瘢痕组织时要小心，不要损伤肱动、静脉及正中神经。剥离并显露桡骨头，清除鹰嘴窝内的纤维组织，待所有粘连组织松解后，轻轻挤压桡骨头，使其复位，然后分别牵引上臂及前臂整复肱尺关节，并充分活动肘关节。复位成功后屈肘 90°，自尺骨鹰嘴钻入一枚克氏针至肱骨下端，临时固定，防止在缝合过程或其他手术操作过程中发生再脱位。克氏针尾留在皮肤外，2周后可拔除，分层缝合伤口，并放置引流。术后石膏托屈肘 90°位固定。2 周后拔除内固定的克氏针后，可间断去掉石膏托，开始肘关节循序渐进的功能锻炼。当肘关节已恢复部分活动范围后，日间不需固定但夜间仍需三角巾固定保护 2 个月。

2）肘关节成形术：关节面明显损伤或不适于切开复位的患者可行肘关节成形术恢复其部分功能。手术切口及显露过程与切开复位相同。显露清楚后首先将肱骨下端切除，但要保留内外髁的一部分骨质使其切除后呈叉状。将桡骨小头与尺骨鹰嘴切除，鹰嘴切除应不低于冠突水平。桡骨头切除不应低于桡骨结节。截骨后在肱骨与尺骨之间两侧合计保持 1.5cm 的间隙，屈肘 90°位，自尺骨到肱骨下端钻入一枚克氏针固定，针尾留在皮外，2 周后拔除，伤口内置引流逐层缝合伤口，后侧石膏托固定。2 周后去托练习肘关节活动。

手术时要将肱骨下端及尺骨截骨后的断面修整光圆，成功的关键在于肱骨与尺骨的间距，实践证明 1.5cm 的间距最为适宜。太小则关节活动范围小甚至术后肱骨与尺桡骨愈合到一起，而出现再次僵直；间距过大则关节不稳并无力，甚至左右摆动。有条件可行关节假体置换术。

3.肘关节前脱位 手法闭合复位与后脱位复位方法正好相反，助手首先轻轻地牵引前臂，使紧张的肌肉放松。术者双手拇指抵住肱骨下端向前推，双手其余四指环抱前臂上端前侧向后拉，一般复位比较容易，尤其是合并尺骨鹰嘴骨折手法闭合复位一般均能成功。复位后应再次检查血管神经情况。有些患者不合并尺骨鹰嘴骨折，但后侧的肱三头肌有可能在抵止部撕脱断裂，因此复位后应检查肘关节的主动伸直能力。

闭合复位成功后，根据肿胀程度及是否合并尺骨鹰嘴骨折或肱三头肌是否断裂，将肘关节用后侧石膏托固定在略小于 90°的屈曲位。如合并尺骨鹰嘴骨折且对位不良应行切开复位，使用张力带钢丝坚强的内固定术并修补破裂的关节囊和韧带。

4.肘关节侧方脱位 内、外侧脱位复位方法是一助手牵引上臂，另一助手在肘关节轻度伸直位牵引前臂，术者根据脱位的方向，间接向内或向外挤压即可复位。复位时应当心，不要将侧方脱位复位时变成医源性肘关节后脱位，从而加重软组织损伤。

肘关节内侧脱位严格来讲一般均是半脱位，而不是完全性脱位。因此其软组织损伤的程度也远不如外侧脱位那样严重和广泛。某些肘关节外侧脱位有可能肘后肌卡入关节内，导致关节交锁从而妨碍闭合复位，因此必要时可采用手术切开复位。肘关节双向分离脱位非常罕见，在此型脱位时，尺骨与桡骨分别向不同的方向脱位，而其分为前后型与内外形，后者比前者更为多见。1841年，Bulley首先报道前后型脱位，尺骨向后脱位，冠突卡入鹰嘴窝中，桡骨向前脱位，桡骨头进入冠突窝内。这种损伤是由于内外侧副韧带损伤后，前臂旋前肘关节伸直，肱骨遭受向远侧的暴力使尺骨桡骨分离。除侧副韧带损伤外，其环状韧带骨间膜也受到不同程度的损伤，其临床表现类似后脱位，而在肘前能触到明显突出的桡骨头。

复位时先按照后脱位的整复方法使肱尺关节复位，尺骨复位同时向后挤压桡骨头使肱桡关节复位。复位成功后应采用前臂旋后，肘关节极度屈曲位固定。

5.复杂性肘关节脱位　复杂性肘关节脱位可分为急性复杂性肘关节脱位与慢性复杂性肘关节脱位。

急性复杂性肘关节脱位发生在不稳定的肘关节，最常出现在合并有桡骨头骨折与尺骨冠突骨折的肘关节脱位患者。移位很大的肘关节脱位，软组织损伤严重，如果合并有桡骨头与尺骨冠突骨折称为"三联症"。

在静止状态下，维持肘关节稳定的周围肌肉的张力很小，为防止肘关节再脱位，可以延长肘关节屈曲位固定的时间，待肌张力恢复再慢慢伸直肘关节。在复位后的1周内最容易发生再脱位，应提高警惕，并及时拍片复查。肘关节正侧位X线片，尤其是肘关节伸直角度增大时，一定要特别注意是否又发生了脱位。闭合复位后如果肘关节的稳定性难以维持，则应考虑用其他方法治疗，如对桡骨小头骨折与冠突骨折进行内固定，手术时尽量不要切除桡骨头，以免破坏肘关节的稳定性；使用带有活动铰链的外固定支架固定；人工桡骨小头置换。

对于复杂损伤的肘关节脱位的治疗，无论采用上述任何一种方法，其目的都应该在保持肘关节稳定的情况下，早期练习肘关节活动。穿针将肘关节固定即使时间不长(3~5周)，也可能引起肘关节僵直与异位骨化。急性肘关节脱位复位后维持其稳定关键因素是足够的肌张力与肱尺关节的完整性。对损伤的内外侧副韧带进行修补对维持其稳定性也有一定帮助。

铰链式外固定器固定是比较有效的治疗方法之一。应用外固定器固定可使肘关节稳定，又可使肘关节早期练习伸屈活动，尤其适用于高能损伤后肘关节周围软组织损伤严重的患者。一般外固定支架应用8周以上，如果支架固定针尾没有炎性分泌物，可适度延长支架使用时间。

单纯的肘关节后脱位发生慢性关节不稳定而再脱位者非常少见，报道也不多，致使慢性肘关节不稳定复发脱位的机制尚不清楚。一般认为关节周围的韧带损伤修复不满意，而致韧带松弛，或是肱肌及前侧关节囊撕裂，冠突骨折并且移位，是肘关节不稳定的重要原因。治疗慢性习惯性脱位，O'Driscoll等使用肌腱转移的方法重建后外侧复合结构，取得了较好的效果，术后大多数患者不再发生脱位或半脱位。

防止发生复发性肘关节脱位，应该在患者恢复期，限制患者过早地进行前臂旋后活动。

四、髋关节脱位

(一)概述

髋关节脱位约占全身各关节脱位的5%，在四大关节脱位中占第三位。由于髋关节结构十分稳固，一般外力不易发生脱位。一旦发生脱位，则说明外力相当大。因而在脱位的同时，软组织损伤也较严重，且往往合并其他部位或多发损伤。因此，患者大多为活动能力很强的青壮年。根据脱位后股骨头的位置，髋关节脱位可分为三种类型：①股骨头停留在髂坐线(Nelaton线)的前方者为前脱位。②停留在该线后方者为后脱位。③股骨头向中线，冲破髋臼底部或穿过髋臼底而进入盆腔者为中央性脱位(图6-1)。三种类型的脱位中以后脱位最常见。

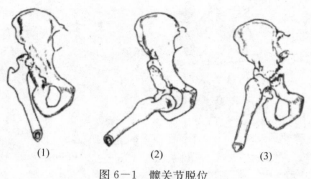

图 6-1　髋关节脱位

注：(1)后脱位；(2)前脱位；(3)中央性脱位

(二)髋关节后脱位

1.病因、病理与分类　当髋关节屈曲,暴力使大腿急剧内收、内旋时,迫使股骨颈前缘抵于髋臼前缘作支点,因杠杆作用股骨头冲破后关节囊,滑向髋臼后方形成后脱位。如汽车撞击而人在坐位时,暴力自前方作用于膝,沿股骨纵轴传达到髋。若髋关节稍有外展,股骨头将撞击髋臼后缘或股骨头前下方发生骨折。也可合并股骨上端骨折、股骨头关节软骨面损伤、股骨头边缘塌陷骨折和坐骨神经损伤,但髂股韧带大都保持完整。临床上多根据损伤分类,现通用的分类法:①Ⅰ型:无骨折伴发,复位后无临床不稳定。②Ⅱ型:闭合手法不可复位,无股骨头或髋臼骨折。③Ⅲ型:不稳定,合并关节面、软骨或骨碎片骨折。④Ⅳ型:脱位合并髋臼骨折,须重建,恢复稳定和外形。⑤Ⅴ型:合并股骨头或股骨颈骨折。

2.临床表现与诊断　伤后出现髋痛,髋关节活动受限。患肢呈屈曲、内收、内旋及短缩畸形,有大转子向近侧移位的征象,即Bryant三角底边缩短,大转子平于或高过Nelaton线。臀部可触及向后上突出移位的股骨头。需要常规检查有无坐骨神经损伤。

X线检查:X线正、侧和斜位像可明确诊断。还应注意是否合并骨折,特别是容易漏诊的股骨干骨折。CT可清楚显示髋臼后缘及关节内骨折情况。

3.治疗　Ⅰ型髋关节后脱位,应以急诊闭合复位为主,12h内在麻醉下复位可有效降低并发症率。对Ⅱ~Ⅴ型脱位是否需要开放复位尚有争议,但无论行闭合复位还是开放复位,均应尽早进行。闭合复位仅可尝试1次,一旦失败,则应行手术切开复位,以防对股骨头进一步损伤。

(1)Ⅰ型后脱位:通常急诊行闭合复位即可获得满意的疗效,闭合复位通常只进行一次,如复位失败,不要进行反复尝试,则行切开复位,复位应在麻醉下进行。闭合复位方法主要有:

1)Allis手法复位(图6-2):患者仰卧,术者站在患髋侧旁,一助手固定骨盆,术者一手握住患肢踝部,另一前臂屈肘套住腘窝,将患髋和膝屈曲至90°,以松弛髂股韧带和髋部肌肉,然后用套在腘窝部的前臂沿股骨干长轴用力持续向上牵引,同时用握踝部的手下压小腿,并向内外旋转股骨,以使股骨头从撕裂关节囊裂隙中回至囊内,此时多可感到或听到股骨头纳入髋臼时的弹响,畸形消失,然后伸直外展患肢。此手术成功的关键是手法轻柔、稳妥,以松解肌肉和减轻疼痛。如肌肉松弛不够好,术者不能把股骨头拉到髋臼附近,另一助手可用手将大粗隆向前下推,协助复位。

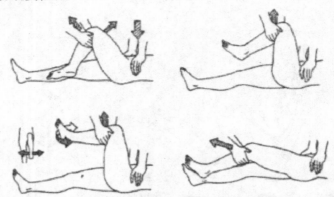

图 6-2　髋关节后脱位的 Allis 复位手法示意图

2)Bigelow 手法复位(图 6-3):患者仰卧位,助手置于双侧髂前上棘固定骨盆,操作者一手握住患肢踝部,另一前臂置于患者屈曲的膝关节下方,沿患者畸形方向纵向牵引,然后于持续牵引下,保持内收内旋位,屈髋 90°或 90°以上。然后外展、外旋、伸直髋关节,股骨头进入髋臼内。即画一"问号"的方法,左侧为正问号,右侧为反问号,此方法需十分稳妥,不可猛力,其杠杆作用有发生股骨颈骨折的可能。

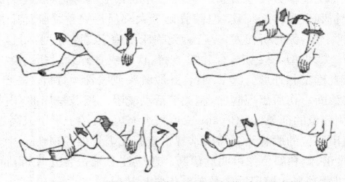

图 6-3　髋关节后脱位 Bigelow 复位手法示意图

3)Stimson 的重力复位法(图 6-4):患者俯卧于手术台上或检查床上,患肢下垂于床边外,操作者握住小腿使髋膝关节屈曲 90°,一助手固定骨盆,屈曲的膝关节远端,小腿后面施以纵向向下牵引,轻柔地内外旋股骨协助复位。

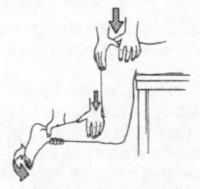

图 6-4　髋关节后脱位的 Stimson 复位手法示意图

4)术后处理:闭合复位后应常规摄 X 线片,检查股骨头是否复位。有时股骨头虽然已纳入髋臼,但由于关节腔内有软组织或骨折块嵌入,X 线片常表现为股骨头与髋臼不在同心位置或关节间隙过大,此时应手术探查并予以复位。

单纯后脱位的患者手法复位成功后,可用皮肤牵引或支架于轻度外展位置固定 3 周左右。开始负重的时间尚有争议,而且延长非负重时间至 6 个月以上并不能减少股骨头缺血坏死。但一般至少在复位后 4 周,疼痛与痉挛消失,髋关节在非负重时基本活动正常时才可负重。

(2)Ⅱ、Ⅲ、Ⅳ型后脱位:对Ⅱ、Ⅲ、Ⅳ型后脱位的治疗争议较大,多数学者认为应尽快闭合复位,但强调只能在麻醉下试行一次,以避免多次整复对股骨头的进一步损伤。

Epstein 认为一期切开复位内固定的疗效好于闭合复位者、先闭合复位再行切开复位内固定者,因此他建议对Ⅱ～Ⅳ型患者应行急诊切开复位内固定术。其根据是:91%以上的Ⅱ～Ⅳ型患者存在关节腔内的骨折碎块或经软骨的骨折,切开复位可彻底清理关节腔;对髋臼后壁有较大骨折块的可重建关节的稳定性;可确保精确复位,降低创伤性关节炎的发生率,改善预后。

切开复位内固定的指证主要包括:髋臼后壁骨折块较大而引起的髋关节不稳定;CT 等证实复位的关节内有碎骨块残留;髋臼或股骨头颈的骨折块可能阻挡闭合复位者。

由于后脱位的损伤主要集中在后侧,手术通常选用髋关节后侧入路,既避免进一步的软组织及血运的损伤,又有利于Ⅱ～Ⅳ型髋臼后壁骨折的复位及固定。术中应强调彻底清除关节腔内的骨折块,准确复位股骨头及髋臼骨折块,尽可能保护周围的软组织。对Ⅱ型后脱位孤立大骨折块可采用松质骨加压螺丝钉固定。Ⅲ型后脱位的较大面积粉碎骨块,除可用克氏针、重建接骨板及弹性接骨板固定外,对无法有效固定者,应予切除,取髂骨植骨修复髋臼后壁,然后沿坐骨结节至髂骨外侧应用重建接骨板和螺丝钉来固定。总之,获得一个稳定的髋关节对Ⅲ型骨折的预后是至关重要的。术后皮牵引 3 周后练习髋、膝关节活动,6 周后逐渐负重,对内固定欠牢固应牵引 6～8 周。对Ⅳ型后脱位合并臼底后柱骨折,可撬拨复位关节面,再行重建接骨板及螺丝钉固定,术后应牵引 6～12 周,该型骨折预后较差。对合并有坐骨神经症状者,应同时探查,手术愈早愈好。

(3)Ⅴ型后脱位伴股骨头骨折:髋关节后脱位伴有股骨头骨折较为少见,是脱位过程中坚硬的髋臼后缘对股骨头产生剪应力而造成的骨折。股骨头下方小骨折块一般没有软组织附着,而大的骨折块则常被圆韧带连接在髋臼上。

Pipkin 将Ⅴ型后脱位股骨头骨折分为四个亚型(图 6-5)。

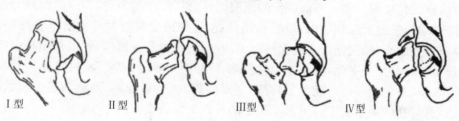

Ⅰ型　Ⅱ型　Ⅲ型　Ⅳ型

图 6-5　Ⅴ型骨折的 Pipkin 分型

Ⅰ型:髋关节后脱位伴有股骨头中央凹远端骨折。

Ⅱ型:髋关节后脱位伴有股骨头中央凹近端骨折。

Ⅲ型：Ⅰ型或Ⅱ型后脱位伴股骨颈骨折。

Ⅳ型：Ⅰ型或Ⅱ型后脱位伴髋臼骨折。

对后脱位伴股骨头骨折的治疗，包括闭合复位和开放复位，但使用哪种方法尚有很大分歧。

1)闭合复位：不恰当的手法复位会造成进一步的损伤，如 Bigelow 环绕复位时会在股骨颈上施加过大的应力，能造成Ⅰ型或Ⅱ型骨折加重为Ⅲ型骨折；另外，环绕时加大旋转，还能造成坐骨神经的损伤。临床上常在麻醉下行 Allis 法复位。

闭合复位后应摄双髋的 X 线片，以对比确认复位的成功。如与健侧 X 线片比较，关节间隙增大超过 2mm 则提示：关节内有游离骨块；软组织嵌入；复位不完全。此时应作 CT 等检查并考虑切开复位内固定。如复位成功，并能保持稳定，并经影像学确认解剖复位则可行骨牵引 6～8 周，之后再过 6 周后免负重活动。

2)手术治疗：手术适应证为闭合复位失败或髋关节复位后的 X 线片及 CT 片上未能达到解剖复位；复位后髋关节不稳定；有明显的髋关节粉碎骨折块或复位后骨折块移位超过 2mm；闭合复位后出现坐骨神经症状；合并股骨颈骨折；股骨头负重区大块骨折。

后脱位复位成功，但骨折块非解剖复位或股骨头位于非同心圆位时，应切开复位，采用 Smith－Peterson 前切口，于股骨头关节面下拧入拉力螺丝钉或可吸收螺丝钉。可吸收螺钉的好处在于股骨头坏死晚期塌陷时，其本身不会对髋臼软骨造成进一步损害。

如果后脱位无法复位或闭合复位后大的股骨头骨折块仍留于髋关节后方时，则采用后入路，将影响髋关节复位因素去除，骨折块需从圆韧带附着处剥离，于直视下复位在股骨头上，然后用拉力螺钉或可吸收螺钉软骨下固定，最后将股骨头复位，术后 3 个月允许患者保护下负重。

PipkinⅢ型脱位伴股骨颈骨折，此型发生率较少，治疗尚有争议。年轻人，对脱位行切开复位，股骨头骨折块及股骨颈骨折固定，带血管骨移植。对大于 65 岁的老年患者或原来髋关节就有病变的可行半髋及全髋置换术。

PipkinⅣ型脱位伴髋臼骨折，一般行髋后路髋臼骨折复位，重建接骨板螺丝钉固定，同时对股骨头骨折块复位，螺钉软骨下固定，对老年患者应根据骨折类型和髋臼损伤的程度，考虑人工关节置换。

(三)髋关节前脱位

前脱位发生率远较后脱位低。文献报道仅占创伤性髋脱位 10%～12%。长期随访研究显示前脱位的预后更差，这可能是由于相应的股骨头损伤所致。

1.致伤原因与病理　髋关节前脱位的原因以外力杠杆作用为主，当患髋因外力强度外展时，大粗隆顶端与髋臼上缘相接触，患肢再稍外旋，迫使股骨头由关节囊前下方薄弱区脱出，髋关节囊前下方撕裂，髂股韧带一般保持完整，股骨头可向前下移位，停留在闭孔内或向上向前移位，停留于耻骨上支平面，偶尔能引起股动、静脉循环障碍，或伤及股神经。

2.临床表现与诊断　伤后髋关节疼痛、活动障碍，患肢呈外展、外旋和轻度屈曲畸形，比健肢稍长。有时在髋关节前下方可触及脱位的股骨头。

X 线检查：股骨头脱出于髋臼的下方，与闭孔或耻骨、坐骨重叠。

3.治疗　新鲜的髋关节前脱位，早期诊断和急诊复位是十分重要的。麻醉下可放松髋部强大的肌肉，避免暴力下复位对股骨头及关节软骨造成的进一步损伤。尽量减少闭合复位的次数,否则会加重软组织损伤而影响预后。

(1)闭合复位:患者仰卧位,麻醉后,一助手稳定骨盆,另一助手握住小腿,屈膝90°,增加髋部外展、外旋及屈曲,并向外方牵引即加重畸形手法,使股骨头与闭孔或耻骨上支分离。此时术者站在对侧,一手把住大腿上部向外下按压,一手用力将股骨头向髋臼内推进,同时在牵引下内收患肢,当感到股骨头纳入髋臼的弹响时即已复位,放松牵引后畸形消失,如手法复位失败,应早期切开复位,但一般合并髋臼或股骨头骨折少见。

(2)术后处理:复位后均应拍 X 线片,必要时行 CT 检查,以利于发现复位后有无移位骨折或关节内较小的骨折块。复位成功后与后脱位同,但在术后牵引固定时,应保持患肢于内收、内旋、伸直位。

对于上述手法无法复位,可通过 Smith-peterson 入路进行切开复位。造成复位失败的原因,多为嵌入软组织如股直肌、髂腰肌和撕裂关节囊及股骨头嵌入关节引起。在闭孔脱位中,由于股骨头与闭孔前外侧相撞,易发生股骨头前上方压缩骨折,有些作者建议在 CT 片上股骨头压缩>2mm 时,应撬起压缩部位并植骨。

第二节 脊柱损伤

一、寰枕关节脱位

寰枕关节脱位多为创伤导致。创伤性寰枕关节脱位是指寰椎和枕骨分离的病理状态,是一种并非罕见的致命性外伤,患者多在事故现场死于脑干横贯性损伤。Blackwood 在 1908 年首先报道了寰枕关节脱位的病例。以往寰枕关节脱位曾被认为是一种罕见的病例,Bucholz 通过尸解发现,颈椎外伤致死的患者中约 33% 存在寰枕关节脱位,从而证明寰枕关节脱位并非罕见。随着时间的推移,越来越多的病例被报道,车祸增加是原因之一,而 CT、MRI 等设备的使用和对寰枕关节脱位认识水平的提高也是重要因素。

(一)损伤机制

儿童的枕髁小,与成人相比关节面呈水平状,稳定性差,受损时易发生寰枕关节脱位。寰枕关节的稳定结构主要是软组织,寰枕间的直接稳定结构有侧块关节囊、寰枕前后膜、项韧带;间接稳定结构有枕枢间韧带,如覆膜、翼状韧带和齿突尖韧带。Weme 的研究结果认为覆膜和翼状韧带是寰枕间的一线稳定结构,切断两者会引起颅骨前移。寰枕关节半脱位或关节面错位超过 2mm 说明主要结构已破坏。头颈前屈时齿突抵触枕大孔前缘限制过屈;覆膜限制后伸,极度后伸会损伤覆膜;翼状韧带限制侧屈。过屈可损伤后部结构,极度过屈也可损伤覆膜。

创伤性寰枕关节脱位的损伤机制尚不清楚,多由于过伸伤引起,少数情况下,极度过屈也可引起。高速行进的车辆肇事和高处跌落伤是寰枕脱位的主要致伤原因。头面部遭到突然打击,而颈和躯干的惯性继续向前,可能在枕骨和寰椎联结处造成剪切作用,导致寰枕关节脱位。因此,寰枕关节后脱位多见。也可因暴力骤停后肌肉猛烈收缩而复位。

分娩创伤是新生儿寰枕脱位的重要原因,多见于臀位产或暴力器械引产致颈椎在产程中过伸、旋转等致伤。

（二）损伤分型

1986 年 Traynelis 报道 1 例创伤性寰枕关节脱位幸存者，并分析了以往文章报道的 17 例患者，依据 X 线片，提出以下分型：

Ⅰ型：前脱位，枕髁相对于寰椎侧块向前移位，是最多见的类型，偶见单侧脱位。

Ⅱ型：纵向脱位，枕髁相对于寰椎侧块垂直向上移位＞2mm，牵拉损伤所致，由于枕骨与枢椎间的韧带受到损伤，会同时发生寰枢椎间分离。

Ⅲ型：后脱位，枕髁相对于寰椎侧块向后移位，此型相对少见。

除了上述的脱位类型外，还有寰枕旋转脱位，以及同时伴有纵向脱位和前脱位或后脱位的报道。

（三）临床表现

患者绝大多数立即死亡，而幸存者也都有极为严重的高位颈脊髓损伤征象，四肢瘫痪和呼吸困难是主要临床表现。尸检发现枕骨和寰椎分离，颈脊髓完全横断。但也有轻度脊髓损伤或不伴神经根损伤者，枕颈部疼痛和头部活动受限是局部症状的主要表现形式。

（四）诊断

由于合并颅脑损伤时掩盖了创伤性关节脱位的表现，或诊治注意力过分集中在颅脑损伤上；颅底和上颈椎的结构复杂而混乱，常常合并畸形，X 线上的一些确定诊断的解剖标志难以辨认；一些诊断方法中需确认的解剖标志太多，误差大，存在假阳性和假阴性，尤其是儿童，一些结构尚未发育完全；患者没有神经损害表现。上述这些原因易导致创伤性寰枕关节脱位被漏诊或误诊。出现以下任何一种情况都要考虑创伤性寰枕关节脱位的可能性：①任何一个交通事故死亡者。②下颌骨骨折或颌下软组织挫伤者。③伤后急性心肺功能不全者。④X 线侧位相显示咽后壁软组织明显肿胀者。

诊断过程中，颈椎 X 线起着重要的作用。有以下几种测量方法：

1. Wholey 等提出了测量枕骨大孔前缘中点至齿状突尖之间的距离。通常该距离小于 10mm，当该距离大于 10mm 时对诊断寰枕关节脱位有意义。但影响该距离的因素较多，如伸屈时该距离的变化就很大。

2. Dubin 提出拍摄两下颌骨重叠时上颈椎侧位片，测量下颌骨皮质后缘到 C_1 前缘的距离，正常范围是 2～5mm，但也有学者提出异议，认为伸屈和张口时该距离的变化很大。

3. Power 提出测量 BC：OA 的数值，BC 是枕骨大孔前缘中点到 C_1 后弓中点，OA 是枕骨大孔后缘到 C_1 前缘中点。BC：OA 的正常值为 0.77，一般小于 0.9，大于 1.0 对诊断前脱位有意义。但当伴有 C_1 的骨折时，BC：OA 就不能正确判断寰枕关节脱位。

4. Kaufman 等提出颅底与 C_1 的距离不超过 5mm，超过 5mm 时对诊断脱位有意义。

5. Lee 等提出 X 字形评估法。BC_2SL 是枕骨大孔前缘中点到 C_2 棘突中点的连线，OC_2 是枕骨大孔后缘中点到 C_2 椎体的后下缘的连线，2 条线组成 X 型。评估时不用测量长度及角度，只看 X 的形状，BC_2SL 恰好与齿状突后上角相切，OC_2 与寰椎后结节相切。

6. BAI-BDI 法　此种方法由 Harris 等在 1994 年提出，分别测量枕骨大孔前缘中点到 C_2 后侧皮质连线的距离（BAI）和枕骨大孔到齿突尖的距离（BDI），BAI 应小于 12mm，BDI 为 2～15mm。

上述 6 种方法各有利弊，没有任何一种 X 线测量方法是十分可靠的，凭借平片难以对所有的病例进行确诊，主要原因是由于寰枕交界区域解剖关系复杂，影像重叠，使得理论上的诊断指标在实际应用中遇到困难。复查颈椎侧位平片,并且反复对比,比单次颈椎侧位平片对诊断更有帮助。

尽管从颈椎中立和伸屈侧位可以做出脱位的放射学诊断,但人们常常忽视这一点。软组织影可能会增大(通常在关节处>7mm)。此区域的软组织肿胀是值得注意并需要进一步检查评估。轻微骨折或者韧带损伤会造成咽后间隙的出血,颈颅部椎前软组织的改变,这时需要对颈颅部进行 CT 检查。当颈颅部出现异常的椎前软组织时 CT 检查的阳性率为 16%,这几乎是文献报道急性颈椎损伤发生率的 3 倍。MRI 对骨性脱位等解剖结构不如 CT 清楚,但它可以清楚地判断损伤区域的韧带及软组织损伤程度,对判断脑干、延髓的完整性及损伤程度有益。

(五)治疗

寰枕关节脱位后由于韧带撕裂会出现非常严重的不稳定,有迟发性神经损伤的危险,现场救治时头颈部制动很重要。纠正脱位的尝试可能会造成进一步损伤,应在 X 线摄片或透视监测下小心施行。对于仅有纵向移位的Ⅱ型脱位,轴向的负荷或轻压头可以减轻分离,而颈椎牵引或颈围领都可以产生使寰枕关节分离的损伤应力,使神经症状加重。文献报道(至2001 年)共有 21 例寰枕关节脱位病例经过牵引治疗,其中 2 例在牵引过程中加重,出现了四肢瘫和展神经麻痹,其中 1 例是Ⅱ型脱位,另 1 例是旋转脱位。就诊时没有神经症状的 4 例,牵引后没有出现神经症状。其余的 15 例神经功能均有改善。由于在牵引治疗寰枕关节脱位的过程中,有 10% 的病例神经症状加重(而下颈椎损伤牵引治疗后神经症状加重的病例仅占1%),所以牵引治疗必须小心谨慎地施行。

对于寰枕关节不稳定的治疗有外固定和内固定植骨融合两种方法可以选择。儿童的组织愈合能力强,在 Halo-vest 的制动下即可以达到坚强的纤维愈合,不必手术治疗;对成年病例保守治疗效果不好,枕颈内固定植骨融合术才是更好的选择。文献报道,在仅用外固定制动方法治疗的 11 个病例中,4 例症状加重,其余 7 例中的 3 例(2 例用围领固定,1 例用头环背心固定)在固定了 6～22 周后寰枕关节仍不稳定,又做了内固定植骨融合术,只有 4 例在外固定作用下达到了稳定。而在 19 例早期行枕颈内固定植骨融合术的病例中,只有 1 例术后神经症状加重,其余 18 例中有 15 例神经症状改善,没有因迟发性不稳定而需再次手术的。

二、寰椎骨折

寰椎骨折占急性颈椎骨折的 7%～10%,单纯寰椎骨折大多是两处或多处前、后弓骨折;44% 的寰椎骨折合并有枢椎骨折。Jefferson 首先报道寰椎椎弓骨折。随着病例的积累和解剖学、生物力学的研究深入,人们对寰椎骨折的损伤机制、影像学诊断、治疗方法、预后有了全面的认识。

(一)损伤机制

自上而下的传导暴力已被公认是造成寰椎骨折的主要作用形式。当暴力作用到头顶后,通过枕骨两髁状突分别向下并向后到达寰椎两侧块的关节面。由于枢椎两关节侧块作为人体纵轴对抗这种冲击暴力,致使寰椎介于外力之间,就可能导致寰椎前后弓与其侧块联结处的薄弱带发生骨折。

寰椎介于垂直暴力对抗力之间损伤的具体原因有多种,然而,头顶直接遭到外力作用,例如最常见的创伤,如跌倒、交通事故及跳水等运动创伤,都有可能造成此类损伤。

直接暴力作用多是由于刀或子弹引起穿透性损伤,此时可因椎动脉和颈椎脊髓损伤而立。即死亡,故平时医疗单位极少见到。由于暴力的大小、方向以及损伤瞬间伤者头颈姿势的不同,寰椎骨折具有多样性(图6-6)。

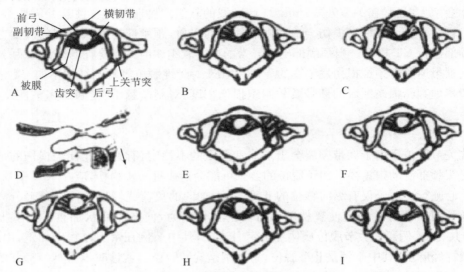

图6-6　各种类型的寰椎骨折

注:A. 寰椎的骨与韧带关系;B. 后弓骨折;C. Jefferson 骨折;D. 寰椎前弓下部过伸型骨折;E. 侧块粉碎骨折;F. 同侧前后弓骨折;G. 单侧后弓骨折;H. 单侧侧块骨折;I. 横突骨折

(二)分类

根据骨折部位和移位状况可分为 4 种类型。

Ⅰ型:寰椎后弓骨折,系由过伸和纵轴暴力作用于枕骨髁与枢椎棘突之间,并形成相互挤压外力所致,也可能与枢椎骨折和齿突骨折并发。

Ⅱ型:寰椎侧块骨折,多发生在一侧,骨折线通过寰椎关节面前后部,有时波及椎动脉孔。

Ⅲ型:寰椎前后弓双骨折,即在侧块前部和后部都发生骨折,通常称之为 Jefferson 骨折,多系单纯垂直暴力作用结果。骨折移位特点与该部解剖和暴力大小有关。寰椎的前后弓 4 处骨折是本损伤的基本特点,4 个骨折块分别为两侧块的外厚内薄楔状结构,作用力呈离心式分布,骨折块也常随作用力呈分离移位,即造成爆裂性骨折。

Ⅳ型:寰椎稳定性骨折,包括寰椎椎弓单处骨折、经侧块关节面骨折及单纯横突骨折。

合并齿突骨折较少见,Anderson 报道一组 32 例齿突Ⅱ型(齿突基底部)骨折仅有 1 例寰椎骨折。合并横韧带断裂则更少见,而寰椎无骨折的单纯横韧带断裂者较多。

(三)临床表现

颈部僵硬和枕下区域疼痛是寰椎椎弓骨折的主要临床表现。有时出现咽后血肿,但通常不会引起呼吸困难和吞咽障碍。头部前倾呈强迫头位,有时用手扶持头部,避免头颈任何方向的移动,脊髓或神经根受压比较少见,这与该区椎管矢径大、骨折后其骨折片离心分离有关,C_2 神经根受到压迫或刺激,可出现枕大神经分布区域放射性疼痛或感觉障碍。如果单侧脱位可能致头部向外侧倾斜或斜颈,并伴有颈肌痉挛。局部压痛限于枕外隆凸下方,被动头部运动以旋转受限最明显。

椎动脉损伤可能导致基底动脉供血不足的症状包括眩晕、头昏、视力模糊及眼球震颤。

合并脊髓损伤,表现严重四肢瘫痪和部分脑神经损伤症状,呼吸困难常常是损伤初期的致命原因。

（四）诊断

寰椎椎弓骨折的诊断主要依据 X 线检查,由于普通的前后位和侧位 X 线片常因该部结构复杂造成阴影重叠,影响对损伤的判断。因此,张口位片能够显示该部解剖形态。

X 线特征性表现如下:①寰椎的两侧块移位,可以同时向外侧分离移位,也可能为不对称的移位,移位的范围可达 2～4mm。②判断侧块移位应参照 C_2 的棘突是否维持在中央,若棘突阴影在中央而有侧块移位,则表明并非旋转所致侧块与齿突距离的差异。③断层拍片对了解细微结构的变化有帮助,可能发现寰椎侧块的内侧有一小游离骨片,系为横韧带撕脱所致,但这种小的撕脱骨片在普通 X 线片上无法显示出来。④咽后壁软组织肿胀阴影能在 X 线片上清晰显示出来,表示该部骨折出血的血肿。

正常人寰枢椎开口拍片可因不同程度的旋转和侧屈引起寰枢椎间向内或外侧倾。因此两侧都偏斜时,应仔细观察 C_2 棘突的位置是否居中,对正常或异常的判断至关重要。如 C_2 棘突位置居中,侧块移位意味着既不是旋转也不是侧屈,而是由于损伤引起的骨折移位。双侧寰椎侧块都发生偏斜,这是 Jefferson 骨折所特有的表现。但在没有旋转和侧屈异常条件下,发生偏斜也见于寰枢椎前脱位,应结合上颈椎的侧位 X 片来判断。

CT 扫描常能明确诊断,并能显示骨折片的分离状况,对确定稳定程度是有益的,注意寰椎侧块内缘撕脱骨折是横韧带撕裂的征象,提示骨折不稳定。MRI 能判断脊髓有无损伤,并可清楚显示横韧带。通过上述临床症状及影像学上的检查可以明确诊断并判断稳定性。

（五）治疗

无论哪种寰椎骨折,都应首选保守治疗。对于侧块没有分离的稳定性寰椎骨折,用软围领保护即可。如果寰椎侧块分离小于 6.9mm,应用涉及枕颈胸的支具（SOMI brace）3 个月。侧块分离超过 6.9mm 的病例,应用头环背心（Hale－vest）固定。头环背心只能制动,而没有复位的作用。颅骨牵引可以使分离的侧块复位,但头环背心难以防止侧块再度分离,因为这套装置没有轴向牵引的作用。要想最终获得良好的对位,只有将牵引的时间延长至 3 周以上,以便侧块周围的软组织达到瘢痕愈合,有了一定的稳定性后再用头环背心固定。文献报道,寰椎骨折保守治疗的效果是很好的,横韧带撕脱骨折的骨性愈合率在 80% 以上。只有极个别的病例因迟发性的寰枢关节不稳定需要手术治疗。寰椎侧块粉碎骨折的病例后期颈椎运动功能的恢复较差。对于寰椎骨折伴有横韧带实质断裂的病例,尽管韧带不可能愈合,也不应急于做寰枢关节融合术,可以先用外固定保守治疗,待寰椎骨折愈合后再观察寰枢关节的稳定性。如果稳定性尚好,就可以不做融合术。当轴向负荷作用于寰椎导致横韧带断裂的情况与屈曲暴力造成的情况不同,在前一种情况下,翼状韧带和关节囊韧带都是完好的,它们对寰枢关节的稳定能起一定的作用;在后一种情况下,横韧带断裂的同时翼状韧带和关节囊均已断裂,寰枢关节必然失稳。

如果骨折愈合后确有寰枢关节不稳定,则应做寰枢关节融合术。枕颈融合术只有在寰椎侧块粉碎骨折不良愈合而产生顽固性疼痛时才有必要,对于伴有横韧带断裂或 Ⅱ 型齿突骨折的后弓骨折没有必要做枕颈融合术。

三、齿突骨折

枢椎齿突骨折是一种累及寰枢椎区稳定性的严重损伤,由于局部解剖学上的特殊性,其不愈合率较高,日后不稳定的持续存在,可能导致急性或迟发性颈髓压迫并危及生命。

(一)损伤机制

齿突骨折在成人的颈椎损伤中占10%～15%。尽管在小儿颈椎损伤并不常见,但齿突骨骨后分离时有所见。研究还表明,引起齿突骨折不同类型的载荷量由小至大依次为:水平剪切＋轴向压缩、来自前侧方或后侧方与矢状面呈45°的打击,与矢状面成直角的侧方打击。因此提出水平剪切与轴向压缩力的共同作用是造成齿突骨折的主要机制。

(二)分型

尽管对于齿突骨折已有多种分类,目前在临床上多采用Anderson D'Alonzo分型,即根据骨折部位分成3型(图6－7)。Ⅰ型:齿突尖端翼状韧带附着部的斜形骨折,约占4%;Ⅱ型:齿突与枢椎椎体连结处的骨折,占65%;Ⅲ型:枢椎体部骨折,这一部分相当于胚胎时期前寰椎与尾侧颈$_2$体节融合处,占31%。

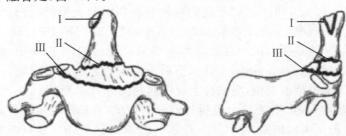

图6－7　齿突骨折Anderson分型

(三)临床表现及诊断

枕部和颈后部疼痛是最常见的临床症状,并常有枕大神经分布区域的放射痛。颈部僵硬呈强迫位置,典型的体征为患者以手扶持头部可缓解疼痛,但在临床上并不常见。有15%～33%的患者有神经系统的症状和异常体征,其中以轻度截瘫和神经痛最为常见,严重者还可发生呼吸骤停,多见于老年人,常常当即死亡。

上颈椎常规X线检查应包括正、侧位片和开口位片,如疑有齿突骨折应进一步摄断层片或行CT扫描,以明确判断骨折类型,为诊疗提供帮助。齿突和脊髓各占据椎管矢状径的1/3,而其余1/3为缓冲间隙。有时引起向前水平位移的载荷首先引起骨的破坏而非韧带断裂,在Ⅱ型齿突骨折时骨折断端间的接触面积要小于X线片所显示的范围。骨折段向后移位4mm可减少接触面积50%,如同时有侧方移位则将使接触面积进一步减少。如两个方向和移位均不超过2mm,接触面积将在64%以上。

早期诊断十分重要,尤其无移位的齿突骨折,常常因满足于常规拍片未发现骨折而误诊;拍摄开口位片,但因拍片角度不合适,齿突骨折处显示多重骨影掩盖等因素而漏诊。对有临床上可疑者必须密切观察,必要时多次拍开口位,或CT扫描及三维重建,以明确诊断。清晰的开口位片可以显示齿突骨折及其骨折的类型,侧位片能够显示寰枢椎是否脱位。必须注意齿突骨折可能合并寰椎骨折。

(四)治疗

齿突骨折的治疗包括使用支具固定的保守治疗和借助于内固定的手术治疗。支具可以选择无创的,如颈围领、枕颏胸固定装置(SOMI brace)和有创的头环背心(Halo－vest)。手术有前、后两种入路。前入路用中空螺钉经骨端固定;后入路手术固定并植骨融合寰枢关节,不指望骨折端的愈合。由于齿突中空螺钉固定可以保留寰枢关节的旋转功能,所以应作为首选的手术方式。

Ⅰ型骨折由于位于寰椎横韧带以上,对寰枢关节的稳定性影响不大,所以用最简单的支具保守治疗就可以。

确定Ⅱ型骨折治疗方案,要参考骨折原始移位的程度、齿突与枢椎体成角的度数、患者的年龄、骨折端是否为粉碎性的、骨折面的走向以及患者自身对治疗方式的选择。骨折发生的一瞬间,齿突平移或与枢椎体成角的程度越大,骨折愈合的可能性越小;患者的年龄越高,骨折越不易愈合;粉碎性骨折即使得到很好的固定也很难自然愈合。如果估计骨折愈合的可能性很小,可以选择直接做后路寰枢关节融合术。

对Ⅱ型骨折,如果选择保守治疗则必须用最坚固的外固定方式(Halo-vest,头环背心)。由于头环背心仅有固定而没有牵引复位作用,所以如果在骨折发生后马上就安装,不一定能将骨折在解剖对位状态下固定。Ⅱ型骨折由于骨折的对合面比较小,而对合程度与骨折的愈合结果又密切相关,所以应努力将其固定在解剖对位状态。如此,可以先使用头环或颅骨牵引弓在病床上做颅骨牵引,待骨折解剖对位后再持续大约2~3周,以便寰枢关节的软组织得到修复、骨折端形成初期的纤维连接。此时再安装头环背心,就可以很容易地将骨折端固定在解剖复位了。文献报道Ⅱ型齿突骨折用头环背心固定的愈合率为70%左右。

Ⅱ型齿突骨折如果骨折面是横的或是从前上向后下的,就适合做中空螺钉固定。如果骨折面是由后上向前下的,在用螺钉对骨折端加压时会使骨折移位,这样的病例相对来说不适合做中空螺钉固定。

Ⅲ型骨折用一枚中空螺钉内固定是不可靠的。这是因为骨折的位置低,螺钉在骨折近端的长度太短;骨折端的骨髓腔宽大,螺钉相对较细。Ⅲ型骨折比较适合保守治疗,文献报道用Halo-vest头环背心固定,Ⅲ型骨折的愈合率可以达到98.5%。

四、枢椎椎体骨折

枢椎椎体骨折的报道不多,实际上这种损伤并非不常见,只是散在于Hangman骨折和齿突骨折的专题报道中,一些非典型的Hangman骨折的报道实际上是枢椎椎体骨折Anderson-D'Alonzo分类的Ⅲ型齿突骨折从其定义上就是枢椎椎体骨折,确切地讲而非齿突骨折。

(一)损伤机制及分型

枢椎椎体骨折的部位位于齿突基底部和双侧椎弓根之间,按照骨折的形态,可分为3型:

1. Ⅰ型 骨折线呈冠状排列的垂直的枢椎椎体骨折,其机制如下:

(1)较引起Hangman骨折的暴力略少伸展,并伴较小的轴向载荷的暴力作用引起枢椎椎体背侧部位的垂直骨折。

(2)主要的轴向压缩载荷加伸展暴力作用于额顶部,从而引起椎体后背侧部位的垂直骨折加$C_{2\sim3}$椎间盘前部断裂、C_2椎体前下缘撕脱骨折,伴C_1和C_2大部分椎体的过伸(但往往不表现出骨折)。

(3)屈曲暴力加轴向作用于枕顶部,引起C_2椎体侧垂直骨折、椎间盘损伤、C_2复合体(寰椎和枢椎大部分椎体)前移和前纵韧带撕裂。部分可导致枢椎前下缘骨折。

(4)屈曲加牵张暴力可引起枢椎椎体后部骨折,椎间盘部分断裂和C_2复合体屈曲。

(5)一个急性过伸和旋转的暴力。是因绞索套的绳结放置于耳下位置而发生的。

2. Ⅱ型 骨折线呈矢状方向的垂直枢椎骨折,即枢椎侧块骨折或枢椎上关节突骨折,其损伤机制是轴向压缩和侧屈暴力通过枕骨髁传导到寰椎侧块再传递到枢椎侧块,引起压缩性骨折(实际上是枢椎侧块骨折)。

3.Ⅲ型　骨折线呈水平方向的椎体部骨折,即齿突Ⅲ型骨折,此处不作赘述。

(二)临床表现

1.Ⅰ型骨折的患者伴随神经损害的概率较高。

2.枢椎椎体前半部分连同寰椎移位,而枢椎椎体后侧骨折碎片仍留在原位,从而造成脊髓受压的危险,但也有神经功能完整仅以颈部剧烈疼痛为主要症状者。

3.Ⅱ型骨折的患者一般不伴有神经损害症状,仅有局部症状,颈部疼痛、僵硬。

(三)影像学检查

1.普通 X 线检查　颈椎侧位片对Ⅰ型骨折的诊断非常有用。侧位片可显示骨折线通过枢椎椎体背侧,椎体的前方大部分和寰椎一道向前移位,并伴屈曲或伸展的成角畸形,而其椎体后、下部分仍在原处,位于 C_3 椎体上方的正常位置,开口位片和冠状面的断层片对Ⅱ型骨折的诊断非常有价值,可显示枢椎侧块塌陷、寰椎侧块进入枢椎上关节面。

2.CT 及 CT 三维重建　对了解骨折的全面信息非常重要。

3.MRI　对软组织的良好分辨率使其在脊髓损伤中使用广泛;同样,在枢椎椎体骨折患者中,MRI 可清楚显示脊髓损伤和受压的情况。

(四)诊断

应根据准确、详尽的病史,体格检查并结合多种影像学检查结果综合研究,确定损伤机制,了解枢椎椎体骨折及周围骨骼和软组织损伤情况的全面信息。

(五)治疗

1.非手术治疗　对无神经损害,无明显移位的患者行石膏固定;有移位的患者行牵引复位。可先行牵引复位,密切观察,同时行多种的影像学检查明确骨折移位情况和脊髓受压情况,如能复位,症状改善,可继续维持牵引。

2.手术治疗　如症状无改善或症状改善后停滞,则根据影像学检查所显示脊髓压迫的部位选择手术的入路及术式。对Ⅱ型骨折不能复位者,为防止长期的不稳、畸形愈合和退变性寰枢关节炎也可考虑行后路融合手术。

五、Hangman 骨折

统计发现 Hangman 骨折(枢椎创伤性滑脱)占到颈椎骨折的 4%～7%,有报道可高达20%,普遍认为 Hangman 骨折的典型骨折部位在横突孔后结节与枢椎下关节突之间。这是一个力学薄弱区域,又是一个受力集中点,因而骨折概率大。横突孔区域有横突前后结节间的连接部分加强,骨折概率明显减小,如累及则属不典型 Hangman 骨折。Matsumoto 将骨折线斜行通过枢椎椎体后部的骨折划归不典型 Hangman 骨折,实际应是枢椎椎体骨折。当今,这种损伤多见于交通事故和跳水运动员中间。但损伤机制与以往实施绞刑所致的 Hangman骨折截然不同,仅仅是在影像学上有相似之处。有作者命名为"创伤性枢椎前滑脱"。

(一)损伤机制

枢椎上下关节突呈前后排列,上关节突在前,位于齿状突基底两侧,上连寰椎侧块;下关节突在上关节的后下方,与第 3 颈椎上关节突连接。两个关节突之间为狭窄的峡部,其间又有一个椎动脉孔(横突孔)穿越,故在解剖学上属于薄弱部位。但枢椎的椎板和棘突却较邻近的颈椎宽厚和坚实。从发育和损伤机制来看,椎弓部是力学的杠杆,外力可以从椎体传至后结构。而且,一旦在此处发生骨折,椎体和椎弓易发生分离移位。

寰椎后弓与枢椎的椎板间有寰枢后韧带,颈$_2$神经后支组成的枕大神经,穿越此韧带上升至枕部。因此,该部位损伤可因枕大神经受累而有枕部疼痛。

根据损伤史和伤后 X 线表现,可对损伤机制作出推测。按照外力作用可归纳为 3 种:

1.上颈椎超伸展外力 上颈椎突然过度伸展超出维持颈椎稳定的结构张力范围(例如前、后纵韧带及椎间盘等软组织),颅颈结构(包括颅骨、寰椎、枢椎的椎体和齿状突)自相对固定的下颈椎(包括枢椎椎弓和棘突)并以枢椎椎弓根和侧块为支点分离下来,即枢椎与颈椎分离机制。因为枢椎椎弓根被其下关节突固定,超伸展外力就可能导致作为力的支点的峡部骨折。从前后位观察,颅颈力学传导,从枕寰两侧向下呈漏斗形,到枢椎椎体合为一条力线;从侧位上看,枕颈部为单一的力线,到枢椎横突孔分为两股力线。如果枢椎椎弓骨折时,前纵韧带也同时撕裂,则椎体就可能向前滑移。

2.伸展压缩外力 上颈椎突然遭致纵向压缩和伸展双重暴力作用导致枢椎椎弓骨折。例如额顶部遭到猛烈撞击,下颌部又突然受到打击而身躯继续前冲所形成的外力。这种情况多发生在汽车肇事时。

3.伸展和牵张外力 常发生在身体快速向前运动时,下颌或颈前部突然被障碍物阻挡而停止运动,造成上颈椎猛烈、急速伸展和牵张,这种损伤机制和矫形中采用的技术是一致的。在平时,伤者极少有合并牵拉外力的损伤。

在极度伸展外力作用下,可使上颈椎向前伸展,以致使 $C_{2\sim3}$ 之间的纵行韧带撕裂,当伸展力继续存在时,枢椎的椎弓被挤压在枕骨、寰椎的下方和颈椎的上方而发生骨折。在 X 线常显示枢椎椎体向前下方脱位。这种异常情况提示在损伤时可能含有剪切外力因素存在。

(二)分类

1.Pepin—Hawkins 分类 1981 年,Pepin 和 Hawkins 提出的分型比较简单,只是根据骨折移位情况,将枢椎椎侧弓骨折分为两型:Ⅰ型骨折没有移位,损伤范围只涉及枢椎后柱;Ⅱ型骨折有移位,除后结构受到损伤外,前方的韧带及 $C_{2\sim3}$ 椎间盘均受到损伤。

2.Francis 分级 Francis 结合侧位片提供的骨折成角、移位和韧带的不稳定情况,将Hangman 骨折分为 5 个等级(表 6—1)。成角是 C_2、C_3 椎体后缘构成的角度,移位的测量是在侧位片上 C_2、C_3 椎体后缘分别画垂线,测量垂线间距离。当枢椎椎体向前移位超过 C_3 椎体矢状面宽度的 1/2 或者成角导致的 $C_{2\sim3}$ 椎间隙的前部或者后部的高度大于下一个正常间盘中心的高度时,就认为椎间盘已经破裂。出现下列情况之一就认为韧带受到了中等程度的损伤:①移位>3.5mm,但是<1/2 C_3 椎体宽度。②受伤椎间盘高度小于邻近正常椎间盘中心高度。③C_3 椎体存在压缩性骨折。

表 6—1 Hangman 骨折严重程度 Francis 分级

Francis 分级	$C_2\sim C_3$ 移位(mm)	$C_2\sim C_3$ 成角
Ⅰ	<3.5	<11°
Ⅱ	<3.5	>11°
Ⅲ	>3.5 或<0.5(椎体宽度)	<11°
Ⅳ	>3.5 或<0.5(椎体宽度)	>11°
Ⅴ	椎间盘破裂	

由表 6−1 可见，Ⅰ 级骨折是稳定的；Ⅱ～Ⅳ 级骨折是不稳定的；Ⅴ 级骨折意味着移位超过 C_3 椎体矢状径的 50% 或成角畸形已造成至少一侧(前或者后)$C_{2\sim3}$ 间隙大于正常颈椎间盘中央的高度。

3. Effendi 分类　Effendi 发现同样的受伤机制导致的不仅仅是枢椎侧弓的骨折，而是骨折可以累及枢椎前、中、后结构的各个部分，包括椎体、上关节突、横突孔内界、峡部、下关节突、椎板等，他把这一损伤称作枢椎环的骨折。为便于称呼，我们仍称之为枢椎椎侧弓骨折。其将枢椎椎侧弓骨折分为 3 型。

(1)Ⅰ型骨折：为稳定骨折。枢椎前结构没有发生移位(<1mm)，$C_{2\sim3}$ 椎体间结构也正常。如果骨折线位于枢椎的中部或者后部，骨折线往往比较垂直；如果骨折线偏前，则有可能波及一侧的椎体后下缘，这种情况下骨折线往往比较倾斜。

(2)Ⅱ型骨折：枢椎前结构显示屈曲或伸展的成角或明显的向前滑脱，$C_{2\sim3}$ 椎体间结构已有损伤。根据受伤机制或者影像学表现进一步分为 3 个亚型：屈曲型、伸展型和平移型，其中平移型所占比例最大，屈曲型次之，伸展型最少。

(3)Ⅲ型骨折：为移位骨折，枢椎前结构向前移位并有屈曲，$C_{2\sim3}$ 小关节突关节发生脱位或交锁。该型病例所占比例最少，但伤情最重。

4. Levine−Edwards 分类　Levine 和 Edwards 分类法是基于 Effendi 分类法建立的。Levine 分型同时参考了 Franics 分型依据。

(1)Ⅰ型：包括所有没有移位的枢椎椎侧弓骨折，或者虽然有移位但没有成角且移位距离 <3mm 的病例。属稳定骨折，占整个骨折的 28.8%。

(2)Ⅱ型：骨折超过 2mm 前移和不显著成角，占 55.8%。常常导致 C_3 椎体的前上缘发生压缩骨折。由于Ⅰ、Ⅱ型骨折原因主要是过伸和位于脊椎后半部的压缩暴力，因此侧弓的骨折往往都是近乎垂直，且骨折的位置要略微靠前一些。

(3)ⅡA型：为Ⅱ型骨折的一种变型，$C_{2\sim3}$ 显示严重的成角和轻度的前移。损伤机制是屈曲占主要成分并伴有牵张成分的暴力，即在 C_2 前结构受到屈曲暴力的同时，整个脊椎还受到一个向头端拉伸的外力。ⅡA型骨折的成角更为倾斜一些，从后上到前下斜行通过枢椎椎侧弓，骨折的部位也更靠近枢椎下关节突，占整个 Hangman 骨折的 5.8%。

(4)Ⅲ型：除了有椎侧弓骨折外，还合并有单侧或双侧的小关节突脱位及交锁，占 9.6%。这种骨折是稳定的。实际上，大多的枢椎椎侧弓骨折两侧并不对称。

(三)临床表现

1. 骨折可发生在任何年龄，文献报道最小的年龄为 7 周，最大为 90 岁。多合并有颜面部、头颅的损伤及颈椎其他部位的骨折等。由 Hangman 骨折本身引起的神经症状很少，经过治疗很少发生骨折不愈合。

2. 与绞刑所致的 Hangman 骨折不同，由车祸伤等所致的 Hangman 骨折发生神经损害概率相对较低。原因可能是由于前方骨折块向前移位产生椎弓缺损并造成实际上椎管的扩大，脊髓也随之前移，而免得了寰椎后弓的压迫。脊髓损伤率极低。

3. Hangman 骨折最常见的临床症状是颈部疼痛和僵硬，部分病例合并有枕大神经分布区疼痛；其次是四肢麻木和无力，如骨折线累及横突孔则可能出现椎动脉损伤；部分病例合并其他部位的骨折和损伤。Hangman 骨折患者主要由交通事故或者坠落伤所致，对在交通事故现场死亡的病例进行尸检发现有相当的病例合并有上颈椎骨折，而其中 25%～71% 的病例是枢椎骨折病例。

（四）影像学检查

1.普通 X 线检查　Hangman 诊断主要依靠侧位片。侧位片一般可清楚地显示骨折线及移位和成角的情况,典型表现是双侧枢椎峡部骨折,骨折线呈垂直或斜行,枢椎椎体可有不同程度的移位和成角畸形。动力拍片可提供骨折稳定情况的信息。但是如果是骨折线通过枢椎椎体后下部,就需要进一步检查避免漏诊。

2.CT 扫描检查　CT 可清楚显示骨折线,移位情况及与椎管的关系,并能发现常规 X 线片漏诊的病例。三维重建有助于对骨折形态的全面了解,对于可疑累及枢椎前结构的非典型Hangman 骨折(枢椎椎体骨折)尤为必要。

3.MRI 成像　MRI 检查可了解脊髓及周围软组织的情况,对整个损伤可有全面的评估,并为手术入路的选择提供依据。

（五）诊断

在整个颈椎骨折脱位中,创伤性枢椎椎弓骨折占 4%～7%,如缺乏准确的外伤史或对该损伤特点认识不足,会造成漏诊。有时损伤较为复杂,伴有多发伤,尤其是存在明显的致命性非颈部伤时,常将注意力转移。对怀疑有颈椎损伤的患者,反复检查直到肯定或排除诊断。通过详细地询问病史和体格检查,掌握暴力的作用点及方向,结合影像学检查,判断其损伤机制,可指导治疗方案的选择。对伤情的判断和估计至关重要,创伤性前滑脱的患者是否还有其他部位的骨折,体检应重视有压痛的部位或有皮肤挫伤的部位。如果有疑问,相关的检查是必需的。

（六）治疗

治疗方法取决于骨折的稳定程度。从认识枢椎创伤性前滑脱起,对其治疗就存在争议:一方面是对手术适应证的控制,另一方面是手术入路的选择。

1.非手术治疗　可直接采用石膏或支具固定 12 周,拍片复查获得骨性愈合后改用颈托固定 6 周。Ⅰ型骨折合并寰椎后弓骨折,使用颈围固定就足够了,无需将固定方式升级,因为这两种骨折并没有增加上颈椎的不稳定性。合并Ⅱ型齿突骨折和创伤性前滑脱使用 Halo 支架固定就可以了。

2.手术治疗　手术治疗目的是减压、复位及提供稳定。

（1）前路手术:前路手术内固定适用于前纵韧带断裂或椎间盘突出的Ⅱ或ⅡA 型损伤。对于Ⅲ型损伤单纯前路手术不能解决枢椎关节突脱位的问题。前结构前方两侧为凹陷的上关节突与椎体间区域,$C_{2\sim3}$前路钢板螺钉固定时,C_2 的固定螺钉容易落入此两侧的凹陷区域,使得固定强度受到影响。

（2）后路手术:后路手术对Ⅲ型损伤尤为合适,可以将交锁和前脱位的枢椎下关节突复位。另外,对于不合并有前纵韧带断裂和椎间盘突出的患者,现在流行的枢椎侧弓螺钉固定是针对椎侧弓骨折部位的固定,被有的学者称为"恢复生理状态"的手术。但是枢椎侧弓螺钉固定技术要求较高。

六、寰椎横韧带损伤

（一）寰椎横韧带的结构和功能

寰椎横韧带位于枢椎齿突的后方,它的两端附着于寰椎侧块内结节上。横韧带将齿突束缚于寰椎前弓的后面。横韧带腹侧与齿突后面相接触的部位有纤维软骨,韧带在此处增厚,并与齿突构成寰齿后关节。横韧带的长度约为 20mm,中间部比较宽阔,宽度大约为 10.7mm,在接近两侧块的附着部最窄,宽度约为 6.6mm,横韧带中点部位的厚度约为 2.1mm。

寰椎横韧带几乎完全由胶原纤维构成,仅有少量的弹性纤维以疏松结缔组织的形式包绕在韧带表面,韧带的中部没有弹性纤维。总体来说,纤维组织的走行与韧带是一致的。横韧带由侧块内结节附着点走向齿突的过程中逐渐变宽,纤维束以约 30°角互相交叉形成网状。这种组织结构使得以胶原纤维为主体的横韧带也具有了一定程度的弹性,在张力作用下横韧带可以拉长 3%。这样,屈颈动作时,由于横韧带被拉长,寰椎前弓与齿突间可以有 3mm 的分离。

寰椎横韧带是维持寰枢关节稳定的最重要的韧带结构,它的作用是限制寰椎在枢椎上向前滑移。当头颅后部突然遭受暴力寰椎前移,横韧带受齿突切割可能发生断裂。生物力学实验发现,横韧带的载荷为 330N,超过这个量横韧带即可断裂。

(二)损伤机制

通常是头颅部遭受突然屈曲作用所致。研究表明,头部过度屈曲时,头部的动能主要集中在横韧带上,齿突恰在其中央部,形成一种"切割"外力,造成横韧带断裂。另一种损伤机制,见于寰椎爆裂性骨折(Jefferson 骨折),即垂直暴力作用,使寰椎侧块和椎弓骨折段分离移位造成横韧带撕裂。

(三)临床表现

主要取决于横韧带损伤严重程度和寰椎前脱位程度以及是否对脊髓造成压迫。局部表现主要是枕下和枕颈部疼痛,活动功能受限。如果合并脊髓损伤,有以下几种情况发生:①呼吸中枢受到波及时,于损伤现场死亡。②损伤后有一过性神经损伤,表现短暂肢体瘫痪或肢体无力,但迅速好转乃至恢复。③四肢瘫痪,大小便失禁及呼吸功能障碍。如果未获得及时有效治疗,寰椎脱位则更加严重,脊髓受压也随之加剧。④迟发性神经症状,在损伤早期并不发生,随着头颈活动增加而逐渐发生寰椎脱位导致脊髓压迫。

(四)诊断

根据损伤病史、临床表现和影像学资料进行诊断。横韧带是软组织,在普通 X 线不能显影,其损伤情况应以间接影像加以判断。寰椎前结节后缘中点至齿突距离(ADI 或 AO 间距)比较有用(图 6—8)。

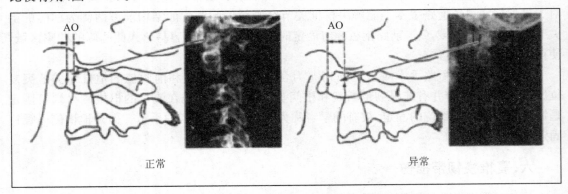

图 6—8 正常 AO 间距 3～4mm,增大则表示横韧带损伤

1.寰齿间距增大 侧位片见寰椎前弓后缘与齿突相对应点的距离,正常成人和儿童分别

为 3mm 和 4mm。如成人寰齿间距为 3～5mm，常提示有横韧带撕裂；如为 5～10mm，提示横韧带有断裂并部分辅助韧带撕裂；如为 10～12mm，则证明韧带完全断裂。

2.枕颈伸屈动态　侧位片在屈曲侧位时寰椎前弓和齿突呈 V 形间隙，提示横韧带下纤维以外部分撕裂，寰枢椎借助未断纤维束起支点，而显示寰齿间隙上部分离呈 V 形。

3.枕颈伸屈动力性　侧位片显示寰椎前后不稳征象，确诊为韧带损伤。MRI 可以直观地看到横韧带断裂情况，为诊断治疗提供了方便。在韧带内有高强度信号、解剖形态中断和韧带附着点的积血都是韧带断裂的表现。CT 不能直接观察到韧带，但可以发现韧带在侧块内结节附着点的撕脱骨折，在这种情况下虽然韧带是完整的，但已失去了它的功能。

为便于治疗的选择，寰椎横韧带断裂可以分为两型（图 6-9）。Ⅰ 型为韧带本身的断裂，分为两个亚型：Ⅰ A 为韧带的断裂，Ⅰ B 为韧带附着部的断裂。Ⅱ 型为韧带附着部骨性结构的断裂，亦有两个亚型，Ⅱ A 为有寰椎侧块的粉碎骨折，Ⅱ B 为不伴有侧块的骨折。

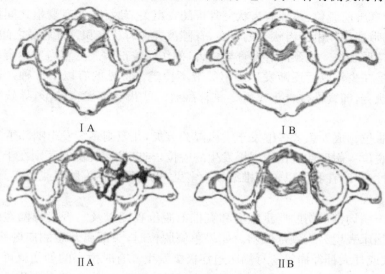

ⅠA　　　　　　　　ⅠB

ⅡA　　　　　　　　ⅡB

图 6-9　寰椎横韧带损伤分型

（五）治疗

治疗方法主要取决于寰椎横韧带损伤的程度。如部分撕裂，通常采取颅骨牵引或枕颌带牵引，重量 1～3kg，牵引 3 周后即行头颈胸石膏或支具固定。

1.非手术治疗　诊断明确的横韧带完全断裂，通常认为非手术治疗不能恢复其稳定性，主张早期手术治疗。如若拖延将对复位不利。手术目的在于恢复寰齿关节解剖学的稳定性。

2.寰枢椎固定术　通常采用在颅骨牵引下施行寰枢椎固定术。经典的方法主要为 Gallie 法和 Brooks 法及其改良技术。随着脊柱外科手术水平的提高和内固定物的发展，各种新的手术方法也纷纷出现，如 $C_{1\sim2}$ 侧块螺钉、$C_{1\sim2}$ 关节突螺钉、Apofix 椎板夹、Atlas 钛缆等，都可以获得好的治疗效果。

七、寰枢关节脱位

寰枢关节在外伤或者其他因素的作用下出现骨或韧带结构断裂，使关节的活动范围超过正常限度，即称为寰枢关节脱位。寰枢关节脱位是最常见的上颈椎严重损伤。若未及时治疗，其脱位程度常进行性加重，导致脊髓高位受压而危及生命。由于其潜在危险性大，应采取积极治疗措施。

（一）损伤机制

当头颅部突然屈曲时，头部的动能大部分集中在横韧带上，齿突恰在其中央部，形成一种"切割"外力，可造成横韧带断裂。另外垂直暴力作用，使寰椎侧块和椎弓骨折段分离移位也可造成横韧带撕裂。横韧带附着于寰椎两侧块前方，并与其前弓共同构成骨纤维结构，限制齿突过度活动，保持寰枢椎稳定，当横韧带损伤或断裂时即可出现寰枢关节的脱位或半脱位。

（二）分类

1.外伤性寰枢脱位

（1）合并齿状突骨折：即齿状突骨折并寰枢关节脱位。从枢椎椎体后上角或骨折线后缘测量到寰椎后弓的前缘，此距离为脊髓可占据的有效空间，可据此估计缓冲间隙的狭窄及脊髓受压情况。

（2）单纯的寰椎前脱位：不伴有齿状突骨折的寰枢关节脱位，必有寰枢之间韧带的广泛损伤，尤其是横韧带损伤。由于齿状突的存在，脊髓被夹在齿状突和寰椎后弓之间，更易损伤。

2.发育性畸形脱位　枕颈部有发育异常者，外伤后较正常人更容易发生寰枢关节急性脱位。多数病例是在少年以后逐渐发生寰枢关节不稳定。常见的有以下 2 种：①分节障碍，表现为枕骨寰椎融合，即寰椎枕骨化或颈$_{2\sim3}$椎体融合。②齿状突发育畸形，导致寰枢椎不稳或寰椎脱位。

3.自发性脱位　成人患者多继发于类风湿关节炎，儿童则多继发于咽部感染。

4.病理性脱位　病理性脱位为缓慢发生的脱位，与自发性脱位的区别在于寰椎和（或）枢椎有骨质破坏性改变，在我国以寰枢椎结核为多见，也偶见于枢椎肿瘤或炎症。

（三）临床表现

主要取决于横韧带损伤的严重程度和寰椎前脱位程度以及是否对脊髓造成压迫。寰枢椎脱位典型的临床表现为头颈部倾斜。如果单侧脱位时，头部离开患侧向健侧倾斜，颈部疼痛和僵直，枕大或耳大神经痛等。脊髓压迫症极少发生。有时微小的创伤就可造成寰枢关节旋转脱位，头在旋转位置上，取代了寰椎在枢椎上面的运动，两者仅能有少许活动。局部表现主要是枕下和枕颈部疼痛，运动功能受限，如果合并脊髓损伤，有 4 种情况发生：①呼吸中枢受到波及时，于损伤现场死亡。此为最严重者。②损伤后有一过性神经损伤，表现为短暂肢体瘫痪或肢体无力，但能迅速好转乃至恢复或大部恢复。③四肢瘫痪，大小便失禁及呼吸障碍，如果未获得及时有效治疗，寰椎脱位则更加严重，脊髓受压也随之加剧。④迟发性神经症状。损伤在当时和早期并不发生，但由于结构损伤而发生不稳，随着头颈活动增加而逐渐出现。

（四）诊断

X 线张口位摄片主要特征表现是枢椎齿突与寰椎两枚侧块间距不对称，但张口拍片时合作不好可使投影位置偏斜，引起两者间隙异常，或不能满意显示该区解剖结构。必要时重复多次摄片，排除因投影位置不当造成误诊。侧位 X 线片能清晰显示齿突和寰枢椎后弓之间的距离变化。正常情况下在 3～4mm 以内。应用 CT 扫描，可与寰椎椎弓骨折及上颈椎畸形鉴别。应注意严重的陈旧性半脱位，表现为斜颈及运动受限，颈部活动时疼痛，可导致面部发育不对称。斜颈的出现可引起对侧胸锁乳突肌痉挛。测量寰椎前弓结节后缘中点至齿突距离（ADI）比较有用。

1.寰齿间距增大 侧位片可见寰椎前弓后缘与齿突相对应点的距离,正常成人和儿童分别为 3mm 和 4mm。如成人寰齿间距为 3~5mm,常提示有横韧带撕裂;如寰齿间距为 5~10mm 则提示横韧带有断裂并部分辅助韧带撕裂;如 10~12mm 则证明韧带完全断裂。但必须指出,有时横韧带完全损伤但不发生间距变化,遇有此种情况不可放弃诊断,应在医师保护下作主动伸屈动态下摄片。

2.枕颈伸屈动力性 侧位片显示屈曲位时寰椎前弓和齿突呈 V 形间隙,提示横韧带下纤维以外部分撕裂,寰枢椎借助未断纤维束起支点作用,显示寰齿间隙上部分离呈 V 形。

（五）治疗

针对寰枢关节脱位本身的治疗,首先做颅骨牵引。Gillisson 枕颌带牵引适用于儿童,也可试用于成人的急性脱位或轻度慢性脱位。成人或 10 岁以上少年应使用颅骨牵引,采用 Crutchfield 颅骨牵引弓或 Halo 头环牵引器做持续牵引。陈旧性脱位和严重的慢性脱位常难整复,需采用大重量牵引,成人可用 8~10kg;牵引时间有时需要延长到 3 周以上。在牵引期间,定期床旁拍摄侧位照片,了解脱位是否复位;每日做神经系统检查,了解脊髓受压症状有无改变或是消失。

牵引复位后,根据脱位复发可能性的大小来决定下一步治疗。脱位是否复发常取决于病程和病因,即:①凡病程超过 3~4 周的陈旧性脱位,不论病因如何,在复位与外固定治疗后脱位复发率高,常需行融合术,这可能是由于齿状突破坏或横韧带与其他韧带的损伤,在陈旧性病例中不可能得到完整修复而重建寰枢间的稳定性。②病程在 2~3 周以内的新鲜脱位则不一定必须手术,如儿童的自发性脱位,若能及早复位,并积极控制炎症病灶,经一段时间的头颈胸石膏外固定后常能重获关节稳定。齿状突骨折脱位,骨折线经椎体者（Ⅲ型）,复位与石膏外固定可获骨性愈合。但骨折线在齿状突基底部以上或为腰部骨折（Ⅱ型）,则因骨折不愈合率较高,多数作者主张行齿状突固定术或行 C$_{1~2}$ 或 C$_{1~3}$ 融合术。先天性脱位的韧带已经薄弱,病理性脱位有骨质破坏,均应在复位后行融合术。

陈旧性及慢性进行性脱位,行持续大重量牵引亦常不能复位。但牵引常能使神经症状消失,无论病因及复位程度如何,在神经症状消失后应行枕颈融合术以保护脊髓。

参 考 文 献

[1]张忠涛.实用普通外科查房医嘱手册[M].北京:北京大学医学出版社,2013.

[2]胡俊,黄强,林先盛,刘臣海,谢放,杨骥.肝切除治疗肝胆管结石153例分析[J].肝胆外科杂志,2014(04):269—271.

[3]张永生,涂艳阳,冯秀亮.外科手术学基础[M].西安:第四军医大学出版社,2013.

[4]林锋,王文凭,马林,廖虎,沈诚,杨梅,刘伦旭.复杂性胸外伤成功救治一例[J].中国胸心血管外科临床杂志,2015(02):109.

[5]林擎天,黄建平.消化外科临床解剖与常用手术技巧[M].上海:上海交通大学出版社,2013.

[6]何帆,肖锡俊,李永波,唐红.胸部钝挫伤所致三尖瓣重度反流一例[J].中国胸心血管外科临床杂志,2014(05):648.

[7]戴尅戎,王忠.外科诊断与鉴别诊断学[M].北京:科学技术文献出版社,2014.

[8]李向毅.胰管结石的诊断与治疗:附25例报告[J].肝胆外科杂志,2014(06):440—442.

[9]尹文.新编创伤外科急救学[M].北京:军事医学科学出版社,2014.

[10]黄强,刘臣海.胆管损伤治疗的时机与术式选择[J].肝胆外科杂志,2014(06):403—405.

[11]DonaldB. Doty.心脏外科手术技巧 原书第2版[M].上海:上海科学技术出版社,2014.

[12]刘学礼,程平,刘安成,吴卫国,胡涛,张俊生.腹腔镜胆囊切除术中转开腹手术105例临床分析[J].肝胆外科杂志,2015(01):32—33.

[13]张新华.实用肝胆胰恶性肿瘤学[M].武汉:武汉大学出版社,2012.

[14]苗毅,李强.急性胰腺炎的综合治疗[J].中国普外基础与临床杂志,2015(01):1—4.

[15]陈孝平,易继林.普通外科疾病诊疗指南[M].北京:科学出版社,2014.

[16]颜晨,江勇,吴宝强,黄洪军,孙冬林.闭合性胰腺合并十二指肠损伤的急诊胰十二指肠切除术4例[J].肝胆胰外科杂志,2015(01):56—57.

[17]徐启武.颅底外科手术学[M].北京:科学出版社,2014.

[18]秦懿,费健,王建承,陈胜,吴卫泽,朱坚,许志伟,张俊,彭承宏.胰腺囊腺瘤和囊腺癌165例临床诊治分析[J].肝胆胰外科杂志,2015(01):9—11.

[19]叶章群.泌尿外科疾病诊疗指南[M].北京:科学出版社,2013.

[20]李留峥,彭联芳,向春明,徐雷升,俸家伟,王志萍,习源娇,于杰.胰头肿块型慢性胰腺炎手术治疗体会[J].肝胆胰外科杂志,2015(01):47—49.

[21]寇桂香,张瑜.外科护理技术操作指南[M].兰州:甘肃人民出版社,2013.

［22］王保起.左肝外叶切除联合胆道镜治疗左肝内胆管结石的疗效观察［J］.肝胆胰外科杂志,2015(02):135－137.

［23］曹立瀛.肝胆外科急症与重症诊疗学［M］.北京:科学技术文献出版社,2014.

［24］杨耀成,黄耿文,李宜雄,孙维佳.经皮穿刺置管引流治疗急性胰腺炎合并坏死感染的预后分析［J］.肝胆胰外科杂志,2015(02):94－96＋99.